Sophie Luise Bauer
Mein Spiegel lügt
Weiblich, erwachsen,
magersüchtig sucht …
sich selbst

Sophie Luise Bauer

Mein Spiegel lügt

Weiblich, erwachsen, magersüchtig sucht … sich selbst

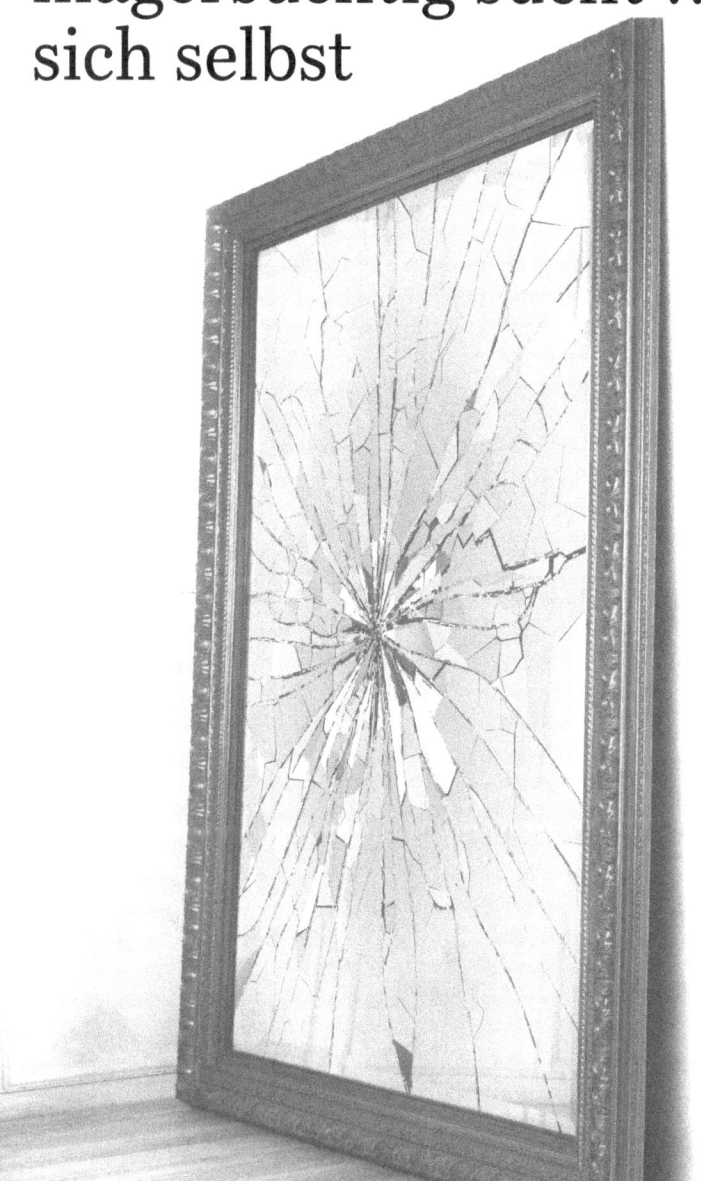

reihe
frauen
bewegt *orlanda*

Aber alles soll und alles muss
Aber alles geht und jeder will
Perfekt sein
Perfekt sein
Sind wir denn nie schön genug?
Ist es hier nie schön genug?
Sind wir denn nie schön genug?
So wie wir sind, sind wir so viel zu schnell zu müde oder blind
Ich wäre manchmal gerne weniger von allem
Und trotzdem genug
Will ohne Plan und ohne Richtung sein
Aber irgendwie gut
Ohne Lösung, ohne Perfektion
Und ohne aufzufallen will ich ich selber sein
Will ich ich selber sein

Schön genug, von Lina Maly, Sängerin

Für weniger Perfektionismus und mehr Echtheit!

Mir ist bewusst, dass dieses Buch auch Menschen betrifft, die mir nahestehen. Deshalb bin ich sehr dankbar, dass alle, die dieses Buch bereits gelesen haben, fein damit sind und mich beim Entstehungsprozess unterstützt haben. Für alle anderen möchte ich eines vorwegnehmen: Es gibt Passagen, bei denen der eine oder die andere durch die Offenheit meiner Worte schlucken könnte. Mir ist es wichtig, darauf hinzuweisen, dass es hier nicht um Schuldzuweisungen geht. Ich möchte niemanden vorführen. Ich möchte offen und ehrlich meine Erfahrungen und die damit verbundenen Emotionen schildern, um einen Einblick in die Welt einer Essgestörten zu geben.

Ich hoffe daher, dass insbesondere alle, die mich kennen, dieses Buch als das wahrnehmen, was es ist: meine Erinnerung an eine Zeit in meinem Leben, die mich viel gelehrt hat. Mein Weg zu mir. Alles, was ich hier an Gefühlen und Gedanken offenlege, ist meine Sicht der Dinge, meine Seite der Erfahrung.

Außerdem möchte ich all diesen Menschen danken. Ich schätze mich glücklich, dass ihr alle nach wie vor Teil meines Lebens seid. Ich bin euch dankbar, dass ihr mir den Raum und die Zeit gelassen habt, mich zu verändern und mich zu der Person zu entwickeln, die ich heute bin. Ich danke euch, dass ihr da wart und seid. Denn auch durch euch bin ich zu der geworden, die ich heute bin. Ich danke denen, die mich während des Entstehungsprozesses dieses Buches unterstützt haben. Egal, ob mit ihren Erinnerungen, die sie mit mir geteilt haben, mit ihrem Einverständnis, dass ich meine Erinnerungen so in die Öffentlichkeit tragen darf, ihrer emotionalen Unterstützung oder auch mit einem Plätzchen in der Natur. Ihr alle wart und seid ein wichtiger Teil meines Lebens, den ich nicht mehr missen möchte.

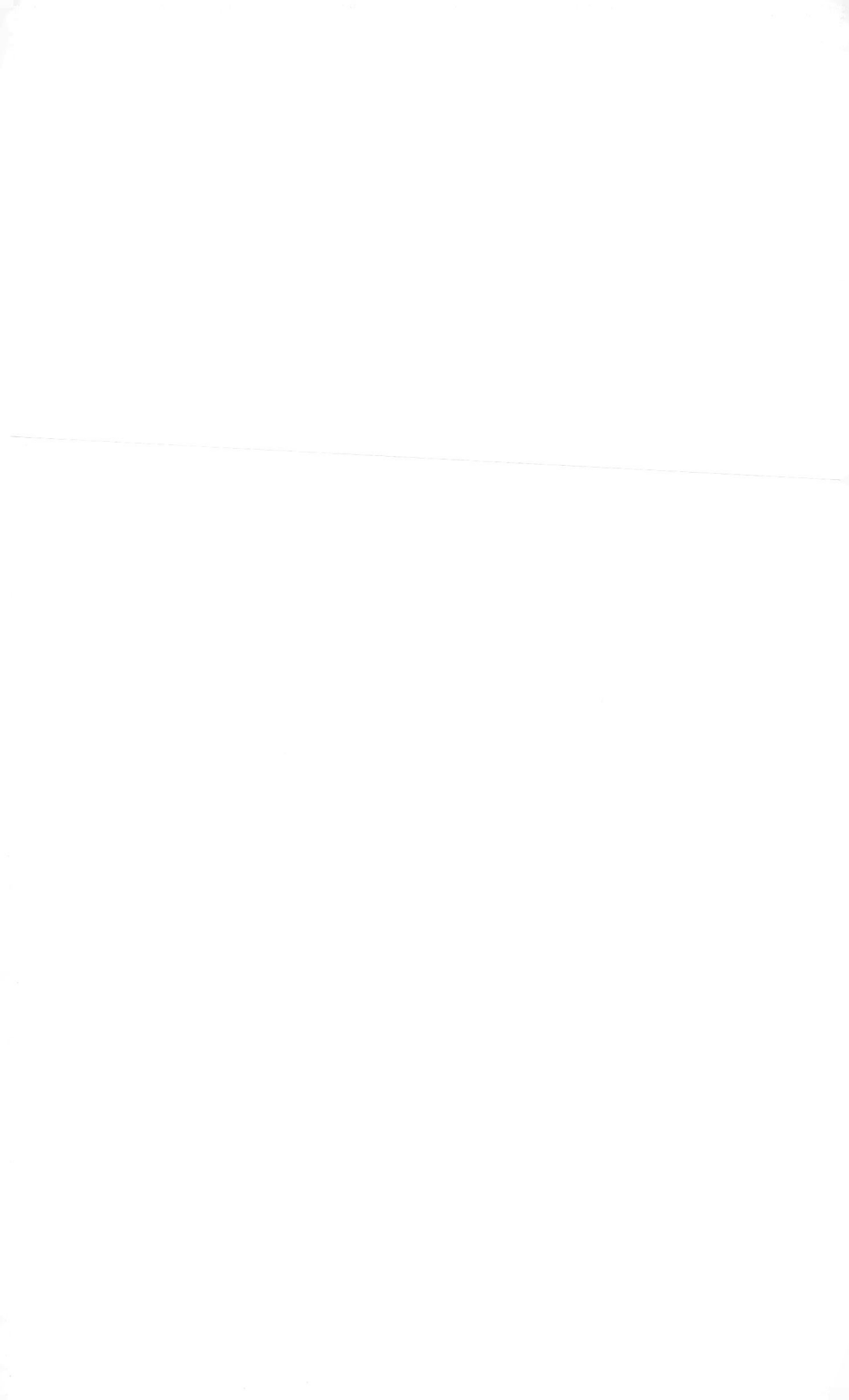

Inhalt

Vorwort

Es ist erstaunlich, wie sehr man manche Sachen vergisst oder verdrängt. Ich wundere mich zum Beispiel jedes Mal aufs Neue, wenn ich schwitze. Das klingt selbst für mich komisch, aber so ist es. Denn vor ein paar Jahren habe ich immer gefroren. Auch bei 35 °C und mehr. Das hatte natürlich einen Grund: Wer nichts isst, hat keine Energie. Ergo: Er oder sie friert. Trotzdem ist es für mich immer wieder merkwürdig, wenn ich mich im Sommer nachts auch ohne Bettdecke hin und her wälze, weil mir heiß ist. Auch, dass ich im Sommer kurze Sachen anziehen kann und trotzdem schwitze, lässt mich jedes Mal verwundert innehalten. Denn lange Zeit habe ich keine kurzen Klamotten getragen. Braun wurde ich ebenfalls nie. Nicht nur, weil ich lange Sachen trug, sondern auch, weil mein Körper die Energie für andere Prozesse brauchte. Genauso war es mit meiner Regelblutung. Die hatte ich einfach nicht mehr. Jahrelang. Kein Wunder, denn im Prinzip habe ich meinen Körper über einen langen Zeitraum regelrecht misshandelt.

Oder pupsen. Kannte ich nicht. Ich verkörperte gewissermaßen die Wunschvorstellung einer nicht pupsenden Person. Und jedes Mal, wenn ich mich über diese eigentlich völlig gewöhnlichen Dinge des Lebens wundere, hänge ich zwischen der Freude über so viel Normalität und einer unerklärlichen Sehnsucht danach fest, all diese lästigen Dinge wieder loszuwerden.

Ich war magersüchtig, hatte und habe eine Essstörung. »Habe«, weil, wie mein langjähriger Therapeut in einer unserer ersten

Sitzungen sagte: Eine Essstörung wird man nie (ganz) los. Und damit hat er vermutlich recht. Ich kann heute, weit mehr als zehn Jahre nach der Diagnose, nach zwei Klinikaufenthalten und vielen Jahren Therapie stolz sagen, dass ich eine der Patientinnen bin, die es geschafft haben, relativ symptomfrei zu leben. Mir ist aber bewusst, dass die Thematik und alles was damit zusammenhängt, immer eine Rolle in meinem Leben spielen werden. Denn sie waren einfach viel zu lange ein Teil von mir, als dass ich sie jemals vergessen könnte.

Ich bin nun Ende 30. Begonnen hat meine Essstörung, wenn man das überhaupt so eindeutig festlegen kann, als ich 25 war. Das erscheint ungewöhnlich, weil Magersucht doch meist in der Pubertät auftritt? Ein weitverbreitetes Vorurteil, wie ich im ersten Kapitel zeigen werde.

Mir ist bewusst, dass es sich dabei um eine ernsthafte Erkrankung handelt, und ich weiß heute, dass ich viel Lebenszeit an diese Krankheit verloren habe. Wenn ich meinem Partner von Macken, Ticks und Handlungen erzähle, die mich in der schlimmsten Zeit meiner Essstörung begleitet haben, muss ich selbst manchmal lachen. Nicht, weil ich die Krankheit nicht ernst nehme oder gar beschönigen möchte. Nein, weil es so absurd ist. So lebensfern. Und weil sich manche Dinge mit Humor einfach besser ertragen lassen. Mein Partner findet das natürlich alles andere als zum Lachen. Und das ist in gewisser Weise auch gut so, denn es führt mir immer wieder vor Augen, wie »unnatürlich« das Verhalten und die Begleiterscheinungen einer Essstörung sind.

Ich möchte das hier klarstellen, weil es die eine oder andere Stelle in diesem Buch gibt, an der ich mich scheinbar über mich selbst lustig mache. Ich verwende Humor aber nicht nur, weil ich es so besser ertragen kann. Es hat auch noch einen anderen

Grund: Essstörungen sind nach wie vor ein Tabuthema. Selbst wenn man sie hinter sich gelassen hat und gerade, wenn man ernst darüber spricht. Ich zumindest habe diese Erfahrung auf unterschiedliche Weise machen müssen. Und deshalb ist dieses Buch auch ein Versuch, mit den Vorurteilen gegenüber Essgestörten aufzuräumen oder aufzuzeigen, dass Essgestörte nicht nur aus ihren Symptomen bestehen. Man muss Essgestörte nicht mit Samthandschuhen anfassen oder in betretenes Schweigen verfallen. Vielleicht sollte man im Umgang mit Essgestörten weniger überlegen, wie man sich ihnen gegenüber verhalten soll(te), sondern einfach mal nachfragen. Ja, Essgestörte haben ein Problem. Aber wie bei allen anderen Problemen und Krankheiten, ist es auch bei der Essstörung so, dass es nicht hilft, wenn man die Person mit ihrem Problem gleichsetzt. Auch Essgestörte haben eine Persönlichkeit, die noch anderes zu bieten hat. Auch, wenn Essgestörte das oft selbst vergessen.

Dieses Buch ist deshalb nicht als Therapiehilfe gedacht, auch wenn ich natürlich hoffe, dass ich damit Mut machen kann. Mut, dass diese Krankheit und alles was dahintersteht so weit bearbeitet werden können, dass man symptomfrei leben kann. Vielmehr möchte ich einen Einblick geben in das Leben einer Betroffenen, die zum Eintritt der Krankheit kein Teenager mehr war. Und ich möchte wachrütteln. Ja, deine Freundin kann eine Essstörung haben, ohne dass du es zunächst mitbekommst. Dein Kollege kann ein Problem mit dem Essen haben, ohne dass du es bemerkst. Und nein, es hilft deiner Tochter nicht, wenn du sie jedes Mal fragst, ob sie heute schon etwas gegessen hat, anstatt einfach mal zu fragen, wie es ihr geht. Ich möchte verdeutlichen, dass eine Essstörung nichts ist, was man jemandem immer sofort ansieht. Ich möchte zeigen, dass Essstörungen sehr unterschiedliche Ausprägungen haben und extrem individuell sind. Ich möchte den Blick hinter die Kulissen ermöglichen. Vielleicht, damit man Essgestörte in ihrem Umfeld besser versteht. Wenn das überhaupt geht, denn Essgestörte verstehen sich meist selbst nicht. Und genau das ist ihr Problem. Dennoch wäre es schön, wenn man nicht einfach nur das Schild »Achtung, essgestört!« umgehängt bekäme, sondern zumindest der Versuch unternommen würde, die Person verstehen zu wollen. Dabei ist mir durchaus bewusst, dass die Ausprägungen dieser Krankheit schwer bis gar nicht zu verstehen sind.

Ich habe deshalb hier und da ein paar Hinweise einfließen lassen, was Außenstehende tun können, was ich mir persönlich gewünscht hätte und was mir tatsächlich geholfen hat. Dennoch möchte ich betonen: Das hier ist meine ganz persönliche Erfahrung mit der Krankheit, die sich nicht eins zu eins auf jeden und jede Essstörung übertragen lässt. Umso mehr freut es mich, dass mein langjähriger Therapeut in einem Nachwort meine persönlichen Erfahrungen in einen allgemeinen Kontext stellt und aufzeigt, warum diese Erkrankung jedes Alter treffen kann und wie die Behandlung einer Essstörung gelingen kann.

Indem ich ungeschönt und offen über die letzten Jahre geschrieben habe, gelang mir ein weiterer wichtiger Schritt in meinem neuen Leben. Denn eine Essstörung hat wahnsinnig viel mit Scham und Heimlichkeiten zu tun. Gerade im eigenen Umfeld. So hatte und habe ich immer wieder das Gefühl, dass Außenstehende, mir fremde Menschen mehr über mich und meine Essstörung wissen als jene, die mich bereits länger in meinem Leben begleiten. Der Grund dafür ist einfach: Personen, die mir nahestehen, sind betroffen und trauen sich oft (auch im Nachhinein) nicht zu fragen. Vielleicht wollen sie es auch gar nicht, weil sie einfach nur froh sind, dass diese für alle schwere Zeit endlich vorbei ist. Personen, die ich hingegen heute kennenlerne und denen ich davon erzähle, haben die nötige Distanz. Sie wollen wissen, wie das ablief, wie sich die Essstörung bei mir ausgeprägt hat, was Auslöser und Ursachen waren. Wie ich so viel Sport treiben konnte, obwohl ich meinem Körper doch keine Energie zuführte, und was ich gemacht habe, dass es mir jetzt gut geht. Und es ist inzwischen ein gutes Gefühl, offen darüber reden zu können, ohne befürchten zu müssen, auf dem Mitleidsgleis zu landen.

Ich mache niemandem einen Vorwurf, der nicht nachfragt oder betreten schweigt. Jeder ist anders, und außerdem war ich auch nicht in jedem Stadium meiner Krankheit bereit oder stark genug, offen darüber zu reden. Und irgendwann gehörte die Krankheit einfach zu mir. Man fragt ja andere auch nicht ständig nach ihren anhaltenden Rückenschmerzen, der Warze auf dem Finger oder ihrem chronischen Reizdarmsyndrom. (Ob man auch das öfter tun sollte, sei dahingestellt.) Andererseits merkte ich, dass auch schnell vergessen wird, welchen Rucksack ich mal getragen habe. Mein Freund wurde zum Beispiel gelegentlich ungeduldig, wenn ich mich nicht gleich entscheiden konnte, was ich essen möchte. Das ist eine Nachwehe, mit der ich sicherlich noch eine Weile beschäftigt sein werde. Auch wenn ich heute wieder esse, mache ich mir nach wie vor Gedanken darüber. Der Bauch schreit zum Beispiel »Pasta«, aber der Kopf sagt »nicht so viele Kohlenhydrate«. Und dann braucht es eben etwas, bis sich Bauch und Kopf verständigt und geeinigt haben.

Aber zurück zu den Gründen, warum ich dieses Buch geschrieben habe: Es ist ein wichtiges Thema! Wichtiger als je zuvor, denn in unserer Leistungsgesellschaft und in Zeiten von Instagram & Co., in denen jede*r besser und schöner sein möchte als die anderen, nehmen Essstörungen zu beziehungsweise sind ein latentes gesellschaftliches Problem. Auch wenn Instagram & Co. natürlich nicht der alleinige Grund für die Entstehung einer Essstörung sind – und etwa zu Beginn meiner Essstörung noch gar keine Rolle spielten. Sie stehen hier vielmehr stellvertretend für ein in unserer Gesellschaft bestehendes Ideal, perfekt zu sein.

Statistiken belegen, dass die Zahl der Essgestörten in den letzten zehn Jahren in Deutschland um knapp 30 Prozent gestiegen ist. So wurden laut Statista im Jahr 2017 in deutschen Krankenhäusern insgesamt 7.821 Fälle von Anorexie und 1.864 Fälle von Bulimie behandelt.[1] Die Dunkelziffer ist um einiges höher, denn hier sind weder die Fälle einbezogen, die sich zwar in Therapie, aber nicht in einer Klinik befinden, noch jene, die noch nicht einmal ärztlich diagnostiziert sind. Zählt man die Zahlen von Adipositas- und Binge-Eating-Patienten dazu, erhöht sich die Zahl der Essgestörten in Deutschland erheblich. Zudem gibt es viele weitere Ausprägungen von Essstörungen, wie beispielsweise Orthorexie, die teilweise noch gar nicht erhoben werden. Auch die Todesfälle sind in den letzten 20 Jahren gestiegen. Waren es 1998 noch 33, sind es 2017 bereits 78 gewesen.[2] Die Bundeszentrale für gesundheitliche Aufklärung hat in einer Untersuchung aus dem November 2018 festgestellt, dass 30 bis 50 von 1.000

---

1   »Fälle von Magersucht nehmen zu in Deutschland«, von Matthias Janson, Stand: 13.02.2018, Quelle: Statistisches Bundesamt, unter: https://de.statista. com/infografik/12885/magersucht-in-deutschland/ und »Anzahl der in deutschen Krankenhäusern diagnostizierten Fälle von Anorexie und Bulimie in den Jahren 2000 bis 2017«, Veröffentlichungsdatum: März 2019, © Statista 2020, unter: https://de.statista.com/statistik/daten/studie/28909/umfrage/in-krankenhaeusern-diagnostizierte-faelle-von-anorexie-und-bulimie/

2   »Todesfälle aufgrund von Essstörungen in Deutschland in den Jahren 1998 bis 2018«, Quelle: Statistisches Bundesamt, Veröffentlichungsdatum: Juli 2020, © Statista 2020, unter: https://de.statista.com/statistik/daten/studie/28905/ umfrage/todesfaelle-durch-essstoerungen/#professional

betrachteten Personen an einer Essstörung leiden. Die Website magersucht.de spricht von insgesamt circa 5 Millionen Essgestörten in Deutschland. Das sind sechs Prozent der deutschen Bevölkerung. Geheilt würden im Falle einer Magersucht jedoch nur 30 Prozent der Behandelten. Bei genauso vielen wird die Krankheit chronisch.[3]

Umso erstaunlicher ist, dass dieses Thema in der Öffentlichkeit anscheinend nicht mehr wahrgenommen wird. Zwar gibt es immer mal wieder Debatten, ob beispielsweise »Germanys Next Topmodel« junge Mädchen in den Magerwahn treibt. Nein, Heidi Klum ist nicht schuld! Essstörungen in der Modewelt machen nur einen minimalen Prozentsatz aus und wie bereits erwähnt ist das Aussehen nur einer von vielen Faktoren, die eine Essstörung begünstigen können. Dennoch rechnen sich die Medien groß an, dass sie offen mit dem Thema Essstörung umgehen. Ich habe das anders erlebt. Ich habe ein Spielfilmdrehbuch zu dem Thema verfasst und renne damit gegen Wände. Wenn ich das Drehbuch vorstelle, erlebe ich stets die gleichen Reaktionen. Erst Interesse, dann Betroffenheit. Viele kommen auf mich zu und sagen, wie wichtig das Thema ist, umsetzen möchte den Stoff aber niemand. Es sei ein Nischenthema, heißt es dann. Eine andere Begründung lautet, dass die Probleme der Hauptfigur schwer nachzuvollziehen seien oder auch, dass es schwierig sei, einen inneren Konflikt in Bildern darzustellen. Ich finde, das ist Quatsch. Den inneren Konflikt einer Essstörung kann man sehr gut in Bildern zeigen, und wenn wir vor allem zurückschrecken würden, was schwer nachvollziehbar ist, könnten wir die Welt gleich in eine Kiste packen und zuschnüren.

Auf der anderen Seite kann ich das Zögern verstehen, denn auch beim Film üben Quoten und Kinogänger-Statistiken gro-

---

3   Quelle: www.magersucht.de

ßen Druck aus. Wenn ich dann Filme wie »Systemsprenger« sehe, schöpfe ich jedoch neuen Mut. Ich muss nur Geduld haben und den oder die Menschen treffen, die das Thema nicht nur als wichtig erachten, sondern auch nicht davor zurückschrecken, unbequem zu sein. Denn ja, Essgestörte sind »unbequem«.

Ich habe während der Arbeit am Drehbuch recherchiert, wie das Thema auf dem deutschen Film- und Fernsehmarkt präsentiert wird. Es gibt einige deutsche Dokumentarfilme, aber es gab lange Zeit nur einen einzigen deutschen Spielfilm zum Thema Essstörung. Der Film heißt »Hunger. Sehnsucht nach Liebe«, handelt von einer Bulimikerin und stammt aus dem Jahr 1997. Erst 2020, also 23 Jahre später, gab es mit »Aus Haut und Knochen« einen weiteren deutschen Spielfilm, der eine Essgestörte in den Mittelpunkt stellte. Dann gibt es noch eine schwedisch-deutsche Koproduktion mit dem Titel »Stella« (2015) und gelegentlich kommt das Thema in fiktionalen Medien wie »Vincent will Meer« oder »Der Club der roten Bänder« am Rande vor. Die zögerliche Bereitschaft, sich mit dem Thema in den fiktionalen Medien auseinanderzusetzen, zeigt meiner Meinung nach sehr gut, wie Essstörungen in der Öffentlichkeit immer noch behandelt werden: nämlich so gut wie gar nicht. Bei Büchern sieht das etwas anders aus, doch auch hier werden Essstörungen oft sehr eindimensional betrachtet, nämlich mit dem Fokus auf Teenager. Dabei sind Essstörungen längst keine Teenagererkrankung mehr, sondern ziehen sich durch alle Altersgruppen. Ich habe während meiner Klinikaufenthalte auch Frauen im Alter von 40 bis 70 Jahren kennengelernt, die an einer Essstörung litten. Und bei ihnen handelte es sich um Neuerkrankungen, nicht um chronische Essstörungen.

Es ist so wichtig klarzustellen, dass man sowohl im jungen Erwachsenenalter wie auch im fortgeschrittenen Alter noch an einer Essstörung erkranken kann. Deshalb möchte ich meine Erfahrungen teilen und von den Themen und Fragen erzählen, mit denen ich auf meinem Weg konfrontiert war und die mich in den letzten Jahren beschäftigt und verändert haben.

Ich möchte mit diesem Buch Hinsehen und den Mund aufmachen! Und das auf eine versöhnliche Art. Denn wenn es etwas gibt, was wirklich aus der Essstörung heraushilft, ist es genau das. Ich musste lernen, da hinzuschauen, wo es wehtut, und darüber zu sprechen. Und ich musste lernen zu verzeihen. Nur wenn ich weiß und sage, was ich brauche, können meine Bedürfnisse auch erfüllt werden. Nur wenn ich weiß und artikulieren kann, was ich fühle und denke, empfinde ich mich selbst als wichtig und wertvoll. Und das ist es, worauf es bei meiner Suche ankam: meinen Selbstwert (wieder)zufinden.

Hunger nach dem Unbekannten

Es ist ein Konglomerat aus vielen Ereignissen, Prägungen und Nuancen, die letztlich dazu führen, dass man eine Essstörung entwickelt, weil man keinen anderen Ausweg für sich mehr sieht. Auch wenn krankhaftes Essverhalten gewiss keine bewusste Entscheidung ist. Bei mir zumindest waren es verschiedene Umstände, die zusammengenommen etwas in meinem Kopf implodieren ließen. Zum Einstieg möchte ich deshalb den Lebensabschnitt und die Auslöser beleuchten, die bei mir in die Essstörung führten. Und ich möchte der Frage nachgehen, ob es Unterschiede gibt zwischen der Entstehung einer Essstörung im Teenageralter und der im Erwachsenenalter.

Begonnen hat meine Essstörung, als ich Mitte zwanzig war. Einen genauen Tag, wann und wie alles begann, gibt es nicht. Es war ein schleichender Prozess. Der Zeitpunkt, den mir Freunde heute nennen, weil es offensichtlich wurde, dass ich ein Problem mit Essen hatte, war nicht identisch mit dem Zeitpunkt, an dem sich die ersten Wurzeln der Essstörung in mir festsetzten. Für mich fällt der Beginn meiner Essstörung in die Zeit, als ich mein Masterstudium aufnahm.

Die Weichen meines Lebens waren gestellt, mein beruflicher Weg war vorgezeichnet. Ich lebte mit meiner besten Freundin in einer WG, und ich führte eine Beziehung, deren baldiges Ende ebenfalls für mich auf der Liste der Auslöser steht. Das klingt zunächst so gar nicht nach Gründen für eine Essstörung? Kann

ich verstehen. Wenn wir jedoch hinter die Kulissen beziehungsweise hinter meine damalige Fassade schauen, dann liefen dort
noch ganz andere Prozesse ab, die es mir erschwerten, mein Leben wertzuschätzen und zu genießen. In meinem Inneren war
ich hilflos, hoffnungslos, traurig, fühlte mich eingeengt, nicht
geliebt, nicht schön genug, konnte meinen eigenen Ansprüchen
nicht genügen und hatte deshalb schlussendlich das Gefühl, die
Kontrolle zu verlieren.

Kurz vor dem Antritt meines Masterstudiums endete eine für
mich wichtige Beziehung, in der ich einige Kilo zugenommen
hatte. Ich hatte deshalb kein Übergewicht, aber ein paar Pfunde
mehr auf den Hüften. Laut BMI alles noch im Idealbereich und
dennoch hatte ich das Gefühl, etwas speckig zu sein, und ich litt
darunter. Nicht zuletzt, weil ich von meinem Vater stets statt mit
»Wie geht es dir? Schön, dich zu sehen!« mit dem erstaunten
Ausruf »Du hast ja schon wieder zugenommen!« begrüßt wurde.
Mein Vater, der früher Sportler war und sehr auf seinen Körper
achtete, war sich der Wirkung seiner Worte nicht bewusst, und
auch ich war mir damals nicht darüber im Klaren, wie sehr mich
diese Worte trafen. Letztlich spielten Essen und Körperkult in
unserer Familie schon immer eine gewisse Rolle und das ist vielleicht auch der Grund, weshalb ich mich später mit Essen quälte
und nicht mit einer anderen Sucht.

Das Gefühl, nach der Trennung wieder frei zu sein und sich neu
präsentieren zu müssen, war sicherlich ein Grund dafür, dass ich
mehr auf meine Ernährung und meinen Körper achtete. Hinzu
kam, dass meine Freundin, mit der ich in der WG zusammenlebte, auf eine gesunde Ernährung bedacht war und ich sie um
ihre Figur beneidete. Schließlich achtete ich immer mehr darauf,

was ich zu mir nahm. Plötzlich gab es für mich abends kein Fertigessen oder Chips und Gummibärchen mehr, sondern eigens gekochtes Essen aus frischen Zutaten. Zunächst also ein Wechsel von der unüberlegten, ungesunden und reichlichen Ernährung hin zur gesunden Ernährung. Ich verlor ein paar Pfunde und fühlte mich dadurch endlich wieder etwas attraktiver. Zudem aß ich aufgrund des stressigen neuen Studiums sehr unregelmäßig. Ich spürte den Hunger nicht, wenn ich in eine Aufgabe vertieft war, und das Gefühl, es längere Zeit ohne Essen auszuhalten, war für mich irgendwie befriedigend. Über kurz oder lang minimierte ich selbst das gesunde Essen, und das völlig unbewusst. Aber das war noch nicht der Beginn der Essstörung, wenn auch als Weiche auf dem Weg dahin nicht zu unterschätzen.

Meine Lebensumstände begünstigten in gewisser Weise eine Essstörung. Eigentlich ging es aber um ganze andere Sachen. Um den hohen Fall von einem Zustand völliger Euphorie ins gefühlte Nichts.

Zunächst hatte ich einen guten Flow. Ich war stolz, dass ich es für mein Masterstudium an eine renommierte Universität geschafft hatte. Ich selbst wäre allerdings nie auf die Idee gekommen, mich dort zu bewerben. Als meine Freundin mich auf den Studiengang aufmerksam machte, dachte ich: Da hab ich doch eh keine Chance! Das war typisch, wie ich mich selbst sah, und deutet einen weiteren Punkt an, der eine Essstörung begünstigt. Ich hatte kein Selbstbewusstsein. Nun war ich aber dort angenommen und wollte endlich beweisen, was ich konnte. Und auch wenn ich durchweg gute Noten bekam, verfestigte sich bei mir der Eindruck, dass ich mich für alles wahnsinnig anstrengen musste. Der Jahrgang vor uns war sehr beliebt und beflissen. Wir, der erste Masterdurchgang, waren ein kleiner, bunter Haufen

Individualisten. Nur ich nicht. Ich versuchte mich anzupassen und trotzdem hatte ich nie das Gefühl, an das Maß der Dinge heranzureichen. Dieses Gefühl nahm innerhalb der zwei Jahre meines Masterstudiums extrem zu, wirkte sich auch auf andere Bereiche meines Lebens aus und holte obendrein ähnliche alte, verdrängte Empfindungen hoch.

Es war aufreibend, es allen recht machen zu wollen. Dass das gar keiner von mir verlangte, steht auf einem anderen Blatt. Auch der Anspruch, stets die Beste zu sein, kostete mich wahnsinnig viel Kraft. Außerdem macht es einen Menschen in meinen Augen mitunter nicht sehr sympathisch, wenn er oder sie verbissen versucht, immer die Nase vorn zu haben. Deshalb versuchte ich dieses Bestreben für mich zu behalten, damit es anderen gar nicht erst auffiel. Auf jeden Fall entwickelte sich in dieser Zeit der Zwang, mehr als perfekt sein zu müssen. Mein damals größtes, unerreichbares Ziel.

Parallel zu dem sich ausbreitenden Wahn nach Perfektion, erfuhr die Freundschaft zu meiner damals besten Freundin und Mitbewohnerin eine Zäsur, als sie sich neu verliebte und immer weniger mit mir teilte. Obendrein verliebte ich mich ebenfalls neu. Allerdings unglücklich.

Dass ich überhaupt mit so einem Mann zusammengekommen war, konnte ich zunächst gar nicht glauben, denn ich stellte ihn von Anfang an auf einen Sockel und machte mich damit klein und unbedeutend. Die Beziehung war dann leider alles andere als ausgeglichen und ich fand darin keinen Halt. Vielmehr war es ein ständiger Kampf um Beachtung. Auch wenn mir mein Ex nie das Gefühl gegeben hatte, unattraktiv zu sein, traute ich dem nicht. Und ich fühlte mich mit weniger Kilos sicherer. Denn wenn ich schon nicht mit meiner Persönlichkeit überzeugen konnte, wollte ich wenigstens toll aussehen. Natürlich ist »toll aussehen« Geschmackssache, doch mein Selbstbild driftete nun in etwas Krankhaftes ab. Ich fand das Gefühl toll, dem Hunger zu trotzen. Denn dieses Gefühl setzte wahnsinnige Energie in mir frei, die ich damals wohl zum Überleben brauchte. Die Essstörung war im Anmarsch und ich empfand sie nicht als Problem, sondern als willkommene Stütze. Abgesehen davon, dass ich damals nicht im Mindesten ahnte, worauf ich gerade zusteuerte. Das Nicht-Essen gab mir ein Gefühl von Stärke und Halt. Es ist sogar medizinisch erwiesen, dass man, nachdem der Hunger erst einmal überwunden ist, Adrenalin ausstößt.

Als sich mein Freund von mir trennte, begann es zu kippen. Ich versank in Kummer und Schmerz und natürlich blieb diese Entwicklung nicht unentdeckt. Meine Mitbewohnerin war die Erste, die meine Veränderung bemerkte. Unsere einst von Vertrautheit und Freude geprägte Freundschaft bekam eine Schwere. Zudem drängte sie mich, zum Arzt zu gehen. Ich wollte das natürlich nicht hören und zog mich immer mehr zurück. Dabei war sie zu dieser Zeit die einzige Freundin, die sich meinem Trübsinn stellte. Andere Freunde hatten bereits Abstand genommen. Ich nahm nur das wahr. Ich redete mir ein, den Kummer nicht zu spüren, dabei kroch er mir aus jeder Pore. Für meine Freunde war das schwer zu ertragen, und so fühlte ich mich immer mehr allein. Nicht ganz. Zu mir gesellte sich eine neue Freundin: die Essstörung.

Ich kann heute nicht wirklich rekonstruieren, was mich letztlich dazu gebracht hat, doch zum Arzt zu gehen. Waren es tatsächlich die Ansagen meiner Freundin? Oder waren es die ersten körperlichen Begleiterscheinungen wie ständiges Frieren, Schwächeanfälle und die anhaltende trübe Stimmung? Auf jeden Fall saß ich irgendwann meiner Hausärztin gegenüber. Ich berichtete vom Frieren und von der Schlappheit. Sie stellte mir viele Fragen, und als sie fragte, was ich an dem Tag noch vorhatte zu essen, verstockte ich und brach nach weiterem Nachfragen in Tränen aus. Für sie ein wohl eindeutiges Indiz. Sie hakte weiter nach und ich verließ schließlich mit einer Überweisung zum Psychologen – Diagnose: Magersucht und Depression – die Praxis. Nun hatte ich es also schwarz auf weiß, dass ich nicht ganz rundlief. Denn natürlich sah ich darin kein Hilfsangebot, sondern einen Angriff. Diese Diagnose bewies mir, dass ich ein Problem war. Dass ich so, wie ich war, nicht in Ordnung war.

Ich kann mich nicht genau daran erinnern, wie viel Zeit verstrich, ehe ich zum Psychologen ging. Und ich kann mich auch nicht mehr konkret daran erinnern, warum ich es dann tat. Vielleicht, weil ich innerlich doch gespürt habe, dass etwas nicht in Ordnung ist. Vielleicht aber auch, weil ich es gewohnt war, Anweisungen zu befolgen.

Von der Phase zum Zustand

Heute setze ich also meine veränderten Lebensumstände mit der Entstehung der Essstörung gleich. Die Trennung von meinem damaligen Freund war für mich der »große Knall«, der Zeitpunkt, als auch für meine Freunde ersichtlich wurde, dass etwas nicht mit mir stimmte. Der Beginn des unaufhaltsamen Abwärtsstrudels. Die dann einsetzende On-Off-Beziehung und die Gefühle von Unzulänglichkeit auf allen Ebenen gaben mir den Rest. Hinzu kam, dass ich kurz vor Abschluss des Studiums stand und nicht wusste, was ich danach machen wollte. Vor allem, weil ich nicht verstand, warum ich es nicht wusste. Heute ist mir das klar: Mein Fokus lag bereits auf der Essstörung. Dahin gingen all meine Gedanken und meine Kraft. Deshalb gelang es mir nicht, mir darüber klar zu werden, was ich mit mir und meinem Leben anfangen wollte.

Als ich schließlich meinen Abschluss mit 1,2 in der Hand hielt, war das für mich kein Erfolg, ich konnte mich nicht darüber freuen. Denn für mich begann nicht wie für meine Kommilitonen die berufliche Zukunft, ich ging erst mal in die Klinik. Für mich fühlte sich das so an: Ich bin fertig und arbeitslos.

Und genau hier wurde aus einer Phase ein Zustand.

Unterschiede zwischen Teens und Erwachsenen

Vielleicht drängt sich die Frage auf, warum ich erst mit 25 Jahren an Magersucht erkrankte. Essstörungen werden schließlich meist als Teenagererkrankungen eingestuft. Laut Kassenärztlicher Bundesvereinigung (KBV) leiden jedoch inzwischen auch viele Erwachsene an einer Anorexie. 2017 betraf das bei den gesetzlich Versicherten knapp 40.000 Frauen und 2.500 Männer zwischen 20 Jahren bis ins hohe Alter.[4] Mehr als 10.000 Frauen waren zwischen 30 und 40 Jahren, bei den 40- bis 50-Jährigen waren es etwa 6.400 Fälle. Ähnliche Zahlen veröffentlichte die Barmer. Laut ihrer Hochrechnung waren im Jahr 2016 insgesamt rund 93.000 Personen in Deutschland wegen einer Magersucht in Behandlung. 93 Prozent von ihnen waren weiblich und fast jede Dritte älter als 40 Jahre. Ja, Magersucht ist längst keine Pubertätskrankheit mehr: Allein von 2011 bis 2016 verzeichnete die Kasse bei den über 40-Jährigen eine Zunahme um 19 Pro-

---

4   Hippold, Monika: »Bulimie und Magersucht bei Erwachsenen«, Stand: 24.06.2019, unter: https://www.br.de/br-fernsehen/sendungen/gesundheit/ themenuebersicht/medizin/magersucht-bulimie-essstoerung-anorexie-ess-brech-sucht100.html

zent.[5] Ein gewisser Prozentsatz erwachsener Magersüchtiger ist zwar bereits als Teenager erkrankt und hat dann eine chronische Essstörung. Aber genau dies, dass Magersucht für eine Teenagererkrankung gehalten wird, macht meiner Meinung nach einen großen Unterschied in der Wahrnehmung von magersüchtigen Erwachsenen und magersüchtigen Teenagern aus. Denn bei Erwachsenen wird die Krankheit oft gar nicht oder erst sehr spät erkannt, was wiederum die Heilung erschwert. Denn je später eine Essstörung behandelt wird, desto höher das Risiko, dass die Krankheit chronisch wird.

Ich hatte großes Glück, dass meine Hausärztin sehr umsichtig war, viele Bereiche meines Lebens abgefragt hat und am Ende nicht nur die Diagnose Depression stellte. Vielen Erwachsenen ergeht es laut Elisabeth Rauh, Chefärztin der Schön Klinik Bad Staffelstein, da anders. In einem Interview mit dem *Spiegel*[6] sagt sie, dass die meisten betroffenen Frauen über 30 zunächst wegen einer Depression zu ihr in die Klinik kommen. Auf die Idee, dass eine Depression oft eine Begleiterkrankung einer Essstörung ist, kommen häufig weder Betroffene noch manche Ärzte. Oft werden stattdessen Diagnosen wie Schilddrüse, Depression oder »dann ist sie halt ein bisschen dünn« gestellt.

Ich vermute, dass die Gründe einer Essstörung wenig mit dem Alter zu tun haben. Es gibt, egal wie alt man ist, ähnliche Gründe. Und die haben meist etwas mit der Wahrnehmung der eigenen Person zu tun. Die Auslöser können ganz unterschiedlich sein,

5 Adam, Aglaja: »Späte Anorexie: Magersucht bei Erwachsenen«, aktualisiert am 30.08.2019, unter: https://www.apotheken-umschau.de/Magersucht/Spaete-Anorexie-Magersucht-bei-Erwachsenen-520685.html
6 Hombach, Stella: »Dann ist sie halt ein bisschen dünn«, Stand: 12.09.2018, unter: https://www.spiegel.de/gesundheit/diagnose/magersucht-bei-erwachsenen-dann-ist-sie-halt-ein-bisschen-duenn-a-1227113.html

schließlich steht ein Erwachsener an einem anderen Punkt in seinem Leben als ein Teenager. Seine Weichen sind bereits gestellt. Und doch zeigt sich hier eine Gemeinsamkeit, denn egal ob Teen, Twen oder älter, meistens sind es einschneidende Erlebnisse oder sich ändernde und überfordernde Lebensumstände, die den Eintritt in eine Essstörung markieren.

Bei Teenagern kann es der Versuch sein, sich gegen das Elternhaus aufzulehnen, oder um von anderen Schwierigkeiten wie beispielsweise Mobbing, einer drohenden Scheidung der Eltern und schlechten Schulnoten abzulenken. Aber auch körperliche und psychische Veränderungen während der Pubertät können Ursachen einer Essstörung sein. Hinter der krassen Gewichtsreduktion kann beispielsweise der unbewusste Wunsch stehen, sich die Kindergestalt zu erhalten oder das Unwohlsein mit dem Körper zu überspielen.

Bei einem Erwachsenen können es Erfolgsdruck im Beruf, der Tod oder die Trennung des langjährigen Partners, der Auszug der Kinder, die Angst vorm Altwerden oder bei Frauen auch die Menopause sein. Denn ähnlich wie die Pubertät sind die Wechseljahre laut Doktor Elisabeth Rauh eine Phase der biologischen oder emotionalen Veränderung. Der Körper produziert weniger Östrogene, die Stimmung schwankt, die Menstruation bleibt aus. Das Bindegewebe wird schwächer, die Muskelmasse nimmt ab und einige Frauen nehmen zu. Dem gegenüber steht der Wunsch, schön zu sein, und je mehr Gedanken man sich folglich über das Essen macht, um den Veränderungen nicht nachzugeben und das Gewicht zu halten, desto größter ist das Risiko, eine Essstörung zu entwickeln.[7]

---

7   Hombach, Stella: »Dann ist sie halt ein bisschen dünn«, Stand: 12.09.2018, unter: https://www.spiegel.de/gesundheit/diagnose/magersucht-bei-erwachsenen-dann-ist-sie-halt-ein-bisschen-duenn-a-1227113.html

Auch bei erwachsenen Essgestörten spielen die Themen Ablehnung und Aufgabe von alten Mustern, Werten und Erwartungen eine Rolle, was eher bei jüngeren Menschen vermutet wird.

Alle Magersüchtigen eint, dass sie sehr viel von sich erwarten. Perfektionismus und Leistungsdruck sind enorm. Die Essstörung kann als eine Art Bestrafung fungieren. Bestrafung dafür, weil man sich nicht genügt und annimmt, auch anderen nicht zu genügen. Makellos modellierte Menschen in Magazinen und Social Media beeinflussen Jugendliche und Erwachsene gleichermaßen. Auch ich habe gedacht, dass nur wer schlank und schön ist, eine Chance hat. Und das war vor Social Media. Doch nicht nur das immer krasser werdende Schönheitsideal kann Auslöser sein. Es sind auch Erwartungen wie: Erfolg zu haben, in seinen unterschiedlichen Beziehungen und Rollen, sei es als Tochter, Freundin, Mutter, Sohn, Vater zu überzeugen und dabei noch toll auszusehen. Werden die Anforderungen an einen selbst zu groß und fürchtet man, zu scheitern, kann die Kontrolle über den Körper und das Gewicht Halt geben.

Was sich ebenfalls in allen Altersgruppen bemerkbar macht, wenn auch in unterschiedlichen Ausprägungen, ist meiner Meinung nach die soziale Isolation. Eine Essstörung bestimmt Denken, Fühlen und Verhalten. Während es bei einem Teenager vor allem die Eltern und die Peergroup sind, die Druck auslösen und Kontrolle übernehmen können und wollen, kommen bei einem Erwachsenen noch ganz andere Punkte hinzu. Erwachsene stehen bereits mitten im Leben und haben entsprechend eine andere Verantwortung. Vielleicht haben sie eine Familie zu versorgen, es wird permanent Zuwendung und Aufmerksamkeit von ihnen verlangt. Das ist nach meiner Einschätzung auch ein wichtiger

Grund, warum bei Erwachsenen eine Essstörung nicht oder erst sehr spät erkannt wird: Sie funktionieren einfach irgendwie. Sie können sich nicht komplett zurückziehen und isolieren, von ihnen wird ständig etwas erwartet. Womit ich nicht sagen will, dass von einem Teenager nichts erwartet wird. Dennoch ist ein Erwachsener in der Regel in einer anderen Situation, er befindet sich mitten auf seinem Lebensweg. Diesen zu verlassen ist ein großes Wagnis.

Junge Erwachsene, wie ich damals, haben hingegen ganz andere Möglichkeiten, eine Essstörung zu vertuschen. Ich konnte die Packung Erdnüsse im Briefkasten verstecken, um mich selbst zu überlisten, bei einem Teenager oder einem Erwachsenen mit Familie wäre das wohl schnell aufgefallen. Ich konnte in der Öffentlichkeit essen und es mir zu Hause für mehrere Tage streichen. Ein Teenager muss sich den Regeln der Familie anpassen und kommt viel schneller in die Bredouille, erklären zu müssen, warum er nichts isst.

Wie können Außenstehende helfen?

Ich bin gefragt worden, was ich mir von meinem Umfeld gewünscht hätte und was Außenstehende tun können, um zu helfen. Ich würde diese Frage nur zu gern beantworten, kann es aber nur bedingt. Denn ein Problem war, dass ich gar nicht mehr wusste, was ich wollte und mir wünschte, ich konnte das aus meinem Nebel an Emotionen nicht mehr richtig herausfiltern. Ich glaube, dass es vielen Essgestörten so ergeht, und vermutlich ist es deshalb auch so schwierig, Essgestörten zu helfen. Denn zuallererst muss man sich helfen lassen wollen. Hinzu kommt, dass ich in jeder Phase meiner Essstörung unterschiedlich reagiert habe, welche Hilfe ich bereit war anzunehmen und vor allem auch, von wem. Dennoch werde ich versuchen, Antworten auf diese Frage zu geben und meine Gedanken dazu hin und wieder einfließen lassen.

Schlaraffenland

»Iss doch einfach!« Wie oft habe ich diesen Satz während meiner Essstörung gehört oder in den Gesichtern meiner Gegenüber gelesen. Einfach war das aber ab einem bestimmten Zeitpunkt für mich überhaupt nicht mehr.

Essen! Was bedeutet Essen eigentlich? Für viele ist es ein tägliches Ritual der Nahrungsaufnahme. Für manche hat Essen einen weitaus größeren Stellenwert: Sie verbinden damit Genuss, sich etwas Gutes tun oder eine kleine Auszeit gönnen. Für andere auf dieser Welt ist Essen Mangelware. Und für einen geringen Prozentsatz unserer Gesellschaft, der allerdings immer größer wird und deshalb nicht zu unterschätzen ist, bedeutet Ernährung Stress und Ekel. Ich zählte auch zu dieser Gruppe. Mehr als 10 Jahre lang empfand ich Essen als etwas, was ich tunlichst vermeiden sollte.

Die Nahrungsaufnahme gehört zu den Grundbedürfnissen eines Menschen. Und letztlich ist es genau das, was Essgestörte irgendwann verrät. Viele mögen denken, dass man Essgestörte an ihrer Figur erkennt. Stimmt nicht, sage ich. Denn dem Großteil der Betroffenen, die ich kennengelernt habe, hat man es nicht sofort angesehen.

Woran man Essgestörte aber immer erkennt, ist ihr Umgang mit Essen. Natürlich nur, wenn man etwas Zeit mit ihnen verbringt und sich eine Esssituation ergibt. Oder eben nicht, weil sie sich Situationen mit Essen konsequent entziehen. Essen oder eben Nicht-Essen ist letztlich das, womit sich Essgestörte irgendwann outen. Wie jemand isst und was er isst, macht die Erkrankung früher oder später sichtbar. Denn auch magersüchtig bedeutet nicht automatisch, dass man gar nichts isst. Ein weitverbreitetes Vorurteil in Bezug auf Essstörungen.

Und plötzlich war sie da

Bei mir begann das Nicht-Essen als schleichender Prozess. Das ist sicherlich bei vielen Essgestörten so. Ich glaube, es ist selten eine bewusste Entscheidung, bei der man sich sagt: Ab morgen esse ich nichts mehr, weil … Ich zumindest habe die Anfänge gar nicht bemerkt und doch hat es mich irgendwann so gewaltig gepackt, dass ich mich dem nicht mehr entziehen konnte. Es begann mit einem unregelmäßigen Essverhalten und endete schließlich in der Verweigerung.

Der Übergang von einer Phase zu einem Zustand erfolgte etwa zu dem Zeitpunkt, als sich mein neuer Freund von mir trennte, die Beziehung aber dann in einen On-Off-Modus wechselte.

Mein Nicht-Essen setzte schon vor der Trennung ein. Die vorerst komplette Nahrungsverweigerung folgte dann mit der Trennung. Manche kennen das: Wenn man traurig ist, kann man entweder gar nichts essen, oder man isst extrem viel. Ich hatte vor Liebeskummer keinen Appetit mehr und irgendwann überschritt ich den Punkt, dass ich Hunger überhaupt noch spürte. Deshalb sah ich nach einer Weile auch keinen Sinn mehr darin, etwas zu essen. Erst recht nicht, weil das Nicht-Essen zwei tolle Nebeneffekte hatte: Meine Figur wurde noch schlanker und meine Gefühle ließen sich immer besser in Schach halten. Vordergründig ging es bei meiner Essstörung – so wie bei einem Großteil der Essgestörten – nicht direkt um das Aussehen, sondern um rein emotionale Dinge.

Nach einer Weile setzte bei mir der Zustand ein, bei dem auf die Überwindung des Hungers eine Art Adrenalinkick folgt. Dieses Adrenalinhoch hielt natürlich nicht lange an. Schon bald fühlte ich mich extrem schwach und fror ständig. Um mir wenigstens etwas Energie zuzuführen, begann ich, jeden Tag einen Magerquark mit etwas Marmelade zu essen. Ich war der Meinung, dass das reichte. Damit habe ich mir vermutlich meine Laktoseintoleranz eingebrockt. Denn davor hatte ich nie Probleme mit Milchprodukten. Festgestellt wurde die Unverträglichkeit während meines ersten Klinikaufenthalts.

Natürlich hat auch mein Körper irgendwann gemerkt, dass er Energie braucht, rebelliert und mir signalisiert, dass ein Magerquark pro Tag nicht reicht. Vor allem nicht bei dem geistigen Pensum, das ich zu bewältigen hatte: nämlich ein Studium, Freunde, die etwas von mir wollten und eine Beziehung, die zwar beendet war, aber doch noch irgendwie weiterlief.
Es setzte Heißhunger ein. Allerdings in einem Ausmaß, das ich bis dahin nicht kannte. Ich verbrachte den ganzen Tag nur noch damit, diesen Heißhunger zu unterdrücken. Das war Schwerstarbeit. Meistens schaffte ich es ein paar Tage. Ich begann phasenweise zu essen. Immer dann, wenn ich es nicht mehr aushielt, aß ich etwas. Nicht viel. Schon ein Rosinenbrötchen gab mir das Gefühl, immens gegessen zu haben. Schlimm jedoch war, was ich dann mir selbst gegenüber empfand: Verachtung. Weil ich es nicht geschafft hatte, nichts zu essen. Weil ich die Kontrolle verloren hatte. Ich musste die Kalorien wieder loswerden und mich für meine Schwäche bestrafen. Das war der Zeitpunkt, an dem

ich anfing, vermehrt Sport zu treiben. Denn schon ein Rosinenbrötchen war in meinen Augen ein Fressanfall und wurde neben
der körperlichen Züchtigung von mir mit komplettem Nahrungsentzug bestraft.

Diese Hunger-Heißhunger-Phasen steigerten sich. Mal aß ich
einen Quark, dann aus Heißhunger eine Tüte Gummibärchen
und zur Bestrafung fünf Tage nichts. Bis ich dem Hunger, dem
Frieren und der Schwäche wieder nachgab und ein Brötchen aß.
Um dann aus Enttäuschung von mir selbst abermals mehrere
Tage nichts zu essen. So schaukelte sich mein gestörtes Essverhalten immer weiter hoch und führte dazu, dass ich nicht mehr
in Anwesenheit anderer aß. Ich konnte es nicht ertragen, dass
mich jemand beim Essen beobachtete, denn ich selbst schämte und verachtete mich für dieses ganz normale menschliche
Grundbedürfnis. Und ich wollte anderen nicht die Genugtuung
geben, mich beim Essen zu sehen, weil ich das Gefühl hatte, mich
dann doppelt ablehnen zu müssen.

Meine Mutter sagte mir einmal, dass ich das Nicht-Essen vor
meiner Familie lange versucht hatte zu verstecken, indem ich auf
Familienfeiern etwas aß und es anschließend in die Kloschüssel
beförderte. Auch mein Vater hat das wahrgenommen, sich aber
nicht getraut, es anzusprechen. Ich kann mich daran nicht mehr
erinnern, aber jeder merkt sich eben das, was ihn nachhaltig beeindruckt hat. Egal ob im positiven oder negativen Sinn.

Bei meinen Freunden wiederum verlief das Nicht-Essen anders.
Zunächst ließ ich mir immer neue Ausreden einfallen, weshalb
ich nicht mitaß. Anfangs hat man mir meine Lügen, wie »Ich
habe schon gegessen« und »Ich habe mir den Magen verdorben«,
vielleicht noch geglaubt. Später bin ich, wenn etwas bestellt oder
gemeinsam gekocht wurde, einfach verschwunden. Und letztend-

lich war es mir zu blöd, mich immer wieder erklären und selbst bloßstellen zu müssen. Denn inzwischen war offensichtlich, dass meine Erklärungen erfunden waren. Und wenn ich doch mal dabei war, hat das meine Maschinerie im Kopf auf Hochtouren gebracht, denn allein der Anblick von Essen hat mich furchtbar aufgewühlt. Es war schlimm, zu sehen, wie alle etwas Leckeres aßen, nur ich nicht. Und wenn ich mich in einer solchen Runde habe »verführen« lassen (das war auch erst zu einem späteren Zeitpunkt, nach den Klinikaufenthalten), ging es mir noch Tage danach schlecht. Ich verachtete mich für meinen Ausrutscher. Ich zog mich komplett zurück und wurde zum Teil auch einfach nicht mehr eingeladen. Wer will schon jemanden mit am Tisch sitzen haben, der die ganze Zeit apathisch in eine Ecke starrt oder panisch das Essen taxiert, als könnte es ihn anspringen? Ich verbreitete schlechte Stimmung und wurde deshalb vor allem von mir selbst ausgeschlossen. Das minimierte meinen Umgang mit Essen abermals.

Essen unter Aufsicht

Nach circa einem Jahr mit Essstörung und wenige Monate nach ärztlicher Diagnose erfolgte mein erster Klinikaufenthalt und damit der Versuch, mich wieder an Essen heranzuführen. Bei diesem ersten Klinikaufenthalt war bei den Mahlzeiten immer Personal anwesend. Es wurde darauf geachtet, was wir aßen. Außerdem wurden Gespräche mit mir geführt, was beispielsweise eine normale Portion ist. Denn das hatte ich bereits vergessen. Was mir als normale Ration angepriesen wurde, erschien mir natürlich wahnsinnig viel. So wurde mir empfohlen, zu Abend ein bis zwei Stullen zu essen. Und das war nur eine von drei Mahlzeiten! Meine Gedanken dazu waren: So viel esse ich sonst oft die ganze Woche nicht.

Für die circa zehn Patientinnen (bei diesem Klinikaufenthalt waren wir wirklich nur Frauen) gab es einen Teller mit rationiertem Gemüse. Das hatte selbstverständlich einen Grund und dieser wurde tagtäglich bewiesen: Das Gemüse war immer zuerst alle, denn jede versuchte, die kalorienärmeren Lebensmittel zu ergattern. Leider wurde dabei nicht auf eine gerechte Verteilung geachtet. Wer zuerst kam, hatte Glück. Wer zu spät dran war, musste sich die verhasste Stulle auf den Teller legen. Das führte zu so etwas Erstaunlichem wie Futterneid unter Essgestörten.

Wer nicht aß oder nicht »angemessen« aß, wurde später zu den Schwestern zitiert. Ich musste anfangs mehrmals ein Gespräch über mich ergehen lassen.

Während dieses Klinikaufenthalts dachte ich: Du bist ja gar nicht so schlimm essgestört. Denn nach den Gesprächen mit dem Klinikpersonal verdrückte ich brav (auch, wenn es mir nach wie vor viel zu viel vorkam) meine Stulle und war froh, dass man mir die Entscheidung, zu essen oder nicht zu essen, abnahm. Es war für mich in gewisser Weise eine Entlastung, dass hier gegessen werden musste. Auch aufgrund der Tatsache, dass es so viele dünnere Mädchen und junge Frauen gab, dachte ich, fehl am Platz zu sein. Außerdem beobachtete ich bei den anderen Patientinnen ganz abstruse Essrituale, was mich einmal mehr davon überzeugte, dass ich nicht dazugehörte. Dass ich im Verlauf meiner Essstörung ebenfalls eigenartige Rituale entwickeln würde, war mir da noch nicht klar.

Neben mir saß beispielsweise eine Patientin, die ihren Toast mit Honig bestrich und mit Schinken belegte, ihn dann in viele kleine Würfelchen schnitt und diese wie wild auf ihrem Teller herumschob, sodass mir vom Anblick allein ganz schwindelig wurde. Ich hätte nicht sagen können, wie viele Würfelchen sie am

Ende tatsächlich gegessen hat. Sie vermutlich auch nicht. Und das war wohl genau ihr Ziel. Dass ich keine vergleichbare Verschleierungstaktik pflegte, war Beweis genug für mich, dass ich nicht so schlimm dran war.

Nach dem Essen mussten wir immer in geschlossener Runde mit den Schwestern eine halbe Stunde spazieren gehen. Unter anderem, damit die Bulimikerinnen nicht auf die Idee kamen, sich des gerade zugeführten Essens zu entledigen. Dieser Klinikaufenthalt dauerte nur drei Wochen und ich verdrängte ihn ziemlich schnell, weil ich mit ihm ausschließlich unschöne Erinnerungen verband.

Ich ging nach Hause, versuchte, mich »normal« zu ernähren, und scheiterte. Ich aß anfangs durchaus etwas mehr als nur Magerquark, bestrafte mich dafür aber umso härter. Denn ich hatte mehr gegessen, als ich mit selbst auferlegter, anschließender Hungerstrafe wettmachen konnte. Deshalb versuchte ich, das Essen anders wieder loszuwerden. Ich steckte mir den Finger in den Hals. So richtig funktionierte das allerdings nicht. Es fiel mir unendlich schwer, mich zu übergeben, was daran lag, dass ich die falschen Dinge aß, wie ich bei meinem zweiten Klinikaufenthalt von anderen Patienten lernte. Deshalb ließ ich diese Versuche wieder sein und ging erneut dazu über, wenig bis nichts zu essen. Ich hatte schnell wieder den Punkt erreicht, an dem ich essenstechnisch vor dem ersten Klinikaufenthalt stand.

Man ist, was man isst

Bei meinem zweiten Klinikaufenthalt, der circa ein Dreivierteljahr später erfolgte, lief es mit dem Essen ein bisschen anders. Hier gab es einen riesigen Speisesaal für alle »Gestörten«. Und davon gab es jede Menge in den unterschiedlichsten Formen und Ausprägungen. Hier waren nicht nur Essgestörte, sondern auch Menschen mit anderen Symptomen, Süchten, Problemen und Traumata. Im Speisesaal kamen wir alle zusammen und selbstverständlich fielen wir Essgestörten auf. Aber das war uns egal.

Wir konnten uns beim Frühstück und beim Abendessen relativ frei am Buffet bedienen. Ich sage relativ, denn natürlich waren wir Essgestörten alles andere als frei. Ich war einfach nur überfordert, und da es keine »Aufpasser« gab, wurde getrickst, wo es ging. Es wurde viel getrunken, aber wenig gegessen. Es wurde nur das Notwendigste auf den Teller gepackt, um nicht abzunehmen und damit beim Wiegen aufzufallen. Es wurde viel gequatscht und auf dem Teller hin und her geschoben. So ging die Zeit im Speisesaal auch ohne Essen schnell rum. Und zu guter Letzt wurde viel zurückgegeben. Beim Mittagessen standen drei bis vier Gerichte zur Wahl. Den Speiseplan musste man eine Woche vorher mit Kreuzchen versehen abgeben. Ein schwieriges Unterfangen für mich. Letztlich siegte meine Essstörung über meinen Geschmack. Ich wählte stets das Essen mit den wenigsten Kalorien.

Nur die stark Untergewichtigen bekamen portioniertes Essen, damit sie auch die Menge aßen, die sie benötigten, um langsam wieder zuzunehmen. Zusätzlich erhielten sie Zwischenmahlzeiten in Form von Schokoriegeln. Ich zählte nicht dazu. Auf der einen Seite war ich froh darüber, diese zusätzlichen Kalorien nicht in mich reinstopfen zu müssen. Auf der anderen Seite war ich neidisch, dass die anderen so dünn waren, dass sie sich diese Süßigkeiten genehmigen mussten. Dabei verachtete ich mich zutiefst für meinen nach kurzer Zeit einsetzenden Jieper auf Süßes.

Einmal wöchentlich gab es außerdem eine Kochstunde, bei der alle Essgestörten meiner Therapiegruppe (es gab noch eine Gruppe Minderjähriger mit Essstörungen) gemeinsam gekocht haben. Mit Vorspeise, Hauptspeise und Nachspeise. Allein der Gedanke daran hat mir graue Haare wachsen lassen. Viel mehr kann ich dazu heute nicht sagen. Weder wie ich das Kochen empfunden habe noch den anschließenden Verzehr. Allerdings war dies die einzige Esssituation in der Klinik, bei der Personal anwesend war. Das war auch der Grund, warum ich dann mehr gegessen habe als im Speisesaal. Um nicht negativ aufzufallen.

Wie schwer Essen für mich war und an welche Gedanken und Gefühle es gekoppelt war, zeigt ein Tagebucheintrag aus dieser Zeit:

10.03.2009
Heute ist ein beschissener Tag. Das Wiegen hat mich mehr aus dem Konzept gebracht, als ich dachte und wollte. Meine Laune ist im Keller. Und ich habe wahnsinnige Angst, nie normal essen zu können, ohne dann in die Breite zu gehen. Wenn ich sehe, dass ich das Essen in der letzten Woche wieder extrem minimiert habe und wie viel Sport ich gemacht habe, aber trotzdem zugenommen habe, bekomme ich die Krise. Wie soll ich da jemals glücklich werden? Denn wenn ich jetzt einen Job anfange, kann ich nicht mehr so viel Sport machen. Das heißt, ich könnte dann theoretisch noch weniger essen als hier. Und hier esse ich nie wirklich so, dass ich satt bin. Klar tut mir oft der Magen weh und ich höre deshalb auf beziehungsweise habe ich dann auch nicht mehr das Verlangen und rede mir ein, ich wäre satt. Aber wenn ich ehrlich bin, bin ich es selten. Das macht mir

*unheimliche Angst, weil ich keinen Weg sehe, wie es sich
bessern kann und ich die Krankheit endlich loswerde.*

Essen brachte mich zur Verzweiflung. Und wenn ich heute auf
diesen Klinikaufenthalt zurückschaue, muss ich zwei Dinge resü-
mieren. Essen war ein Kampf, auch untereinander. Darum, wer
sich am wenigsten auf den Teller packte. Jeder sagte dem anderen, wie toll es sei, dass er sich traute, das Stück Restpizza vom
Mittag zu essen. »Du bist auf einem guten Weg!« Doch zugleich
blitzten Gedanken auf wie: Wie kann sie nur dieses Pizzastück
essen?, oder: Die isst so viel Salat, die hat sich ja überhaupt nicht
unter Kontrolle.

Neben dem guten Wissen, welches das Personal sich bemühte,
an uns heranzutragen, habe ich jede Menge Blödsinn von meinen
Mitpatienten gelernt. Leider habe ich später genau diesen Blödsinn mehr angewendet als das gute Wissen. Das lag selbstverständlich an meiner Einstellung, und wenn ich mir heute Briefe
und Tagebucheinträge aus der Zeit dieses Klinikaufenthalts anschaue, muss ich mir eingestehen, dass ich mit völlig falschen
Voraussetzungen an das »Essen lernen« herangegangen bin.
Ich wollte um nichts auf der Welt zunehmen. Ein Grund mehr,
weshalb ich mir eher die schlechten als die guten Tipps merkte.
Zum Beispiel, in welcher Reihenfolge ich was essen muss, um
anschließend besser kotzen zu können. Es hat mich natürlich
niemand gezwungen, dieses Wissen später anzuwenden, aber ich
habe es getan. Neben vielen anderen Dingen habe ich gelernt,
dass man mit viel Wasser trinken nicht nur beim Wiegen tricksen, sondern auch das Hungergefühl überlisten kann. Für mich
stand das Tricksen wegen zu starken Untergewichts in der Klinik
allerdings nicht an erster Stelle, denn ich war unter den Magersüchtigen eine der »Dicken«. Außerdem half mir das Trinken

nicht, meine Hungergefühle zu unterdrücken. Ein Grund dafür war, dass ich viel zu wenig trank, weil ich selbst das Gefühl von zu viel Wasser im Bauch nicht ertragen konnte.

Nach dem Klinikaufenthalt versuchte ich zumindest, ein normales Essverhalten zu entwickeln. Ich orientierte mich daran, was ich in der Klinik zu mir genommen hatte. Ich ging einkaufen, habe allerdings Stunden gebraucht, um mich für drei Lebensmittel zu entscheiden, was mir nicht einmal bewusst war. Erst wenn mich meine Freundin fragte, wo ich denn stundenlang gewesen sei, fiel mir dies auf. Genau das war für mich alles andere als einfach. In der Klinik hatte ich die Entscheidung, zu essen oder nicht zu essen, abgegeben und befand mich gefühlt in einem Raum der Toleranz. Eine Autoritätsperson erlaubte mir – beziehungsweise erwartete von mir – zu essen, also aß ich. Außerdem musste ich mich um nichts kümmern und auch das erleichterte es mir, mich darauf einzulassen. Zurück im Alltag, musste ich mir plötzlich wieder selbst erlauben, zu essen, und vor allem selbst entscheiden, was ich mir erlaubte. Das ging nur eine begrenzte Zeit gut, dann war ich abermals völlig überfordert.

Hinzu kam, dass ich nach wie vor ein großes Problem damit hatte, vor anderen zu essen. Vor anderen Essgestörten in der Klinik war es mir relativ egal gewesen, auch wenn hier ebenfalls jeder auf den Teller des anderen schielte. Bei meiner Freundin konnte ich das Gefühl, dass sie mich kontrollierte, jedoch nicht ertragen. Vermutlich war es noch nicht einmal so, aber ich empfand es so. Die Essstörung diente dazu, mir ein Stück der verloren geglaubten Kontrolle zurückzugeben und allein die Anwesenheit meiner Freundin gab mir das Gefühl, dass ich abermals nichts allein kontrollieren konnte. Ich zog bald nach dem zweiten Klinikaufenthalt in meine erste eigene Wohnung und erschuf mir damit die Möglichkeit, mein Essverhalten weiterhin zu verschleiern.

Is(s) was?!

Essgestörte beschäftigt Essen nicht nur als Akt der Nahrungsaufnahme, es ist wie mit dem »Schlaraffenland«, jedoch unter umgekehrtem Vorzeichen. Essen dominiert das Denken und strukturiert damit das gesamte Leben.

Ich erinnere mich an Situationen im Supermarkt, in denen ich Leute anstarrte, weil ich es widerwärtig fand, was sie alles in ihren Korb stapelten. Und ich bin vor Scham im Boden versunken, wenn diese Leute mitbekamen, dass ich sie fixierte. Die Gefühle von Scham und Ekel waren in Bezug auf Nahrung für mich eine permanente Emotionskombi.

Genauso geschämt habe ich mich, wenn ich mich dabei ertappt fühlte, wie ich stundenlang vor den Quark- und Joghurtregalen herumlungerte. Ich musste jedes Etikett lesen, um das Produkt mit den wenigsten Kalorien und ohne Zucker ausfindig zu machen. Am Ende habe ich doch wieder zum Magerquark mit gar nichts drin gegriffen.

Das ist eine Komponente dieser alles bestimmenden Dominanz. Die andere Komponente ist, dass ich mich als Essgestörte täglich von morgens bis abends gedanklich mit dem Thema Essen beschäftigte. Dadurch hatte ich nie das Gefühl, wie alle anderen um mich herum, dass ich wenig oder gar nicht aß. Im Gegenteil.

Ein Element des Essgestörten-Gedankenkarussells ist das Nährwerterechnen. Ich war ein wandelnder Kalorienrechner. Und ich habe nicht nur die Kalorien zusammengezählt, die ich selbst zu mir nahm oder nicht zu mir nahm, sondern auch die aller anderen. Damit habe ich die Kalorien, die ich tatsächlich verzehrte, in meinem Kopf tausendfach multipliziert und am Ende nicht mehr unterscheiden können, welches die Kalorien auf meinem und die auf anderen Tellern waren. Somit hatte ich ständig das Gefühl, viel zu viel gegessen zu haben. Auch wenn ich objektiv wusste, dass eine Dose Erbsen und Möhren (natürlich nur die ohne Zucker) oder eine Miniportion Salat (auch hier ohne Zusätze) nicht mal annähernd meinen Tagesbedarf an Kalorien deckten.

Nachdem ich die WG mit meiner Freundin verlassen hatte und allein wohnte, habe ich die Essstörung immer weiter auf die Spitze getrieben. Nach der kurzen Versuchsphase habe ich mich circa fünf Jahre folgendermaßen ernährt: ein Apfel, eine Scheibe Light-Käse und an drei Tagen die Woche zusätzlich eine Handvoll Erdnüsse (also nicht mal 20 g, eine 150-g-Tüte reichte damit 2 Wochen). Das war lange Jahre meiner Essstörung meine fast tägliche Ration. Durch die einseitige Ernährung hatte ich viele Mangelerscheinungen wie beispielsweise brüchige und fleckige Fingernägel und schlechte Blutwerte. Und auch wenn es mir heute unendlich langweilig erscheint, damals gab mir die Eintönigkeit Sicherheit. Außerdem aß ich immer zur selben Zeit. Bis circa 16 Uhr schleppte ich mich durch den Tag, erst dann aß ich etwas. Ich hatte Angst, dass, wenn ich bereits morgens etwas aß, ich es dann nicht den ganzen Tag ohne weiteres Essen aushalten würde.

Erdnüsse hatten in meinen Augen natürlich viel zu viele Kalorien, aber sie lieferten schnell die Energie, die mir hinten und vorn fehlte. Ich habe sie mir aber nur an den drei Tagen erlaubt, an denen ich schwimmen war. Außerdem habe ich sie im Briefkasten aufbewahrt, damit ich nicht in Versuchung kam, mehr zu essen als nur eine Handvoll. Später gab es manchmal auch eine gedünstete Zucchini mit Thunfisch, ein Stück Putenbrust, eine Dose Erbsen und Möhren ohne Zucker oder ein kleines Schälchen Salat, etwa von der Größe einer Müslischale. Und selbstverständlich gab es diesen Salat ohne schmackhafte Ergänzungen wie Öl, Ei, Feta, Mozzarella oder hochkalorischen Gemüsesorten wie Avocado. Mein Salat bestand aus etwas Blattsalat, Gurke und Tomate. Wenn ich gut gelaunt war, gönnte ich meinem Salat einen Teelöffel Mais. Aber das kam so gut wie nie vor, denn Dosenmais hatte in meinen Augen nicht nur viele Kalorien, sondern enthielt zudem oft eine Zutat, vor der ich bis heute Respekt habe: Zucker.

Auch wenn ich heute wieder Zucker essen kann, ohne danach in Panik zu verfallen und mir das Essen für drei Wochen zu verbieten, achte ich nach wie vor genau darauf, keine oder zumindest wenig Lebensmittel mit zugesetztem Zucker zu mir zu nehmen. Das ist an sich nicht verwerflich. In dem Wahn, in dem ich es betrieben habe, allerdings schon. Genauso ist es mit Kohlenhydraten. Noch heute verdreht mein Freund die Augen, wenn er mich fragt: »Und, was wollen wir heute Abend essen?« Und die Standardantwort bekommt, die wie ein Automatismus aus mir herausflutscht: »Etwas ohne Kohlenhydrate.«

Inzwischen esse ich sogar wochentags Kohlenhydrate und das ist ein großer Fortschritt, denn als ich wieder etwas mehr zu essen begann, gab es einige Jahre lang höchstens am Wochenende mal Kohlenhydrate. Sonst ernährte ich mich weiterhin hauptsächlich von Gemüse, Obst und in meinen Augen unverfänglichen Lebensmitteln wie Fisch und magerem Fleisch.

Die Angst vor bestimmten Lebensmitteln hielt lange an und hatte eigenartige Auswüchse. So habe ich lange Zeit keine Bananen gegessen. Sogar Möhren, zumindest gekochte, standen auf der

No-go-Liste. Weil ich aufgeschnappt hatte, dass Möhren ihren Zuckergehalt erst beim Erhitzen so richtig ausschütten. Dass es Zuckerarten gibt, die man nicht grundsätzlich verteufeln muss, kam mir nicht zwischen die Hirnlappen. Zucker war Zucker und damit verboten. Interessant finde ich allerdings, dass ich diese Panik vor Zucker bei einem Apfel ausschalten konnte. Denn ein Apfel gehörte schließlich lange Zeit zu meiner täglichen Ration. Hier zeigt sich deutlich, wie kurios und unterschiedlich Essstörungen ausgeprägt sind und dass sie absolut nichts Logisches oder objektiv Nachvollziehbares haben. Eine magersüchtige Freundin aus der Klinik aß zum Beispiel immer Kartoffeln und Tomaten. Kartoffeln waren für mich aufgrund der Kohlenhydrate wiederum undenkbar, sie hatten in meinen Augen viel zu viele Kalorien. Auch dieses Denken habe ich erst vor nicht allzu langer Zeit abgelegt.

Bei Erdnüssen und Äpfeln machte ich jedoch eine Ausnahme, denn auch die haben Kohlenhydrate, teilweise sogar mehr als Kartoffeln. Eigene Regel gebrochen. Das zeigt, dass jeder Essgestörte im Laufe seiner Erkrankung Essgewohnheiten ausprägt, von denen er nur schwer wieder abweichen kann. Denn sie haben sich bewährt. Sie machen also keine Angst. Etwas Neues zu probieren, auch wenn es nicht mehr Kalorien hat, wäre ein großes Wagnis. Das sind Essgestörte nicht bereit einzugehen, es würde ihnen die benötigte Kontrolle entziehen.

Hin und wieder schwappt die Angst vor bestimmten Lebensmitteln heute noch hoch. Auch wenn das nicht nach Fortschritt klingt, gibt es den für mich. Wenn ich die oben beschriebenen Portionen und Tagesrationen bedenke, die ich in meiner schlimmsten Zeit zu mir nahm, und die Portionen, die ich vor einigen Jahren zu essen begann, ist das ein enormer Unterschied. Früher war ich nie satt. In den letzten Jahren habe ich begriffen, dass ich von etwas größeren Portionen, die satt machen, nicht gleich aus dem Leim gehe und sich auch die Welt immer noch weiterdreht. Ich habe gelernt, dass ich kein schlechter Mensch bin, nur weil ich Lust am Essen habe und dies inzwischen sogar richtig genießen kann. Heute esse ich mehrmals am Tag. Vor einiger Zeit noch unvorstellbar für mich. Denn selbst wenn ich lange Jahre meiner Essstörung fast jeden Tag etwas aß, war es eben doch nicht durchgängig jeden Tag und verschwindend gering.

Unterbrochen habe ich meine Miniportionen mit als »Fastenwochen« getarnter Nahrungsverweigerung. Das war so: Immer dann, wenn es zu außerordentlichen (Ess-)Situationen kam, wie beispielsweise einer Party, einem Treffen mit Freunden oder Familie oder ich am Wochenende in meinen Lieblingsklub gehen wollte, aß ich vorher tagelang nichts und wenn mich jemand, der nicht von meiner Krankheit wusste, fragte, warum ich nichts aß, behauptete ich zu fasten. Die »Fastenwochen« hatten natürlich einen Grund: Um auf Partys und anderen Zusammenkünften auch mal was »Tolles« wie eine Scheibe Brot oder Chips essen zu können, habe ich dafür ein paar Tage vorher nichts gegessen. Ein paar Tage danach selbstverständlich auch nicht. An diesen von mir sogenannten Fastentagen habe ich täglich nur eine Tasse Gemüsebrühe mit einem Löffel Tomatenmark zu mir genommen. Und weil das alles allein bei mir zu Hause stattfand, war für mein Umfeld lange Zeit vor meiner Genesung nicht eindeutig erkennbar, wie stark ich mit meiner Essstörung verstrickt war.

Wenn ich einen Jieper auf Süßes hatte und nicht auf einer Party oder Ähnlichem in Versuchung gebracht wurde, sondern allein zu Hause war, habe ich mich in den letzten Jahren meiner Ess-

störung mit folgendem Ersatz abgespeist: Ich rührte einen Teelöffel Margarine (ich habe immer die mit den wenigsten Kalorien
gekauft), einen Teelöffel Honig und ein bis zwei Teelöffel Kakao
zusammen. Das musste reichen. Und weil Margarine und Honig
ebenso unerlaubte Lebensmittel waren, »gönnte« ich mir das nur
in absoluten Ausnahmesituationen und bestrafte mich dafür im
Umkehrschluss mit dem Ausfall meiner eigentlichen Tagesration oder zusätzlichem Sport. Als ob das etwas ausgemacht hätte.
Aber ich war damals felsenfest davon überzeugt, dass dieser und
andere Ausrutscher enorme Folgen haben. Wenn ich mir im Gegensatz dazu anschaue, was ich mir jetzt zusätzlich zu den Mahlzeiten hin und wieder gönne, ist das lächerlich. Aber sogar heute
staune ich noch, dass ich die Auswirkungen eines genussreichen
Tages nicht sofort sehe. Mein Unterbewusstsein geht nach wie
vor davon aus, dass einmaliger Genuss verheerende Folgen hat.

Bitte nicht füttern!

Was mich nach dem zweiten Klinikbesuch leider immer mal
wieder heimsuchte, waren Kotzanfälle. Immerhin wusste ich ja
nach der Klinik, wie ich es anzustellen hatte. Ich spreche nicht
von bulimischen Einbrüchen, sondern von Brechanfällen, denn
Bulimie bedeutet per Definition ein durch übermäßige Nahrungsaufnahme herbeigeführtes Erbrechen. Und selbst wenn
in meiner damaligen Wahrnehmung eine exzessive Nahrungszufuhr stattfand, hat es aus heutiger Sicht niemals ein Übermaß
gegeben. Die Kotzeritis aktivierte ich deshalb, weil die Mangelernährung zunehmend dazu führte, dass ich mich wieder mit
durchgehendem Heißhunger herumschlug. Es war wahnsinnig
kräftezehrend, mich gegen die Verlockungen außerhalb meiner
vier Wände zu wehren. Wenn es mir mal nicht gelang und ich

einen von mir so benannten »Essflash« bekam, war das Gefühl, dieses Essen im Bauch zu haben, noch viel unerträglicher. Ich werde hier nicht erzählen, in welcher Reihenfolge ich was gegessen habe und was die »geheimen Zutaten« waren, denn dieses Buch soll keine Anleitung sein. Ich verrate nur so viel: Was ich als »Essflash« bezeichnete, hatte nichts mit den Mengen zu tun, die ein Bulimiker zu sich nimmt. Und das hatte zwei Gründe: Erstens übte mein schlechtes Gewissen oder das von mir so betitelte »Kaloriengewissen« oder »Körpergewissen« sogar während solcher »Aussetzer« einen enormen Druck aus. Zweitens war mein Magen größere Mengen gar nicht mehr gewohnt. Es reichten schon eine halbe Tafel Schokolade und drei Handvoll Chips, und ich bekam solche Schmerzen, dass es einfach wieder herausmusste.

Letztlich wurde ich aber nicht zur Bulimikerin. Denn es fiel mir trotz der Tipps wahnsinnig schwer, mich zu übergeben. Nicht etwa den Finger in den Hals zu stecken, sondern der Kraftakt, der darauf folgt. Ich würgte wie eine Blöde und hatte den Eindruck, dass kaum etwas herauskam. Aus heutiger Sicht kein Wunder, denn es war ja auch kaum etwas drin. Der Kosten-Nutzen-Faktor erschien mir jedenfalls zu gering. Ich bin unheimlich dankbar dafür, dass ich nicht noch mit bulimischen Schüben kämpfen musste oder mit einer neuen Ausrichtung der Essstörung.

Nach dem Kotzen war ich zwar irgendwie erleichtert, weil dieses drückende, schmerzende Gefühl im Bauch weg war. Dafür war ich aber sehr erschöpft und der Druckabfall, von dem mir Bulimikerinnen erzählt hatten, setzte bei mir nicht ein. Eher ging der Druck in Form von unkontrollierbaren Emotionen und Gedanken erst richtig los.

Die körperliche Anstrengung beim und nach dem Erbrechen zeigte sich so: Meine Augen tränten, ich zitterte und fror. Einmal bin ich sogar ohnmächtig geworden. Das hat mir dann doch etwas Angst eingejagt und ich habe es niemandem erzählt. Die Gedanken waren jedoch viel schlimmer. Den Finger in den Hals stecken zu müssen, gab mir das Gefühl, mich nicht unter Kontrolle zu haben. Ich empfand es als Schwäche, wenn ich den Verlockungen nicht widerstehen konnte, sie dann nicht in mir ertrug und mich deshalb übergeben musste. Das heißt nicht, dass ich Bulimiker oder diese Art der Essstörung diskreditiere. Ich verachtete nur mich selbst. Und da ich mich in den schlimmen Zeiten meiner Essstörung schon an genügend anderen Stellen verabscheute und dafür niedermachte, mussten es nicht auch noch derartige Aktionen sein. Ich ließ das Kotzen sein.

Die Hilfsmittel, die ich mir stattdessen suchte, um dem unerträglichen Gefühl kleinster Mengen Essen im Bauch entgegenzuwirken, sind keineswegs feierlicher. Ich habe begonnen, nach jeder außerplanmäßigen Nahrungsaufnahme Abführmittel zu nehmen. Zwischenzeitlich bestellte ich mir zudem sogar Gewichtsreduktionspillen aus Indien. Scheußlich teuer und scheußlicher Blödsinn. Im besten Fall waren sie nicht wirksam. Im schlimmsten waren sie für eine mangelernährte und geschwächte Person wie mich sogar gefährlich. Das war mir zu diesem Zeitpunkt jedoch egal. Ich konnte Essen in mir nicht aushalten, denn ich ertrug meinen Körper ja schon mit leerem Magen nicht.

Wenn ich heute auf den Verlauf meiner Essstörung schaue, wurde die Nahrungsaufnahme mit den Jahren weniger anstatt mehr. Zwar gab es in der zweiten Hälfte nicht mehr diese krassen Hunger-Essens-Phasen, aber ich minimierte das, was ich aß, auf die nur in Ausnahmefällen unterbrochene, beschriebene Tagesration. Für mich fühlte sich die Essstörung dadurch erträglicher an, was sicherlich neben vielen anderen Gründen dazu führte, dass ich so lange nicht bereit war, sie aufzugeben.

In den letzten zwei, drei Jahren vor dem Beginn meiner Genesung veränderte sich zum Glück auch mein Verhältnis zum Thema Essen in Gesellschaft wieder. Während ich mich zu Beginn meiner Essstörung und auch lange Zeit danach von allen Treffen, die mit Essen zu tun hatten, zurückzog oder stur gar nichts aß, ließ ich das Essen mit Freunden, Familie oder Bekanntschaften später als Ausnahmesituationen zu. Die »Ausnahmezustände« bedeuteten, dass ich nicht nur wieder dabei war, sondern sogar hin und wieder am gemeinsamen Essen teilnahm. Das hatte den Vorteil, dass ich mich nicht mehr für meine Essstörung rechtfertigen musste, und das Gefühl, dass jeder darauf starrte, was und wie viel ich aß, war ebenfalls verschwunden. Das erleichterte mir ein Zusammensein mit anderen trotz Essen. Dass ich in diesen mir genehmigten »Ausnahmezuständen« hin und wieder etwas aß, hatte neben dem Umstand, dass keiner wissen sollte, wie sehr ich noch an der Essstörung hing, einen weiteren Grund: Es fühlte sich inzwischen ein bisschen wie damals während der Klinikaufenthalte an. Ich gab die Verantwortung an die anderen ab und billigte das, was ich mir allein nie erlaubte. Dass ich wegen der »Ausnahmesituationen« danach unter Umständen drei Tage wieder nichts aß, wussten sie nicht.

Ähnlich verhielt es sich beim Alkoholkonsum. Ich trank lange Zeit während meiner Essstörung keinen Alkohol, weil er zu viele Kalorien hat. Kakao und Saft waren auch nicht drin. Limonade schon gar nicht. Wasser, Tee und Kaffee waren okay.

Auf Partys und mit Freunden genehmigte ich mir später allerdings den bislang verweigerten Alkohol. Nicht nur, weil es mir den Stock aus dem Arsch zog, sondern mir darüber hinaus etwas

Erleichterung und Freiheit verschaffte. Die geistige Umnebelung, die durch den Alkohol einsetzte, brachte mit sich, dass ich mir zumindest in dem Augenblick nicht so viele Gedanken um Kalorien und meine Figur machte. Das bedeutete allerdings auch, dass ich dem Essen zugeneigter war. Das führte leider im Nachgang oft dazu, dass ich mich dafür wiederum bestrafte, weshalb ich alleine (fast) nie Alkohol trank.

Mehr ist manchmal weniger

Was zu meinem Leben als Essgestörte dazugehörte, wie für andere ihr täglich Brot, waren Rezepte und Kochsendungen. Die habe ich regelmäßig und in Massen konsumiert. Ich war geradewegs süchtig danach wie Junkies nach Heroin. Die Rezepte retteten mich über schwere Stunden des Verzichts.

Denn Rezepte und Kochsendungen waren eine Art Ersatzbefriedigung und gleichzeitig ein Triumph. Wenn ich mir anschaute, was da für Kalorien über die Bildschirme flimmerten und dass ich diesen Verlockungen widerstehen konnte, empfand ich Überlegenheit. Ich muss dazu sagen, dass diese absurden Siege damals die einzige Grundlage meiner Selbstachtung waren. Kein Wunder, dass mein Selbstbewusstsein sehr labil und kaum existent war.

Ich habe dabei nie systematisch nach Rezepten oder Kochsendungen gesucht, ich habe einfach nur »gesuchtet«. Ich war Stammkunde bei chefkoch.de, treue Zuschauerin von »Das perfekte Dinner« und Co. Ich weiß nicht, wie viele Bilder von Gerichten ich mir pro Tag reingezogen habe, aber an schlimmen Tagen waren es eine Menge. Im Übrigen trug auch das Konsumieren von Rezepten und Kochsendungen dazu bei, dass ich ständig das Gefühl hatte, Massen vertilgt zu haben. Was allerdings das durch den Triumph des Widerstandes aufgebaute Selbstbewusstsein sofort im Keim erstickte. Denn allein das Gefühl, viel verspeist zu haben, bedeutete damals eine extreme Niederlage für mich.

Schmatzen, der Soundtrack meines Lebens

Essstörung – so sagt das Wort bereits – bedeutet ein gestörtes Verhältnis zum Essen. Das beinhaltet für mich nicht nur essen, nicht essen oder zu viel essen, sondern auch, dass ich zum Akt des Essens ein Missverhältnis entwickelte. Darunter schließe ich eine gestörte Verbindung zu den Empfindungen und Rahmenbedingungen ein, die mit Essen zu tun haben. Ich beziehe mich da auf das Thema Sauberkeit beim Essen, beim Kochen und in der Küche, aber auch auf Essgeräusche.

So entwickelte ich im Laufe meiner Essstörung nicht nur eine Abneigung gegen das selber Essen, sondern gegen die Tätigkeit des Essens allgemein. Alles, was nur ansatzweise mit Essen oder Nahrung zu tun hatte, löste Stress in mir aus. Alles stellte eine Bedrohung dar. Das Essen, die Küche und die Personen, die aßen. Der schmatzt, der kaut komisch, dem fällt das Essen fast wieder aus dem Mund, die schlingt, der spreizt den Finger ab, der stochert, der macht komische Sachen auf sein Brötchen, die verschmiert das Marmeladenglas, der bohrt Krater in die Margarine, ich könnte die Liste endlos fortsetzen. Solche üblichen, individuellen Feinheiten des Essverhaltens haben mich in einen Gefühlszustand versetzt, den sich keiner ausmalen kann. Den ich mir selbst nicht vorstellen konnte und worüber ich heute auch nur fassungslos den Kopf schüttle. Ich war innerlich aufgebracht.

Ich möchte ein paar Situationen schildern, die die Absurdität meiner Empfindungen verdeutlichen. Denn während für mich in vielen Momenten schier die Welt zusammenbrach, bekam mein Umfeld wahrscheinlich nichts davon mit. Denn eines konnte ich ab einem gewissen Zeitpunkt sehr gut: mich verstellen. Und doch gab es Situationen, in denen es mir nicht mehr gelang, weil mich einfach alles überforderte und ich kleinste Dinge als persönlichen Angriff empfand. Heute kann ich mir oft ein Lachen nicht verkneifen, wenn ich mir diese Momente vor Augen führe.

Mir ist bewusst, dass andere vermutlich nicht darüber lachen können oder sich fragen, was ich daran lustig finde. Ich möchte diese Situationen dennoch oder gerade deshalb schildern, weil sie offenlegen, wie abstrus sich meine Gedankengänge und Gefühlswelt im Laufe meiner Essstörung entwickelten. Von Toleranz, ein Auge zudrücken und Zuneigung hin zu Überforderung und Ekel gegenüber Personen, die ich liebte, und Situationen, die ich vorher nie als störend empfunden hatte. Ich konnte über bestimmte Dinge nicht mehr hinwegsehen. Was Schmatzen und unappetitliches Essen betrifft, gibt es nicht nur Essgestörte, die damit ein Problem haben. Ich zumindest habe dazu schon diverse Debatten mit unterschiedlichsten Leuten geführt.

Ich erinnere mich noch gut an eine Situation, in der mein geliebter Opa plötzlich nicht mehr nur Gefühle von Zuneigung in mir auslöste. Ich war zu Besuch bei meinen Großeltern. Es war Kaffeezeit. Ob meine Großeltern bereits von meiner Essstörung wussten, weiß ich nicht mehr. Wir saßen am Tisch und alle außer mir aßen Zuckerkuchen. Mein Opa, der seit seinem ersten Schlaganfall halbseitig gelähmt und deshalb, seit ich denken kann, in seinen Bewegungsabläufen eingeschränkt war, hantierte an dem Kuchenstück herum und verspeiste es genüsslich.

Das war schon keine leichte Angelegenheit mehr für mich, aber noch ertragbar. Als er dann allerdings den heruntergefallenen Zucker mit dem zuvor angeleckten Finger aufsammelte und diesen nicht, wie von mir erwartet, in den Mund steckte, sondern den Zucker auf die übrig gebliebenen Kuchenstücke bröselte, war ich völlig durcheinander. Jeder andere hätte es mitunter nicht einmal bemerkt oder etwas gesagt, wenn ihm diese Handlung zuwider gewesen wäre. Ich jedoch war wie gelähmt. Die Situation überforderte mich. Heute würde ich einfach sagen: »Och Opa, den isst jetzt aber du.« Damals konnte ich nur die Augen und Ohren verschließen. Ich muss dazu sagen, dass ich mir zu dieser Zeit ohnehin fast immer die Ohren zuhielt, wenn jemand anderes etwas aß und ich notgedrungen dabei sein musste. Ich konnte Essgeräusche einfach nicht ertragen. Es war, als hätte ich einen Verstärker für diese Geräusche im Ohr. Vergleichbar mit den von außen nicht hörbaren Herztönen eines Kindes, die aber über das Ultraschallgerät empfangen werden können und dann extrem laut wirken.

Eine andere Begebenheit passierte beim Mittagessen, ebenfalls bei meinen Großeltern. Warum mir diese Dinge immer dort widerfuhren, ist einfach erklärt. Auch wenn sie inzwischen über meine Essstörung Bescheid wussten, riss ich mich bei ihnen zusammen. Was nicht zwangsläufig bedeutete, dass ich mit ihnen aß, aber ich habe immerhin mit am Tisch gesessen. Und das kostete mich übermenschliche Kräfte. In meinem Alltag entzog ich mich solchen Situationen, wann immer es ging. Meine Großeltern wollte ich jedoch nicht vor den Kopf stoßen.

Auf Tischmanieren wurde bei meinen Großeltern weniger geachtet. Essen war Nahrungsaufnahme und es wurde gematscht, gepanscht und geschmatzt. Nur hatte es mich früher nie gestört, nun war es grauenvoll. Mir war zum Heulen zumute. Natürlich verkniff ich mir das, weil ich Angst hatte, dass niemand versteht, weshalb ich urplötzlich am Tisch anfange zu weinen.

Wir saßen alle am Mittagstisch. Alle aßen, außer mir. Der Anblick meiner essenden Familie und die dazugehörige Geräuschkulisse waren plötzlich too much für mich. Ich empfand die Situation als persönlichen Angriff und sprang wutentbrannt auf. Ich war entrüstet, wie »die« sich so verhalten können, wo sie doch wussten, dass mich das total störte. Was natürlich völliger Blödsinn war, da niemand wusste, wie sehr mich Essgeräusche in Rage versetzten. Denn ich habe nie darüber gesprochen, weil ich niemanden verletzen wollte. Und unterbewusst war mir wahrscheinlich klar, dass ich überreagierte. Auf jeden Fall sprang ich ziemlich heftig vom Tisch auf und verließ die Küche. Ich will mir gar nicht vorstellen, was meine Familie dachte und wie sie geschaut haben. Ich schob nur meinen eigenen Film. Und der hieß: Bloß weg hier! Ich verzog mich ins Wohnzimmer. Und während ich in einem Sessel hockend versuchte, meine in Wallung geratenen Gefühle unter Kontrolle zu kriegen, begann die von mir heißgeliebte Katze zu fressen und zu schmatzen. Wenn ich heute an dieses Erlebnis denke, muss ich lachen, einfach absurd. Damals jedoch schossen mir die Tränen in die Augen und ich heulte mir den Frust laut auf die schmatzende Bagage schimpfend von der Seele. Meine Empfindung war: Alle sind gegen mich, keiner versteht mich! Nicht einmal die Katze hat Respekt.

Neben den Essgeräuschen war ein großes Thema für mich, wie gegessen wird. Damit meine ich Ort und Atmosphäre. Noch heute esse ich ungern im Stehen, im Laufen oder Zwischendurch. Als ich anfing, wieder etwas mehr zu essen, war das ein No-Go. Ich musste mich hinsetzen können und ganz viel Zeit haben, um mich auf die Esssituation einzulassen. Das bedeutete auch, dass ich beispielsweise bei der Arbeit nie etwas gegessen habe. Und wenn, dann nur, wenn niemand anderes im Raum war. Einen langen und stressigen Arbeitstag ohne Nahrung zu überstehen, zumal ich anfangs nicht gefrühstückt habe, war ein echter Kraftakt.

Das führte bei meiner Genesung zunächst dazu, dass ich oft nur abends etwas aß. Dadurch war zwar eine gewisse Regelmäßigkeit gegeben, aber es war ein langer Weg, auf dem ich nicht selten aufgeben wollte. Denn den ganzen Tag nichts essen, um dann abends eine kleine Portion zu essen, war keine gute Idee. Natürlich lag mir das Abendessen schwer im Magen, ich hatte Schmerzen und einen sehr unruhigen Schlaf.

Wichtig war mir ebenfalls die Umgebung, in der ich aß. Bevor ich irgendwo etwas zu mir nahm, aß ich lieber nichts. Selbst heute ist es noch so, dass ich nicht in einem Restaurant oder Ähnlichem essen kann, wo ich nicht an meine eigene Küche oder mein eigenes Wohnzimmer erinnert werde. Ich meine natürlich nicht eins zu eins, sondern das Gefühl von Behaglichkeit. Noch im letzten Urlaub war es so, dass mein Partner ewig mit mir durch die Gegend laufen musste, ehe mir ein Restaurant zusagte. Immerhin haben wir dadurch ganz besondere Lokale gefunden und das hat seinen Gram über meine Ansprüche wieder wettgemacht.

Meine Sensibilität stellte während der Genesung oft ein Problem dar, denn ich war häufig frustriert über mich selbst. Heute nehme ich es mit Fassung. Dann dauert es eben mal etwas länger, aber ich gebe nicht mehr auf und esse aus Frust nichts. Nein, heute bekomme ich sogar Anflüge schlechter Laune, wenn ich Hunger habe. Und so etwas wie Futterneid habe ich zu meinem eigenen Erstaunen noch mal neu kennengelernt.

Ordnung hilft, wenn innen alles durcheinander ist

Wie die Geräusche und die Umgebung spielten auch Sauberkeit und Ordnung eine große Rolle. In meiner Küche war es immer ordentlich. Das war keine Herausforderung, da kaum gekocht wurde. Aber selbst wenn mal etwas zubereitet wurde, musste sofort danach aufgeräumt werden. So, als wenn ich Spuren beseitigen müsste. Ja, der Feind musste schnellstens vertrieben werden. Und wenn ich bei anderen war und die Küche wie ein Schlachtfeld aussah, ertrug ich das ebenfalls nicht. Dann war oft ich diejenige, die aufräumte, um die in meinen Augen völlige Katastrophe zu beseitigen.

Noch heute brauche ich in der Küche Sauberkeit beziehungsweise Ordnung. Es ist aber bei Weitem nicht mehr so, dass die Küche aussehen muss wie geleckt. Wenn ein Spritzer auf dem Herd ist, kann ich das übersehen. Selbst wenn nach Tagen weitere Flecken hinzukommen. Früher war das unvorstellbar. Wenn heute drei Tage lang ein Brett mit Krümeln und Messern herumsteht, kann ich das aushalten. Doch irgendwann packt es mich und ich muss aufräumen. Früher musste ich sofort alle deutlichen Anzeichen von Essen beseitigen.

Ich vermute aber, dass es nicht nur Essgestörten so ergeht. Letztlich sind Ordnung und Sauberkeit Vorlieben. Es gibt eben ordnungsliebende wie chaotische Menschen.

Der Unterschied von damals zu heute liegt bei den Gedanken. Der Ordnungsliebende räumt das Brett weg, weil er die Ordnung liebt. Ich entfernte das Brett, weil ich es aufgeräumt mag und weil ich Anzeichen von Essen beseitigen wollte, da es mich sonst unruhig machte.

Ich war schon immer ordnungsliebend, aber zu Zeiten meiner Essstörung nahm das seltsame bis zwanghafte Züge an. Das hatte neben dem Wunsch, jegliches Essen oder damit verbundene Utensilien zu verbannen, einen weiteren Grund: Kontrolle. Und das meint nicht nur die Kontrolle über das Essen an sich. Nein, jeder Teller, jede Schüssel und jedes Lebensmittel hatte seinen festen Platz. Damit verschaffte ich mir ein Gefühl der Ordnung, das mir bei meinen Emotionen fehlte.

Zu Zeiten meiner Essstörung war es so, dass mich das bloße Vorhandensein von Nahrungsmitteln nervös machte. Ich hatte deshalb nie viele Lebensmittel im Haus. Auch, um nicht in einem vermeintlich schwachen Moment alles aufzuessen. Das bedeutete aber im Umkehrschluss, dass ich fast jeden Tag einkaufen gehen musste (zumindest später, als ich begann, wenigstens täglich eine Kleinigkeit zu essen) und mich damit jeden Tag erneut dem aussetzte, vor dem ich mich so fürchtete. Supermärkte bedeuteten für mich reine Überforderung. Dass es Stunden dauern konnte, bis ich mich mit meinem Gewissen auf drei relativ unverfängliche Lebensmittel geeinigt hatte, war mit ein Grund, warum ich immer das Gleiche aß. Das minimierte meine Zeit im Supermarkt und damit auch den Stress.

My risk, my pain

Als ich begann, wieder mehr als nur einen Apfel und eine Scheibe Light-Käse am Tag zu essen, bedeutete dies emotional und körperlich Schwerstarbeit für mich. Ich litt unter starken Schmerzen und Luftnot. Der Grund war, dass mir der durch die Nahrungsaufnahme plötzlich aufblähende Bauch die Luft abdrückte. Mit einem Blähbauch hatte ich zwar auch während meiner Essstörung schon zu kämpfen, aber mit vermehrter Nahrung wurde auch der Blähbauch größer. So groß, dass er sogar anderen auffiel. Es gab eine Situation im Schwimmbad, in der mich eine Schwangere fragte, wann es denn bei mir so weit sei. Auch wenn diese Begegnung übergriffig erscheinen mag, finde ich sie heute irgendwie lustig. Damals war es ein Schock für mich. Ich konnte gar nicht antworten, sondern bin einfach nur geflüchtet.

Lediglich die Tatsache, dass ich mir die körperlichen Reaktionen auf das Essen logisch erklären konnte – der Magen war kein Essen mehr gewohnt und konnte nicht mehr damit umgehen –, war mir eine Hilfe. Und trotzdem führten die Schmerzen und Begleiterscheinungen oft dazu, dass ich einfach aufgeben wollte. Die Angst zuzunehmen kam hinzu. Und das verschwundene Sättigungsgefühl. Ich fühlte mich zwar nach bereits wenigen Bissen voll, aber die zufriedenstellende Empfindung, satt zu sein, hatte ich verlernt. Ich hätte immer weiter essen können. Nur meine krankhaften Gedanken und der Schmerz hielten mich davon ab. Es dauerte über ein Jahr, bis ich Reize wie »Hunger« und »satt« wieder spüren konnte. Noch länger hat es gebraucht, bis ich wieder eine Vorstellung von einer normalen Portion hatte. Deshalb fiel es mir anfangs auch unheimlich schwer, selbst zu kochen. Nicht nur, dass ich es verlernt hatte, ich hatte auch kein Gefühl mehr für Mengen.

Auch der Heißhunger plagte mich noch lange Zeit und ich konnte mir nicht vorstellen, dass er irgendwann verschwinden würde. Denn diese Empfindung war eine derjenigen, die zu meinem täglichen Emotionschaos dazugehörte. Leider nahm dieses Gefühl nicht ab, als ich wieder zu essen begann, sondern wurde stärker. Weil mein Organismus selbstverständlich nach allem lechzte, was er so lange nicht bekommen hatte. Und es war extrem hart, diesen Heißhungerattacken zu widerstehen und sie zu übergehen, um nicht noch eine andere Ausprägung der Essstörung zu entwickeln oder erneut völlig abzurutschen.

Heute bin ich wahnsinnig glücklich darüber, dass ich diesen ausufernden Heißhunger so nicht mehr kenne. Mein Organismus ist so weit genesen, dass er nicht mehr nach lebensnotwendigen Kalorien schreit. Gut ist auch, dass ich aktuell schnell merke, wenn ich wieder anfange, weniger zu essen. Heute passiert dies vor allem in Phasen, in denen ich viel und konzentriert arbeite. Wenn ich deshalb tagsüber zu wenig gegessen habe, erwischt mich am Abend der Heißhunger. Aber ich bin außerordentlich froh, dass ich heute ein Essverhalten habe, bei dem ich mich nicht ständig mit diesem schmerzenden Reiz des Appetits herumplagen muss. Ein Stück Schokolade führt heute nicht mehr dazu, dass in mir ein Gedanken- und Appetitchaos losbricht. Ich kann mir endlich etwas gönnen und hinterher das Gefühl von Befriedigung spüren. Es ist toll, ein paar Nüsse essen zu können und damit meinen Appetit gestillt zu wissen. Diese zurückeroberte Gabe meines Gehirns wirkt massiv entlastend. Und jedes Mal, wenn ich mir das vor Augen führe, bin ich begeistert.

Auch kann ich heute Süßigkeiten und Knabbereien im Haus haben, ohne Schweißausbrüche zu bekommen. Als ich mit meinem Freund zusammengezogen bin, war das anders. Wir haben eine Knabberei-Nascherei-Schublade, die damals leer sein musste. Oder es durften nur Sachen darin sein, die ich ohnehin nicht mochte. Weil ich immer in der Angst lebte, dass ich alles mit einem Mal aufessen könnte. Dass das nie passiert wäre, steht auf einem anderen Blatt.

Ich habe zu meiner Schande im Verlauf meiner Essstörung auch etliche Lebensmittel weggeschmissen. Weil mir beispielsweise trotz mehrmaliger Bitte, mir nichts Süßes zu schenken, nach wie vor Naschereien geschenkt wurden. Aus Ekel und

Angst landeten sie im Müll. Anfangs habe ich das sogar noch mit Knabbereien gemacht, die ich mir während meiner Genesung selbst kaufte. Weil ich nicht dosieren konnte. Es war zwar ein Fortschritt, dass ich mir etwas »zum Schnabbeln« – wie meine Oma sagt – gönnen wollte, von einem normalen Umgang damit war ich allerdings noch weit entfernt. Ich aß zwei Stückchen und warf den Rest weg. Ich konnte die Sachen auch nicht meinem Freund geben oder für Besuch aufbewahren. Zu alldem kam die Scham hinzu. Auch am Anfang meiner Genesung war Essen nach wie vor schambehaftet. Es war mir peinlich, auf Süßes zu stehen und mir beispielsweise Schokolade zu kaufen. Ich befürchtete außerdem, wenn ich Süßkram besaß, dass mein Umfeld mich für gesund halten könnte. Nicht, weil ich weiterhin den Status einer Essgestörten haben wollte, ich hatte einfach Angst davor, zu schnell überfordert zu werden.

Inzwischen ist mein Verlangen nach Süßigkeiten extrem zurückgegangen. Wohl, weil mein Körper genug anderes Essen bekommt und ich mir Naschereien auch nicht mehr verbiete. So habe ich seit über fünfzehn Jahren im Sommer mal wieder ausgiebig Eis genossen. Krass!

Was mir bei der Rückkehr zur Nahrungsaufnahme und den körperlichen Beschwerden etwas Linderung verschaffte, waren Magentropfen und meine Wärmflasche. Die Magentropfen begleiteten zu Beginn meiner Genesung das Essen und sorgten damit ebenfalls für eine gewisse Abhängigkeit. Ich habe diese Tropfen heute noch, nehme sie allerdings nur in Ausnahmefällen. Ich brauche sie nicht mehr. Und das liegt daran, dass ich mich von dem Gedanken befreit habe, mein Körper würde alle Lebensmittel abstoßen. Erst als ich mir selbst weniger Stress mit und beim Essen machte, haben sich die Beschwerden verflüchtigt und treten inzwischen kaum noch auf. Aber auch das hat mehrere Jahre gedauert.

Schritt für Schritt

Was mir bei der Rückkehr zu einem normalen Essverhalten half, war mein Freund und sein Umgang mit Essen in meiner Anwesenheit. Das heißt nicht, dass meine Nahrungsaufnahme automatisch deshalb wieder funktionierte, weil ich eine Beziehung hatte. Diesen Schritt muss man selbst gehen.

Ich kann leider auch keine konkreten Tipps hin zur Normalisierung des Essverhaltens geben, weil es bei mir ein schleichender Prozess war wie beim Eintritt in die Essstörung auch. Was ich jedoch jedem und jeder Betroffenen und jeder helfen wollenden Person sagen kann: Es braucht Zeit. Und die hat mein Freund mir und die habe ich mir selbst gegeben. Es geht nur Schritt für Schritt. Und zwar in winzigen Schritten. Überforderung bringt nichts außer Rückschritt. Ich habe langsam angefangen und langsam weitergemacht.

Ich habe beispielsweise zunächst einfach etwas mehr von den Dingen gegessen, die ich nicht so sehr fürchtete. Im nächsten Schritt habe ich versucht, mich nach und nach auf andere Lebensmittel einzulassen. Mein Gedankenkarussell verließ mich zu Beginn natürlich nie. Anschließend habe ich es Stück für Stück geschafft, meinen Lebensmittelfahrplan immer weiter auszuweiten.

Mit der Anzahl an Mahlzeiten verhielt es sich ähnlich. Es war eine schrittweise Steigerung. Als wir noch getrennt wohnten, habe ich zunächst immer nur dann gegessen, wenn ich mit meinem Freund zusammen war. Also meistens einmal am Tag, und zwar abends. Als wir zusammenzogen, wurde das Essen regelmäßiger, weil Essen nun anders verfügbar war. Ich weiß, dass der gemeinsame Haushalt anfangs nicht nur für mich schwierig war, sondern ebenso für ihn. Es gab anfänglich kein Essen, bei dem einfach nur gegessen wurde. Ich musste meine neuen Empfindungen verbalisieren und ich bin froh, dass er nicht spätestens da die Flucht ergriff. Nein, mein Freund ertrug es mit stoischer Gelassenheit und genau das hat mir letztlich geholfen: meine Angst verbalisieren zu können und nicht zu verdrängen. Denn Dinge, die man verdrängt, kommen irgendwann doppelt und dreifach zurück. Und es half mir, dass er mir einfach nur zuhörte und nicht versuchte, gegen meine Ängste anzureden.

Die bedächtige Herangehensweise führte dazu, dass ich weniger Angst vor dem Essen hatte. Denn durch das langsame Vorgehen veränderte sich auch mein Körper nur langsam. Hätte ich versucht, sofort wieder normal zu essen, wäre das schiefgegangen. Auch Vertrauen spielt hier eine Rolle: Umso mehr ich mich traute, desto weniger Angst hatte ich.

Also je weniger Gedanken ich mir machte, desto einfacher ging das Essen und umso besser vertrug ich die Lebensmittel. Sobald ich mein Gedankenkarussell jedoch aktivierte, setzte ich meinen Körper solchem Stress aus, dass er postwendend reagierte. Dazu muss man natürlich wissen, wie der eigene Körper auf Stress reagiert. Ich weiß durch diese Zeit, dass meiner mit Schmerzen und einem Blähbauch kontert.

Mit gutem Beispiel voran

Ich kann nicht sagen, ob die Unterstützung, die ich erfuhr, für jeden hilfreich wäre, und ich glaube auch nicht, dass bei mir jeder dafür infrage gekommen wäre. Es ist eine Sache von Nuancen, die es mir ermöglichten, die Hilfe meines Freundes nicht als Bevormundung, Bedrohung oder Eingriff in mein Regelwerk zu empfinden, wie es lange Zeit bei meinen Freunden und meiner Familie der Fall war. Es hängt meiner Meinung nach auch davon ab, zu welchem Zeitpunkt Hilfe angeboten wird. Ich konnte sie von meinem Freund nur deshalb annehmen, weil ich bis dahin bereits ein paar andere Kleinigkeiten in puncto Selbstbestimmung für mich zurückerobert hatte. Dadurch hatte ich nicht mehr das Gefühl, meine Kontrolle komplett zu verlieren. Außerdem hatte ich das große Glück, dass sich bei mir die neue Partnerschaft mit dem Willen überschnitt, endlich ernsthaft etwas zu ändern, selbst wenn das eine Gewichtszunahme bedeutete. Deshalb empfinde ich es so, dass mir mein Freund vor allem dabei geholfen hat, nicht aufzugeben. Das hat er geschafft, weil er mich nicht unter Druck setzte. Weil er mit so viel Freude und Genuss kocht und isst, dass es irgendwann abfärbte. Freilich auch, weil er geduldig mein Jammern über die Schmerzen und die sich verändernde Figur hinnahm und sich dennoch nie von seiner Freude am Essen abbringen ließ. Er ging quasi kommentarlos mit gutem Beispiel voran. Und das ist ein sehr wichtiger Punkt!

Meine Mutter, die mich ebenfalls beim Essen unterstützen wollte, zählte bei jedem Besuch auf, was sie an laktosefreien und kalorienarmen Alternativen für mich dahätte, doch damit erreichte sie genau das Gegenteil. Sie machte das Essen zum Thema. Dadurch fühlte ich mich gezwungen, Stellung zu beziehen und mich zu rechtfertigen. Außerdem hatte ich bei ihr wie anfangs auch bei Freunden das Gefühl, dass ihnen die Lust am Essen allein durch meine Anwesenheit verging. Sie waren für diesen Moment ebenfalls essgestört. Ich weiß, dass meine Mutter sich aus Sorge so verhielt, sie wollte nichts falsch machen.

Natürlich gab es auch mit meinem Freund mal Situationen, in denen er drängelte oder die Geduld verlor. Wenn ich ihm jedoch erklärte, warum mir etwas schwerfiel oder warum etwas nicht ging, konnte er das akzeptieren. Es kamen keine Vorwürfe. Er war nicht enttäuscht. Und auch das hat mir sehr geholfen und ich kann es jedem, der helfen möchte, nur empfehlen: Wer Hilfe anbietet, sollte nicht enttäuscht oder gar wütend reagieren, wenn sie nicht angenommen wird. Denn das bestätigt Essgestörte nur noch mehr in ihrem negativen Selbstbild: Anforderungen und Erwartungen nicht gerecht zu werden. Bei mir führte dieses Gefühl immer zum Rückzug.

Ein weiterer Punkt ist der Umgang mit den ständigen Nörgeleien am eigenen Körper und der Angst vor dem Dickwerden. Mein Freund hört sich noch heute geduldig meine Klagen an, ohne darauf einzugehen. Denn Fakt ist: Essgestörte reden gern über ihre Symptome. Zumindest am Anfang einer Essstörung. Wenn man darauf einsteigt, dreht man sich mit im Kreis wie Fliegen um die Lampe. Möglicherweise glaubt man dann sogar, dem Essgestörten zu helfen, weil man ihm beisteht, aber dem ist leider nicht so. Denn je mehr er sich verbal über das Symptom, also die Essproblematik auslässt, desto weiter weg ist er von seinen eigentlichen Problemen. Zumindest in meinem Fall war es so.

Das mag widersprüchlich klingen, weil ich geschildert habe, dass mir die Möglichkeit, beim Essen vor meinem Freund offen über meine Gefühle sprechen zu können, geholfen hat, dabeizubleiben und nicht aufzugeben. Entscheidend ist auch hier die Phase, in der ich mich befand, und aus welchem Grund ich darüber sprach. Am Anfang habe ich viel darüber gesprochen, aber nicht gegessen und mich damit abgelenkt. Am Ende habe ich gegessen und darüber gesprochen, um alles zu verarbeiten. Den

Großteil der Gedanken und Emotionen habe ich trotzdem mit mir selbst ausgemacht. Aber in diesem Stadium meiner Essstörung hat es geholfen, dass da jemand war, der sich meine Gefühle und Sorgen anhörte, ohne mir Tipps und Ratschläge zu geben. Das war es auch, was meine Mauer aus Scham und Heimlichkeiten ins Wanken brachte. Denn ich entschied immer noch allein, wie weit ich gehen wollte.

Martyrium Körper (und Geist)

Das Hungern allein half mir ab einem gewissen Zeitpunkt nicht mehr, mich und meinen Körper zu ertragen. Ihn zu spüren war das Schlimmste für mich und auf der anderen Seite etwas, das ich brauchte, um mich überhaupt noch lebendig zu fühlen. So kam es, dass sich alles nur noch um mein Äußeres drehte. Mein Inneres war ja nichts wert. Damit reduzierte ich mich selbst. Mein Körper wurde mein Martyrium und ich vergaß, dass er meine Behausung ist und deshalb gut gepflegt werden sollte. Stattdessen quälte ich ihn auf unterschiedlichste Weise und ließ mir dafür immer neue Dinge einfallen.

Eine Methode, meinen Körper zu triezen, war extremer Sport. Bereits vor der Essstörung hatte ich mit dem Schwimmen begonnen. Damals einmal wöchentlich. Ich steigerte das Pensum während der Essstörung auf zwei- und dann dreimal in der Woche. Gewollt hätte ich sogar noch öfter, aber es war jedes Mal ein solcher Kraftakt, dass ich es gar nicht häufiger schaffte. Nebenbei begann ich zu joggen, obwohl mir Ärzte wegen meines diagnostiziertem Morbus Schlatter davon abgeraten hatten. Morbus Schlatter ist eine Wachstumsstörung im Knie, bei der ein überschüssiger Knorpel ständig auf der Sehne schleift und dadurch bei jeglicher Bewegung Schmerzen verursacht. Ich bin trotzdem gejoggt. Körperlicher Schmerz war inzwischen ohnehin ein Dauerzustand und die Knieschmerzen reihten sich in mein chronisch latentes Schmerzlevel ein. Außerdem war es mir egal. Ich blendete aus, dass ich mich schon beim bloßen Laufen kaum auf den Beinen halten konnte, dass ich nur schwer die Füße hochbekam. Selbst die Tatsache, dass ich beim Joggen hin und wieder wegsackte und ich mich den Rest des Tages kaum bewegen konnte, hielt mich nicht davon ab. Ich zog es so lange durch, bis die Schmerzen unerträglich wurden. Diesen Punkt erreichte ich zum Glück ziemlich schnell.

Zusätzlich begann ich jeden Tag mit mindestens dreißig Minuten Bauch-Beine-Po-Übungen und wenn ich in meinen Augen zu viel gegessen hatte oder mich anderweitig bestrafen wollte, kam stundenlanges Aerobic wie ein Sahnehäubchen obendrauf. Falls man das überhaupt Aerobic nennen konnte, denn ich konnte Arme und Beine kaum heben.

Einige Freunde, die regelmäßig ins Fitnessstudio gingen und sich mit dem Aufbau von Muskeln und dem Abbau von Fett auskannten, sagten mir immer wieder, dass meine Art Sport zu treiben nicht viel bringen würde. Dass ich allein mit Sport nichts straffen kann und keine Muskeln aufbaue, wenn ich dem Körper nicht die dafür notwendigen Nährstoffe zuführe. Sprich Nahrung. Genauso oft haben sie mir gepredigt, dass ich Ruhepausen einlegen müsse, damit sich mein Körper regenerieren könne. Das kam für mich überhaupt nicht infrage. Das ging in das eine Ohr rein und beim anderen wieder raus. Ich setzte meinen Körper täglich einem enormen Stress aus und verachtete mich eher noch dafür, dass ich während und nach dem Sport so erschöpft war. Wenn ich heute eine Stunde Aerobic mache, ist das Gefühl, das dabei entsteht, meilenweit von dem damals entfernt. Ich schwitze und spüre Befriedigung. Zu Zeiten meiner Essstörung habe ich während des Sports ständig gefroren, ausgeglichen war ich ohnehin nie.

Dummheit kennt keine Grenzen

Als ich nicht mehr joggen konnte, suchte ich mir etwas Neues. Einen Tanzkurs. Denn Sport war inzwischen zu einem Zwang und einer zusätzlichen Sucht geworden. Relativ bald nach dem zweiten Klinikaufenthalt habe ich deshalb mit Modern Jazz Dance begonnen. Anfänglich konnte ich mich noch halbwegs bewegen, weil durch die vorangegangene stationäre »Auszeit« ein paar Kraftreserven übrig waren. Trotzdem ist es mir heute schleierhaft, wie ich Bewegungen wie »wir legen uns aus dem Stand hinten über die Schultern auf dem Rücken ab« hinbekommen habe, ohne zusammenzubrechen. Das würde ich nicht einmal jetzt schaffen, wo mein Energiehaushalt um einiges größer ist. Natürlich sind mir die Gründe bewusst: Erstens ignorierte ich damals sämtliche Körpersignale, zweitens setzte mein verschobenes Körperbild einen unbändigen Willen frei. Deshalb war es mir möglich, mich immer weiter zu trimmen, obwohl ich nicht die Grundlagen dafür hatte.

Trotz des eisernen Willens fielen mir Tanzelemente wie Hüpfen und Springen extrem schwer, denn sie kosteten enorm viel Energie. Irgendwann war dieser Tanzstil mit meinen Knien und meinen Kraftreserven eine einzige Tortur. Den Tanzkurs zu beenden, wäre mir jedoch nicht mal im Traum eingefallen, denn eine solche Entscheidung wäre unverzeihlich gewesen. Aufgeben bedeutete Schwäche. Erst als der Kurs in einem anderen Stadtteil stattfand, habe ich aufgehört. Allerdings nur mit dem Kurs, nicht mit dem Tanzen. Denn es dauerte nicht lange, bis ich wieder das Gefühl hatte, nicht genug Kalorien zu verbrennen. Ich suchte mir einen neuen Tanzkurs, weil die Panik, dass ich ohne die gleiche Menge an Bewegung zunehmen würde, einfach zu groß war.

Doch auch der Tanzkurs in Latin Dance war rausgeschmissenes Geld. Tanzen ist etwas so Schönes, ich jedoch konnte es nicht genießen. Im Gegenteil. Ich musste mich jedes Mal dazu überwinden, weil ich kaum die Kraft hatte, vom Sofa aufzustehen.

Selbst das Tanzen war nur frustrierend für mich, weil ich meinen Anforderungen in keiner Weise gerecht wurde. Bei lateinamerikanischen Tänzen macht jedes Körperteil etwas anderes. Wie sollte ich das hinkriegen, wenn es mich bereits alle Kraftreserven kostete, überhaupt aufrecht zu stehen? Hüfte abwärts ging es noch, nur die Arme und der Oberkörper waren ziemlich steif und meine Konzentration jedes Mal nach kurzer Zeit verbraucht. Ich schaffte es zu diesem Zeitpunkt nicht mehr, unterschiedliche Dinge zu koordinieren. Wenn Arme, Beine, Hüften und Kopf jeweils etwas anderes tun sollten, kam mein ausgetrocknetes Gehirn kaum hinterher, diese Informationen zum Takt der Musik an die jeweiligen Körperregionen zu senden. Doch selbst da bin ich nicht auf die Idee gekommen, dass etwas mit meinem Organismus nicht stimmt. Ich war lediglich der Meinung, unfähig zu sein und verstärkte damit nur das mangelhafte Bild von mir selbst. Heute finde ich, dass ich meine Sache den Umständen entsprechend echt gut gemacht habe und danke meinem Körper, dass er das überhaupt durchgehalten hat.

Das Fatale war, dass ich mich nach dem Tanzen trotzdem besser fühlte. Weil ich meinen inneren Schweinehund überwunden, mich bewegt und dadurch Kalorien verbraucht hatte. Ich hatte Kontrolle bewiesen. Lebensfreude und Spaß an dem, was ich tat, kamen gar nicht auf. Und so hatte das Tanzen letztlich für mich wenig mit dem zu tun, was es normalerweise freisetzen kann. Und dennoch löste allein das Überwinden meiner eigenen Grenzen einen derartig falschen Antrieb aus, dass ich mich jedes

Mal aufs Neue von der Couch hievte und meinen Körper dieser, ich würde fast sagen, Gefahr aussetzte.

Nach fünf Jahren musste ich das Tanzen aufgeben. Vornehmlich wegen meiner Knie, die irgendwann dermaßen anschwollen und schmerzten, dass mir der Arzt dringlich ans Herz legte, jeglichen Sport sein zu lassen. Das konnte ich nicht, aber immerhin habe ich mich vom Tanzen verabschiedet. Allerdings nur mit heftigen Gewissensbissen und vermehrtem Nahrungsentzug. Einfach fielen mir Entscheidungen damals nie! Dass ich diesen Rat überhaupt befolgte, hatte etwas mit der »Erlaubnis« anderer zu tun, die mich zumindest nachgiebiger mit den Reserven meines Körpers werden ließ. »Wenn Sie Ihre Knie auch in Zukunft noch benutzen möchten, müssen Sie Ihren Bewegungsdrang herunterschrauben!« Das jagte mir dann doch Angst ein, denn gar keine Bewegung war undenkbar und ein »essgestörter Krüppel« wollte ich auch nicht werden. Schließlich gab ich nur das Tanzen auf. Alles andere – Schwimmen, Übungen und Radfahren – brauchte ich dann umso mehr.

Grundsätzlich galt zu Zeiten meiner Essstörung: Egal, wie schwach oder krank, ich musste mein tägliches Bewegungspensum durchziehen. Wenn ich heute krank bin, mich nicht wohlfühle oder im Urlaub bin, kann ich inzwischen mal alle fünf gerade sein lassen. Dann merke ich danach wenigstens wieder einen Effekt beim Sport. Das hat aber, wie alles andere auch, seine Zeit gebraucht. Damals war das unter keinen Umständen möglich. Sport musste jeden Tag sein und deshalb habe ich mein Programm meistens gleich nach dem Aufstehen absolviert, damit ich überhaupt noch die Kraft dazu fand und es nicht vergaß. Letzteres war eine possierliche Angst. Nie im Leben hätte ich

meine Übungen vergessen. Ich hätte sie sogar noch auf der Kran-
kentrage gemacht, wenn sie mich aus meiner Wohnung hätten
holen müssen. Heute mache ich mir nach dem Aufstehen erst
einmal einen Kaffee und genieße ihn zusammen mit meinem
Freund. Ein weitaus schöneres und entspannteres Morgenritual!

Genauso eigensinnig war ich mit dem Radfahren. Ich bin überall
mit dem Rad hingefahren. Egal ob Glatteis war, ich nach dreißig
Sekunden erbärmlich gefroren habe und den ganzen Tag nicht
mehr warm geworden bin oder ich es nur mit Mühe auf den
Sattel schaffte. All das war egal. Es zählte nur die Bewegung,
das Verbrennen von Kalorien. Sogar als ich mich einmal derartig auf die Fresse packte, weil ich nicht die Kraft hatte, dem
rutschenden Fahrrad entgegenzusteuern, bin ich danach weiter-
gefahren. Der Sturz und die Tatsache, dass die Hälfte meines
Körpers blau war, konnten mich nicht von meinem verbissenen
Kalorienverbrennungswahn abbringen. Mittlerweile bin ich da
zimperlicher und muss mir nicht mehr alles antun. Mal abgesehen davon, dass Fahrradfahren in Berlin ohnehin keinen Spaß
mehr macht, sondern nur noch Aggressionen auslöst, gönne ich
mir hin und wieder den Luxus und die Faulheit, im Winter mit
der Bahn zu fahren.

Allerdings hatte das verbissene Radfahren damals noch einen
anderen Grund. Es fiel mir leichter als Laufen. Selbst wenn der
Akt, auf das Rad zu steigen, anstrengend war und ich beim Treten
nicht genug Kraft hatte, um schnell voranzukommen. Es war für
mich leichter, mein Körpergewicht nicht selbst halten zu müssen.
Heute laufe ich gern. Meine Beine sind jetzt stark genug, um
meinen Körper zu tragen.

Wenn ich heute Sport treibe, ist das kein Vergleich zu damals. Schwimmen hat für mich, abgesehen davon, mich fit zu halten, einen ausgleichenden Effekt. Das war früher ganz anders. Auch beim Schwimmen habe ich nach drei Minuten erbärmlich gefroren. Und ich war nicht zum Vergnügen Schwimmen. Ich bin, soweit das meine Konstitution überhaupt zuließ, stur durchs Wasser gepflügt und war innerlich schnell aufgebracht, wenn jemand meine Bahn kreuzte. Ich finde es auch heute noch nicht besonders erbaulich, wenn andere so schwimmen, als wären sie allein im Becken, aber dann atme ich einmal tief durch oder sage etwas. Früher hat es mich völlig aus dem Konzept gebracht. Zu allem Überfluss habe ich sogar versucht, an kraftvollen Schwimmern vorbeizuziehen, nur um mir zu beweisen, dass ich das kann. Wie verbissen und unsympathisch! Ich habe es sogar gelegentlich geschafft. Auch wenn ich danach erledigt war. Es kam trotzdem nicht infrage, auch nur eine Minute früher aufzuhören. Fünfundvierzig Minuten waren Pflicht, darunter ging nichts. Inzwischen kann ich das Becken auch eher verlassen und es ist mir herzlich egal, wie schnell oder langsam ich schwimme.

Alles zusammengerechnet gab es Jahre, in denen ich wöchentlich ungefähr zwölf Stunden Sport absolvierte. Das tägliche Radfahren nicht inbegriffen. Wenn ich dazu meine wöchentliche Kalorienaufnahme betrachte, war das ein Irrsinn.

Die Wunderlichkeiten meines Körpers

Die aktiven Begleiterscheinungen einer Essstörung habe ich geschildert. Nun soll es darum gehen, welche konkreten körperlichen Folgen meine Essstörung hervorrief. Was hat die Mangelernährung und die körperliche Züchtigung auf Dauer ausgelöst?

Ich meine körperliche Funktionen wie Schwitzen, Frieren, Schwindel, Pupsen, Verdauung und Regelblutung. Einige der Symptome habe ich bereits angesprochen.

Das Frieren setzte relativ schnell bei mir ein und wurde zu einem Dauerzustand. Ich hatte immer kalte Hände und Füße. Meine Hände haben sogar oft leicht bläulich geschimmert.

Ich hatte Tag und Nacht eine Wärmflasche bei mir und habe davon heute noch Verbrennungsspuren am Bauch. Selbstverständlich hatte die Wärmflasche eine Schutzhülle, aber die Haut war so empfindlich, dass sie mit Verbrühungen reagierte. Im Normalzustand sieht man davon heute nichts mehr. Sobald ich jedoch dusche, erscheinen am Bauch rote Flecken. Sie müssen auffällig sein, denn es kam vor, dass mich ältere Damen in der Schwimmhalle darauf ansprachen. Ja, »meine« Badeanstalt mit vielen, schon leicht angegrauten Freunden der Wassergymnastik ist ein Hort an neugierigen Blicken und Bemerkungen. Ich hätte da einige Episoden auf Lager.

Ähnlich wie bei Verbrennungen bekam ich sehr schnell blaue Flecken. Dafür musste ich nicht erst vom Fahrrad fallen, mein Körper reagierte auf den geringsten Druck. Das sah teilweise unmöglich aus und man hätte denken können, dass ich misshandelt wurde. In gewisser Weise wurde ich das ja auch, von mir selbst. Danach fragte allerdings niemand in der Schwimmhalle.

Zudem war mir ständig schwindelig und ich musste alles ganz langsam machen, weil mir sonst schwarz vor Augen wurde. Diese Benommenheit wurde fast zum Dauerzustand.

Im Gegensatz zum Frieren war das Schwitzen während meiner Essstörung verschwunden. Und ich kann nicht sagen, dass ich es vermisst habe. Ich roch nie nach Schweiß, mir klebte nie ein

T-Shirt am Leib und auf Deo konnte ich verzichten. Ich konnte sogar eine Dreiviertelstunde lang in der Sauna liegen und hatte keinerlei Schweißtröpfchen auf meiner Haut, geschweige denn das Gefühl, dass mir heiß war. Im Gegenteil, die Sauna war ein Ort, an dem ich endlich einmal nicht fror. Dass Schwitzen und andere Körperfunktionen eine notwendige Aufgabe haben, blendete ich völlig aus.

Ich könnte auch heute noch darauf verzichten, mich nachts schweißgebadet hin und her zu wälzen, finde es allerdings beruhigend, dass mein Körper wieder normal funktioniert. Auch wenn ich das Gefühl habe, dass er zeitweilig den Turbo anwirft. Offenbar hängt das mit der langen Durststrecke zusammen. Jetzt schwitze ich sogar im Winter im Bett. Früher hatte ich eine Doppeldecke, trug lange Sachen und Socken und die Wärmflasche war auch immer dabei. Aktuell ziehe ich mir zu jeder Jahreszeit nachts schweißgebadet das T-Shirt aus und muss mich trotz dünnerer Decke immer wieder aufdecken, während mein Freund in der dicksten Decke schlummert.

Eine Freundin meinte einmal, dass der weibliche Körper nachts vor allem dann schwitzt, wenn er unterbewusst etwas verarbeitet. Das mag sein und trotzdem glaube ich auch, dass mein Organismus mit der plötzlichen Energie einfach noch nicht haushalten kann. Nach der jahrelangen Mangelernährung, in der er so viel Kraft aufwenden musste, um mich überhaupt bei Temperatur zu halten, bekommt er nun so viel Energie zugeführt, dass mein Ofen dauerbefeuert ist. Ich nehme es mit Fassung und transpiriere vor mich hin.

Ähnlich wie mit dem Schwitzen war es mit dem Braunwerden. Ich wurde nicht braun. Abgesehen davon, dass ich ohnehin immer nur lange Sachen trug, weil mir erstens kalt war und ich mich zweitens nur darin wohlfühlte, hatte mein Körper dafür keine Reserven. Selbst wenn ich in der Sonne lag, wurde ich höchstens knallrot und dann wieder weiß. Neuerdings bin ich durch das Arbeiten im Garten so braun, dass alle staunen, einschließlich ich selbst.

Neben diesen negativen Begleiterscheinungen gab es auch Gutes. Wenn ich diese nun nenne, will ich der Essstörung damit keinesfalls ein positives Erscheinungsbild geben.

So hatte ich während meiner Hungerzeit gesündere Zähne und eine bessere Haut. Klar: Dadurch, dass ich kaum bis nichts aß, konnten sich auch keine Essensreste auf meinen Zähnen ablagern. Und weniger Schadstoffe führen mitunter zu weniger Hautirritationen. Mein Hautbild war rein wie ein Babypopo. Jetzt, da ich wieder annähernd normal esse, kann man mir die Speisekarte im Gesicht ablesen. Das ist natürlich übertrieben. Ich bin zufrieden mit meiner Haut, aber die Haut ist deutlich unreiner geworden, und sobald ich zuckerhaltige Nahrung zu mir nehme, bekomme ich hin und wieder auch ein Pickelchen. Das kannte ich zu Zeiten der Essstörung einfach nicht und ich kann mir die körperlichen Vorgänge nicht erklären. Ich habe also keine Ahnung, ob es tatsächlich damit zusammenhängt, dass ich jetzt mehr »Schadstoffe« esse, oder ob es ganz andere Ursachen hat. Man könnte ja auch umgekehrt annehmen, dass die Haut eher schlechter wird, wenn man ihr gar keine Nährstoffe zuführt.

Dafür entwickelte sich etwas anderes, worauf ich gern verzichtet hätte, wobei es mir damals nicht einmal aufgefallen ist. Erst kürzlich, als ich Fotos anschaute, fielen mir meine Unterarme auf, denn da waren Haare. Viele dunkle Haare. Nicht dick und borstig, aber viele. Ich dachte: Oh, mein Gott, hast du wirklich so viele Haare auf den Armen?

Schnell zog ich meine Pulloverärmel hoch und stellte erleichtert fest, dass da sehr wohl Haare waren, aber sie zum Glück nichts mit der Haarpracht auf dem Foto gemein hatten. Die sogenannte Lanugo-Behaarung ist eine ganz normale Begleiterscheinung bei Magersüchtigen. In meinem Fall nicht wirklich ausgeprägt und auch nur auf den Armen. Ich habe in der Klinik jedoch junge Frauen kennengelernt, bei denen diese schützende Körperbehaarung viel stärker und am ganzen Körper vorhanden war.

Die Lanugo-Behaarung ist ein Schutz des Körpers vor Auskühlung, die entsteht, wenn der Körper nicht mehr genug Energie aufbringen kann, um sich warm zu halten. Auch wenn es mir früher nie aufgefallen ist, bin ich im Nachhinein froh, dass auch diese Begleiterscheinung wieder zurückging. Eine Freundin sagte mir kürzlich, dass sie daran immer gesehen habe, dass ich noch lange nicht aus der Magersucht raus war. Es anzusprechen habe sie sich damals aber nicht getraut.

Eine andere Begleiterscheinung war, dass meine Verdauung und der Stuhlgang ihre Dienste schnell eingestellt hatten. Ist ja auch logisch, wenn nichts mehr zum Verdauen da ist. Und ich empfand es nicht als schlimm, nicht mehr aufs Klo zu müssen. Körperliche Qualen gab es trotzdem. Nämlich immer dann, wenn ich etwas aß. Mein Verdauungstrakt rebellierte. Er sah nicht ein, dass ich ihn wochenlang in Quarantäne schickte und er dann urplötzlich wieder arbeiten musste. Ich griff zu den erwähnten Abführmitteln.

Die Auswirkungen und Reaktionen auf die sich dann wieder langsam vermehrende Nahrungszufuhr waren stetig anwesende Schmerzen. Mehr als das bis dahin latente Schmerzlevel. Das Gefühl, Nahrung in Magen und Darm zu haben, war unerträglich. Es nahm mir buchstäblich die Luft zum Atmen. Und nicht nur das. Mein Verdauungsmechanismus wusste nicht mehr, was seine Aufgabe war. Das Essen lag mir oft tagelang schwer im Magen und wenn es sich endlich seinen Weg nach draußen bahnte, war auch das mit unheimlichen Schmerzen verbunden. Als hätte nicht nur mein Darm seine Arbeit eingestellt, sondern als wäre auch das Tor zur Kloschüssel fest verschlossen. Es riss mir im wahrsten Sinne des Wortes oft genug den Arsch auf.

Selbst heute noch muss ich mit dieser Misere kämpfen. Mein Magen-Darm-System ist nach wie vor kein Fan von zu fester, kompakter Nahrung, die verklumpen kann. Wenn ich beispielsweise zu oft Brot oder Brötchen esse, gibt es eine blutige Überraschung. Und das, obwohl ich darauf achte, immer genug Ballaststoffe zu mir zu nehmen, die all das andere gut verdauen.

Eine Nebenwirkung, die ebenfalls erst auftrat, als ich langsam wieder begann zu essen, war ständiges Aufstoßen. Allerdings nicht nur einmal nach dem Essen oder nach zu viel Kohlensäure wie nach einem großen Bier, sondern teilweise stundenlang und so massiv, dass mir übel davon wurde. Meine Hausärztin schickte mich zur Magenspiegelung. Die zweite in meinem Leben. Ich hatte wegen Blähbauch und Sodbrennen schon während der Essstörung eine verordnet bekommen. Meine erste Magenspiegelung ergab damals, dass meine Klappe zwischen Magen und Speiseröhre durchlässig war. Eine Folge des von mir gelegentlich herbeigeführten Erbrechens. Nicht auszudenken, was daraus geworden wäre, hätte ich öfter gekotzt. Und auch hier kann und muss ich meinem Körper heute danken, denn bei der zweiten und letzten Magenspiegelung war diese Undurchlässigkeit nicht mehr vorhanden. Es hat sich alles zurückgebildet und die Klappe schließt wieder einwandfrei. Dafür wurde eine Magenschleimhautentzündung festgestellt, die bei Stress jederzeit erneut auftreten kann. Dass ich hin und wieder immer noch mit dem Aufstoßen zu kämpfen habe, zeigt es sehr gut, was man in seinem Körper mit einer Essstörung alles anrichten kann. Und ich hatte großes Glück, dass es nichts Schlimmeres war.

Auch meine Regelblutung stellte sich mit der Zeit komplett ein. Dafür lieferte ich gleich drei mögliche Ursachen. Die Magersucht, meine Schilddrüsenunterfunktion und der übermäßige Sport. Um durch die ausbleibende Regelblutung keine Folgeschäden wie Osteoporose zu bekommen, nahm ich auf Anraten meiner Frauenärztin – obwohl ich sieben Jahre lang Single war und bei meinen Kurzzeitbeziehungen ohnehin mit Kondom verhütete – weiterhin eine niedrig dosierte Pille. Meine Regel kam trotzdem nicht.

Ich will mir gar nicht vorstellen, wie viele unnötige Hormone ich meinem Körper zugeführt habe. Wie immer habe ich damals nicht weiter nachgefragt, sondern einfach gemacht, was mir gesagt wurde. Auch wenn ich die Warnung meiner Frauenärztin nicht wirklich ernst nahm oder verstand. Osteoporose war in meinen Augen etwas, das alte Menschen bekamen, aber doch nicht eine Frau von Ende zwanzig.

Mir doch egal!

Ärzte, Familie und Freunde versuchten immer wieder, mir vor Augen zu führen, welche Auswirkungen eine Magersucht haben kann. Mir wurde gesagt, dass ich Haarausfall, Verdauungsprobleme, Herzrhythmusstörungen und vieles mehr bekommen kann. Das war mir aber alles scheißegal. Mein Hirn war nicht im Geringsten in der Lage, die Informationen richtig abzuspeichern. Ich sah keine rot blinkenden Warnlichter. Ich wollte nicht hören, dass mir diese Dinge wahrhaftig passieren könnten. Mein Gehörgang und mein Gehirn hatten einen Filter, der nur noch Informationen durchließ, die in mein Bild von mir und meiner Umwelt passten. Die meine Schutzmauer auf keinen Fall ins Wanken brachten. Man hätte zu mir sagen können, du stirbst morgen, sogar das wäre mir damals egal gewesen. Wie traurig!

Man sieht sich immer zweimal

Als einige Körperfunktionen durch die vermehrte Nahrungsaufnahme wiederauftauchten, war das für mich ein unglaubliches Erlebnis.

Ich kann mich noch peinlich genau an den Moment erinnern, als mir zum ersten Mal nach Jahren ein Pups entwich. Anfangs war es nur heiße Luft, die sich aus meinem überforderten Bauch ihren Weg bahnte. Doch mit zunehmender Nahrung erhielten die Winde leider auch wieder ihre unangenehmen Gerüche. Ich muss mich verhalten haben wie ein Hund oder eine Katze, die sich dessen nicht bewusst sind, aber entrüstet ihre Umgebung mustern, um herauszufinden, wer für den Gestank verantwortlich ist. Ja, ich würde gern weiterhin auf das Pupsen verzichten, aber ich führe mir vor Augen, dass es ein ganz normaler körperlicher Vorgang ist.

Beim Schwitzen war das ähnlich. Ich habe es bereits genauer ausgeführt. Auch hier habe ich ebenfalls den Übeltäter zunächst immer woanders gesucht. Bis ich registrierte, dass ich es selbst war, die nach Schweiß roch. Heute buddele ich drei Löcher im Garten und mir läuft die Brühe den Rücken herunter. Dann denke ich: Boah, muss das sein?

Dafür tut Saunieren nun richtig gut, wenn der Schweiß läuft. Ein ausgesprochen reinigendes Gefühl.

Auch wenn es manchmal klingt, als würde ich mich lustig machen, dem ist nicht so. Mir ist im Gegensatz zu früher bewusst, wie wichtig diese Körperreaktionen sind. Belustigend für mich ist allenfalls meine Verwunderung beim Revival dieser lang verschwundenen Funktionen meines Organismus.

Ich sehe was, was du nicht siehst

Die Essstörung machte mich zu einer Meisterin des Versteckspiels. Ich dachte, ich habe nichts zu bieten und habe mich selbst
als einen nicht liebenswerten Menschen betrachtet. Ich habe
mich klein und unbedeutend gefühlt. Obendrein war ich lange
der Meinung, dass ich nichts kann. Nach außen versuchte ich,
meine Selbstwahrnehmung zu verbergen.

Dieses verschobene Selbstbild kam allerdings nicht erst mit der
Essstörung, sondern hat sich über Jahre hinweg aufgebaut. Mein
Selbstwertgefühl basierte nicht mehr auf einem tiefen inneren
Gefühl für mich, sondern allein auf Rückmeldungen anderer.
Das machte mich abhängig und brachte mich dazu zu glauben,
mein Berufsleben und soziales Umfeld nicht beeinflussen zu können. Ich suchte regelrecht nach Erfahrungen, die mir immer wieder bewiesen, dass ich es nicht wert war. Und letztlich führten
all diese Erfahrungen dazu, dass mein Selbstwert irgendwann
kollabierte. Mir gelang es nicht mehr, die gesunden Überbleibsel meines Selbstbildes aufrechtzuerhalten. Ich griff nach einem
Strohhalm, der mir scheinbar das Gefühl von Stärke und Kontrolle zurückgab. Dass gerade die Essstörung mein schlechtes Bild
von mir selbst nur erneuerte und mich immer tiefer hineinritt,
war mir nicht bewusst.

Hinzu kam, dass ich mit der Essstörung aus meinem sozialen
Umfeld, beispielsweise meiner Familie, die Rückmeldung bekam,

dass ich mich verändert hatte: »Du gefällst uns gar nicht!« Dass damit eine Sorge ausgedrückt wurde, überhörte ich. Ich nahm nur wahr, was zu meinem Selbstbild passte. Ich wollte geliebt werden, aber so, wie ich nun war, wurde ich nicht mehr geliebt. Ich war beleidigt und verletzt. Zugleich merkte man mir die Essstörung angeblich gar nicht an. Diese Rückmeldung setzte ein seltsames Denken bei mir in Gang. Wenn man sie mir nicht ansieht, dachte ich, muss ich entweder mehr darum kämpfen, dass man sie mir ansieht, oder aber ich muss sie so gut wie möglich verstecken. So, dass man nicht checkt, dass ich einen Knall habe.

Das war der Zeitpunkt, ab dem ich mich immer weiter aufspaltete. Aus Angst, mein soziales Umfeld ganz zu verlieren. Und so entwickelte ich zwei Gesichter: Es gab mich, wie ich mich sah und fühlte. Und es gab die Andere. Eine Maske, die ich aufsetzte, wenn ich nicht allein mit mir war. Ich habe die Essstörung als Schutzwall zwischen mein wahres Ich und meine Außenwelt gestellt und wirkte deshalb zumindest gelegentlich und auf neue Bekanntschaften stark und unabhängig. Ich verbog mich, bloß um so zu sein, wie ich dachte, dass es besser ankommt. In meinen Augen war das eine selbstbewusste Frau ohne Gefühle. Eine Frau, die nicht zu viel will, die stets mehr macht, als man erwartet. Eine Frau, die eigentlich keine Frau ist, sondern eine Maschine.

Wer bist du?

Diese Frage habe ich mir lange gestellt. Ein gutes Beispiel, bei dem ich überhaupt erst gemerkt habe, dass ich mir zwei Gesichter zugelegt hatte, war das Feedback von Leidensgenossinnen bei meinem zweiten Klinikaufenthalt. In der Gruppentherapie war Selbst- versus Fremdwahrnehmung nicht nur einmal Thema. Unter anderem hatten wir die Aufgabe, den ersten Eindruck von einer Person und das Bild nach dem besseren Kennenlernen zu beschreiben. Ich habe diese Rückmeldungen damals in meinem Kliniktagebuch festgehalten.

April 2009
[…] Beim ersten Kontakt habe ich folgenden Eindruck hinterlassen: Selbstbewusst, fast ein wenig eingebildet, interessant, die möchte ich näher kennenlernen, hübsche junge Frau.
Zwei Monate später haben meine Mitpatienten Folgendes über mich gesagt: Sehr ernst, lacht wenig, so einen selbstkritischen Menschen wie mich haben sie noch nie kennengelernt, ich knüppele mich oft selbst mit Dingen runter, die ich über mich sage, feinfühlig, ich kann mich gut in andere hineinversetzen, ich finde immer die richtigen Worte, ich denke viel nach, auch bevor ich etwas sage, wenn ich etwas sage, hat das Hand und Fuß und ist konstruktiv, ich habe tolle sportliche Beine, die anderen sehen keine körperlichen Veränderungen zu dem Zeitpunkt, an dem ich in der Klinik angekommen bin, sie sind gern in meiner Gesellschaft, die, die mich noch nicht kennen, würden mich gern näher kennenlernen, ich wirke verschlossen, es fällt ihnen schwer zu erkennen, wie es mir geht, weil sie es nicht in meinem Gesicht ablesen können – Stichwort Maske, ich wirke rational und hart in Bezug auf mich selbst, man merke aber, dass dahinter ein sensibler Kern steckt, und wenn ich schlecht drauf bin, bekommen mich andere schlecht aus dieser Laune heraus.

Das zeigt, welchen Eindruck ich anfangs und dann im Verlauf der Zeit auf andere machte. Wobei es sich bei den Kommentatoren um Leidensgenossen handelte, die im klinischen Kontext ganz andere Seiten von mir kennenlernten als Menschen, die mir in meinem Alltag begegneten. Trotzdem erschütterten mich diese Rückmeldungen damals ausnahmslos. Vor allem die Tatsache, dass ich anfangs fast eingebildet wirken sollte. Ich war weit davon entfernt und konnte es nicht fassen, dass ich mich klein und unbedeutend fühlte und nach außen (zunächst) das komplette Gegenteil ausstrahlte. Außerdem habe ich nicht begreifen können, wie sie mich so einschätzen konnten, wenn sie doch ähnliche Probleme mit ihrem Selbstbewusstsein hatten. Interessant ist aber, dass ich viele andere Essgestörte genauso wahrnahm. Das hat mir damals zu denken gegeben und es ist das Faszinierende daran: Durch die Distanz, die ein Essgestörter zu seiner Umwelt aufbaut, die Mauer, die er um sich herum errichtet, wirkt er oft unnahbar bis arrogant. Ein Schutzmechanismus, der einen davor bewahrt, verletzt zu werden. Alles Positive überlas ich übrigens.

Diese Rückmeldungen hatten mein Gefühl nur noch verstärkt, dass ich keine liebenswerten Eigenschaften besaß. Ich wollte zwar nach außen stark wirken, aber eben nicht eingebildet. Ich biss mich sehr an diesem einen Wort fest. Ich war ein schlechter Mensch. Dazu kam, dass der Klinikaufenthalt mir einen Stempel verpasste, den keiner gern trägt: Ich war bekloppt. Ich war schwach. Ich war anders.

Damit ich genau das nicht von mir dachte, gab es in der Klinik den Versuch, mir einen neuen Keim voller Selbstbewusstsein einzupflanzen. Man betete mir wiederholt meine guten Eigenschaften vor und versuchte, mir deutlich zu machen, dass eine psychische Erkrankung nichts ist, was mich zu einem schlechten oder schwachen Menschen macht. In der Hoffnung, dass der zarte Spross resistent und stark genug war, den dicken Asphalt meines Alltags außerhalb der Klinik zu durchbrechen. Leider schaffte meine Knospe das nicht. Oder der Asphalt, den sie zu durchbrechen hatte, war zu dick. Denn letztlich waren alle Appelle der Selbstfürsorge, die in der Klinik vermittelt wurden, mir nicht in Fleisch und Blut übergegangen. Ich musste lernen, dass nicht funktioniert, was du nicht selbst spürst. Ich hatte erst damit begonnen, mich an meine Essstörung zu klammern, und es war einfacher, mich selbst herunterzuputzen, als mich zu lieben. Und so sagte ich mir zwar, als ich aus der Klinik zurückkam, dass ich gut genug für diese Welt war, tief im Herzen glaubte ich aber nach wie vor nicht daran.

Wertlos

Ich habe mir nach den Klinikaufenthalten oft Sorgen um meine Wirkung auf andere gemacht, denn arrogant und hochnäsig wollte ich unter keinen Umständen erscheinen. Ich schämte mich dafür, dass andere mich so gesehen hatten. Nein, ich verachtete mich sogar dafür. Ich wollte Stärke ausstrahlen, aber niemanden abschrecken.

Deshalb achtete ich nach den Klinikaufenthalten sehr genau auf meine Freundschaften. Einige meiner Freunde hatten sich immerhin vor meinen Klinikaufenthalten von mir zurückgezogen, weil ich mich zum Trauerkloß verwandelt hatte. Hier sei noch kurz erwähnt, dass der zweite Klinikaufenthalt nur circa ein Dreivierteljahr nach dem ersten stattfand. Man hatte mir nach dem ersten nur kurzen Aufenthalt von drei Wochen zu einem längeren Aufenthalt geraten. Da ich zum damaligen Zeitpunkt jedoch nicht von meiner Essstörung überzeugt war und meine Masterarbeit anstand, dauerte es eine Weile, bis ich den längeren Aufenthalt tatsächlich wahrnahm.

Nach dem zweiten stationären Aufenthalt konnte ich zwar Freundschaften wiederbeleben, denn mittlerweile kannten alle meine Diagnose, was mir große Nachsicht einbrachte, trotzdem fühlte ich mich in diesen Beziehungen nicht sicher. Ich fragte mich fast unentwegt, was meine Freunde von mir erwarteten und befürchtete, dass ich sie wieder verlieren könnte, würde ich ihren Erwartungen nicht gerecht.

Ich wusste nicht mehr, weshalb sie mit mir befreundet waren, was sie an mir mochten, und dachte deshalb, dass sie mir mehr gaben als ich ihnen. Neben den Dingen, die ich besonders an ihnen schätzte, ermöglichten sie mir vor allem eine kurze Pause von mir selbst. Anfangs zerbrach ich mir auch in ihrem Beisein noch den Kopf, wie dieses oder jenes von mir ankam, ob ich das Richtige gesagt hatte, ob ich anders hätte reagieren müssen, ob sie mich nicht eigentlich völlig blöd fanden und nur noch aus Mitleid mit mir befreundet waren und so weiter. Die Liste ließe sich beliebig fortführen. Ich hatte einfach nie das Gefühl, so sein zu können, wie ich war. Darüber geredet habe ich allerdings nie.

Wenn ich heute darüber nachdenke, haben mir meine Freunde, Familie und Kollegen auch während meiner Essstörung immer wieder Eigenschaften als liebenswert und großartig gespiegelt. Meine Kreativität, meine Disziplin, mein strukturiertes Vorgehen, mein Durchhaltevermögen, meine Empathie, meinen Weitblick, mein Talent zum Vermitteln. Ich habe diese Rückmeldungen jedoch nicht mehr wahrgenommen. Sagte man mir etwas Negatives, saugte ich das wie ein Schwamm in mich auf. Spiegelte man mir jedoch etwas Positives, ging das schnurstracks zum einen Ohr rein und zum anderen wieder raus und verpuffte ungehört. Ich konnte das nicht glauben und vertraute niemandem mehr.

Ich bestand nur noch aus der Essstörung und bereitete dadurch allen anderen nur Kummer. So sah ich das zumindest. Heute weiß ich, dass ich meine Gedanken auf andere übertragen habe. Nach dem Motto: »Was ich selbst tu, das trau ich auch allen anderen zu.« Ich konnte mich nicht wertschätzen, also mussten die anderen auch schlecht von mir denken. Dem war aber nicht so. Letztlich war ich es oft selbst, die sich auf die Essstörung reduzierte.

Der schöne Schein

Die Diskrepanz meiner zwei Gesichter kostete mich unheimlich viel Energie. Deshalb ist es für mich wichtig, der Frage nachzugehen, warum ich die Unterschiede zwischen Selbst- und Fremdwahrnehmung glaubte, aufrechterhalten zu müssen. Was hat es mit mir gemacht, ständig vorzugeben, jemand anderes zu sein? Es erschöpfte und verunsicherte mich.

Ich war mir also sicher, nichts wert zu sein und strahlte nach außen ein völlig anderes Bild aus. Dazu muss ich sagen, damals habe ich meine zwei Gesichter nicht einmal richtig wahrgenommen. Ich habe mich rundum scheiße gefühlt. Aufgrund dieses ständigen Versteckspiels wusste ich kaum noch, wer ich wirklich war. Ich traute mir selbst nicht mehr, nicht meinen Gefühlen, nicht meinen Gedanken. Ich war einsam und traurig, sehnte mich jedoch nach Zuneigung und Nähe. Diesen Wünschen stand ich aber mit meiner Maske selbst im Weg. Nähe bedeutet schließlich, die Maske fallen zu lassen. Obendrein war ich nicht bereit, Kompromisse einzugehen. Ich hatte unnachgiebig hohe Erwartungen, die einfach nur enttäuscht werden konnten. Ich habe andere für mein Seelenwohl verantwortlich gemacht, weil ich bis dato nicht gelernt hatte, für mich selbst zu sorgen.

Ich hatte zeitweise sogar Suizidgedanken und das bestürzt mich heute zutiefst. Ich überforderte mich permanent selbst und habe nicht den Funken einer Hoffnung gespürt, dass sich das jemals ändern würde. All das hat dazu geführt, dass ich mich bei meiner Selbstfindung in einem Hamsterrad abarbeitete. Und umso mehr ich rannte, desto mehr verlor ich mich. Dank der Therapie und die durch sie angeregte Selbstreflexion wurde mir irgendwann klar, dass ich meine beiden Gesichter vereinen musste, um für mich eine sichere Mitte zu finden. Dass ich stark und schwach zugleich sein konnte. Dass ich gute und negative Eigenschaften haben durfte. Dass ich auch mal verunsichert sein durfte. Dass ich ruhig auch mal eine Maske tragen durfte und trotzdem nie das darunter vergaß. Das hat mich wieder hoffen lassen.

Rand der Gesellschaft

Was mein negatives Selbstbild ebenfalls verstärkte, war der gesellschaftliche Druck, den ich empfand. Das Gefühl, etwas Großes leisten zu müssen, um Anerkennung und Erfolg zu haben, während ich in meinen Augen nur bedingt leistungsfähig war, machte mich fertig.

So war ich beispielsweise lange davon überzeugt, dass alle denken, ich wäre eine ewige Arbeitslose. Ich würde als elende Schmarotzerin betrachtet, die nichts tut, nichts vorweisen kann und nicht vorankommt. Ich habe zwar immer gearbeitet, anfangs hat es jedoch nicht gereicht, um mich finanziell abzusichern. Für mich gab es nur Erfolg und Gewinn, denn das war es doch, was am Ende zählt?! Ich habe mich mit den Erfolgen anderer verglichen und hatte damit den Beweis. Dass es viele Menschen gibt, die nicht immer den Lohn erhalten, der ihnen zusteht, gerade unter Medienschaffenden, habe ich damals nicht wahrgenommen. Ich tat mich deshalb auch lange Zeit schwer damit, mich als Autorin zu bezeichnen. Ich war der Meinung, dass ich mich so erst nennen darf, wenn ich damit auch meinen Lebensunterhalt finanzieren kann. Sogar heute noch macht es mich verlegen, wenn ich als Autorin vorgestellt werde. Denn dann kommt immer die Frage: »Und, was kann man von dir lesen?« Inzwischen kann ich darauf eine Antwort geben, viele Jahre war das aber nicht so und ich habe mir deshalb die Berechtigung abgesprochen, eine Autorin zu sein. Ich war ganz gerührt, als ich einer Freundin letztens von meiner früheren Einstellung erzählte und sie sagte: »Also für mich warst du schon immer eine Autorin!« Genauso erstaunt es mich heute noch, wenn ich sowohl beruflich wie privat das Feedback bekomme, dass mein Lebenslauf beachtlich sei. Mein erster Gedanke ist dann immer noch: Ja, aber …

Eine andere Art von gesellschaftlichem Druck verspürte ich, weil ich mit der Essstörung ein Manko hatte, das allgemein wenig toleriert wird. Ich war eine Suchtkranke und als solche hatte ich nicht gerade den besten Stand. Denn unsere Gesellschaft ist nun mal auf Makellosigkeit und Erfolg getrimmt. Suchtkranke werden oft als die »Schwachen« angesehen. Als die, die ihr Leben nicht unter Kontrolle haben.

Erstens dachte ich lange Zeit selbst so von mir. Ich hatte die Erfahrung gemacht, dass manche verstockt darauf reagierten, wenn ich von meiner Essstörung berichtete. Es ist natürlich nicht jedermanns Thema und es muss auch nicht jeden interessieren. Dennoch schockierte es mich vor allem während meiner Genesung, dass es Menschen gibt, die nicht den Erfolg sehen, das Loslassen meiner Erkrankung, sondern nur das Leiden. Ich hatte das Gefühl, dass sie nur einen hilflosen, ausgemergelten Menschen sahen, den man bemitleiden muss. Ich verübele ihnen das nicht. Und trotzdem fand ich es sehr schade. Denn das Letzte, was einem Suchtkranken hilft, ist Mitleid. Und das Allerletzte, was ein rehabilitierter Suchtkranker bewirken möchte, wenn er offen über seine Sucht spricht, ist, dass er wieder nur als die Person wahrgenommen wird, von der er sich mühsam getrennt hat: ein Kranker.

Dass es Menschen gibt, die noch viel krasser denken, zeigt ein Kommentar, den ich letztens zu einem Autor gelesen habe, der ebenfalls ein Buch über seine Suchterkrankung geschrieben und anschließend daraus einen Spielfilm gemacht hat. Das Statement lautete sinngemäß, dass sich nur Leute medial mit ihrer Erkrankung auseinandersetzen, die sonst nichts können und zu erzählen haben. Diese Meinung hat mich im ersten Moment schwer getroffen. Da war er wieder, mein alter Denkansatz: Ich kann nichts, denn schließlich plante ich gerade etwas Ähnliches.

Ich habe lange darüber nachgedacht, warum mich dieses Statement so bewegte. Es machte und macht mich traurig. Nicht, weil ich mich durch diese Brille betrachtet mit dem Schreiben an diesem Buch ebenfalls bei den Nichtskönnern einreihe. Nein, weil dieser Kommentar leider für eine weitverbreitete Meinung steht. Suchtkranke passen nicht in unsere Gesellschaft. Diese Meinung wird einem immer wieder vermittelt und sie geht einem in Fleisch und Blut über, bis zu dem Punkt, an dem man jemanden kennenlernt, der krank ist, oder wenn man selbst erkrankt. Und auch diese gesellschaftliche Wahrnehmung führte letztlich zu meinen zwei Gesichtern.

Es ist deshalb wichtig, Essstörungen und anderen unangenehmen, verstörenden Themen eine mediale Plattform zu geben. Immerhin findet unser Leben immer mehr im medialen Raum statt. Als (ehemals) Betroffene weiß ich, wie viele Vorurteile existieren. Und ich weiß, wie schwer es ist und welch starken Willen es braucht, um eine Suchterkrankung zu überwinden. Es verlangt auch großen Mut, mit den dunklen Kapiteln seines Lebens an die Öffentlichkeit zu gehen. Denn natürlich wird es immer auch negative Resonanz geben. Und dann hat man offiziell einen Stempel weg. Dem muss man erst einmal gewachsen sein.

Ich möchte Menschen, die der Meinung sind, dass Personen, die in eine Sucht abrutschen, schwach sind, diese Ansicht nicht nehmen. Jeder kann schließlich denken, was er möchte. Ich halte jedoch dagegen. Ja, Menschen mit einer Suchterkrankung mögen schwache Momente haben. Ich möchte aber dazu anregen, sich die Frage zu stellen, warum? Weil sie vielleicht in einem bestimmten Moment nicht das persönliche Umfeld haben, um mit einem Schicksalsschlag fertigzuwerden. Das soll keine Entschuldigung für alles sein. Aber ich empfinde Menschen, die es schaffen, aus einer Sucht wieder herauszukommen und darüber zu sprechen, genau deshalb als stark und trete für sie ein. Gerade sie haben aufgrund ihrer Erfahrungen oft so viel mehr zu bieten, als andere vermuten. Und gerade sie sind es, die sich gesellschaftlichen Zwängen widersetzen und damit Stärke zeigen.

Ich behaupte zudem, dass es heute extrem leicht ist, in eine Sucht abzurutschen. Abwarts geht's eben leichter! Und wenn einige Leute ein bisschen ehrlicher mit sich selbst wären, hätten wir keine so große Dunkelziffer an Suchtkranken und psychosomatischen Erkrankungen in Deutschland. Ich gehe sogar so weit und sage, dass Suchterkrankungen und Psychosomatiken ein Abbild unserer Gesellschaft sind. Denn was ist schon noch normal? Suchtet nicht jeder auf irgendeine Weise?

Für mich war es wichtig, an dieser Stelle darauf einzugehen, weil es so schön verdeutlicht, warum das Selbst- und das Fremdbild eines Essgestörten (und bei vielen anderen Suchterkrankten) so auseinanderklaffen. Weil gesellschaftlich vorgegeben ist, was toleriert wird und was nicht. Was geschätzt und was verachtet wird. Was als stark und was als schwach empfunden wird. Was als Leistung und was als Niederlage bewertet wird. Vermutlich will niemand zu den Schwachen der Gesellschaft gehören. Und deshalb versteckt sich auch ein Suchtkranker. Die anonymen Alkoholiker beispielsweise heißen ja nicht umsonst »anonym«.

Nach meiner Erfahrung werden gesellschaftliche Normen und Werte von vielen gedankenlos übernommen, so habe ich es als Essgestörte auch oft erlebt. Ich glaube zwar nicht, dass ich als schwaches Mitglied der Gemeinschaft eingestuft wurde, aber andererseits spricht man nicht oder nur selten darüber. Viele trauen sich auch nicht nachzufragen, aus Angst, wie jemand Essgestörtes reagiert. Ich kann natürlich nicht für alle Essgestörten sprechen, aber in meinem Fall begünstigte das die Magersucht. Ab einem bestimmten Zeitpunkt gehörte die Krankheit zu mir, wie bei anderen die Warze auf der Nase. Das ist keine Schuldzuweisung! Ich möchte lediglich ausdrücken, dass die Stempel »krank« und »Akte geschlossen« mein Verheimlichen der Krankheit begünstigten. Ich hatte lange Zeit das Gefühl, meine Essstörung in der Öffentlichkeit abmildern zu müssen und nicht über das, was mich im Innersten beschäftigte, sprechen zu können. Nach meinem Eindruck war das Thema, die Suchterkrankung, für beide Seiten schambehaftet.

Ob eine Essstörung erst dann richtig ausgelebt wird, wenn sich die Öffentlichkeit nicht daran stört, ist vermutlich von Fall zu Fall verschieden. Nicht jedem Essgestörten wird es helfen, wenn man ihn direkt darauf anspricht. Bei mir war es jedoch so, dass mir die offenen und ehrlichen Gespräche (die erst zu einem späteren Zeitpunkt stattfanden) halfen, mir Dinge noch einmal bewusst zu machen und zu neuen Erkenntnissen zu kommen. Die mir das Gefühl gaben, dass meine Essstörung nichts Verbotenes ist, über das man nicht spricht. Sprechen beziehungsweise die Kommunikation mit anderen ist für die Selbstreflexion wichtig. Mein innerer Spiegel zeigt mir nur das, was ich sehen will. Das Gespräch mit einem Freund, einer Freundin oder eben einem Psychologen kann ein ganz anderes Bild ergeben.

Definitionssache

Was mir neben den offenen Gesprächen dabei half, mein diffuses Bild von mir selbst in eine Balance zu bringen, war das Neubewerten von Charaktereigenschaften und gesellschaftlichen Normen. Das half mir, mich selbst nicht mehr als durchweg schrecklich zu empfinden, was meine beiden Gesichter näher zusammenrücken ließ. Beispielsweise war ich in meinen schlimmsten Stunden oft neidisch und eifersüchtig. Selbstverständlich verachtete ich mich dafür. Als ich lernte, mich mit den Gründen für meine negativen Gefühle auseinanderzusetzen, hat mir das auch geholfen, sie zu überwinden. Natürlich verspüre ich auch heute hin und wieder Neid. Im Gegensatz zu früher zerfrisst er mich aber nicht. Heute stelle ich mir dann einfach die Frage »Warum bin ich neidisch?« Im besten Fall finde ich die Antwort und kann den Neid so auflösen.

Genauso war es bei meiner Verbissenheit. Zu Zeiten meiner Essstörung nahm ich alles todernst. Lachen gehörte nicht zu meinen regelmäßigen emotionalen Ausbrüchen. Umso schöner empfinde ich es heute, dass ich gern und viel lache und vor allem auch über mich selbst lachen kann. Denn wer über sich selbst lachen kann, ist meiner Meinung nach klar im Vorteil.

Akzeptanz löst Widerstand auf

Ein großer Knackpunkt bei der Bewältigung einer Essstörung ist die Akzeptanz. Und damit meine ich, selbst zu akzeptieren, dass man eine Essstörung hat. Erst wenn man die Essstörung als Teil von sich betrachtet und sich nicht mit aller Kraft gegen diese Einsicht wehrt, kann man auch etwas dagegen tun. Bei mir war die Akzeptanz stark daran gekoppelt, wie in meinem Umfeld und auch insgesamt gesellschaftlich psychische Erkrankungen bewertet wurden. Sicherlich hat sich der Blick auf psychische Erkrankungen mit der Zeit gewandelt. Noch vor ein paar Jahrzehnten wurden psychisch Kranke für unmündig erklärt, weggesperrt oder gar umgebracht. Heute besteht zumindest bei bestimmten psychischen Erkrankungen ein toleranterer Umgang, beispielsweise bei einem Burn-out. Hier hat man ja aber auch viel geleistet und ist deshalb krank. Im Fall einer Essstörung sind jedoch die Berührungsängste immer noch groß. Menschen mit einer Essstörung werden eher bemitleidet oder als unkooperativ empfunden.

Ich wünsche mir deshalb, dass es mehr Aufklärung zu diesem Thema gibt. Damit meine ich nicht die unzähligen gemeinnützigen oder bundesweiten Einrichtungen, die sich bereits entsprechend bemühen. Mir geht es allem voran um die Medien, denn sie sind heute maßgeblich. Ich glaube fest, dass ein anderer gesellschaftlicher Umgang mit einer psychischen Erkrankung und den Erwartungen, was ein Mensch leisten soll, den Betroffenen ermöglichen würde, ihre Krankheit anders wahrzunehmen. Und wenn ich mich nicht mehr als klein, nutzlos und schwach empfinden muss, weil ich eine psychische Erkrankung habe, kann ich mich freier mit den Ursachen der Erkrankung beschäftigen.

Nein zur Weiblichkeit

Neben meiner charakterlichen Selbstbewertung wich auch die Wahrnehmung meines Körpers zunehmend von der Realität ab. Dieses verschobene Bild führte zum einen zu einer extremen Fokussierung auf meinen Körper, aber auch zu einer Abkehr von allem, was in meinen Augen weiblich war.

Es ist bekannt, dass Essgestörte ihr eigenes Erscheinungsbild anders wahrnehmen als ihre Umwelt. Wie drastisch sich die Sichtweisen voneinander unterscheiden, kann man sich kaum vorstellen. Für mich ist bis heute unbegreiflich, was im Körper eines Menschen vor sich geht, dass sich die Wahrnehmung von einem selbst so verzerrt und man am Ende wirklich etwas anderes sieht, als da tatsächlich ist.

Als ich damals zum ersten Mal damit konfrontiert wurde, dass ich meinen Körper anders sehe als der Betrachter neben mir, dachte ich: Wie bitte? Ich habe doch Augen im Kopf, die einwandfrei funktionieren. Ich sehe durchaus, was da ist. Doch ich sah meinen Körper keinesfalls so, wie er war. Meine Sicht wich irgendwann so extrem von der Realität ab, dass mich das in pure Verzweiflung stürzte.

Wenn mich heute jemand fragt, wie viel ich in meinen schlimmsten Zeiten gewogen habe, antworte ich immer: »Mein niedrigstes Gewicht waren 42 Kilo. Aber die hatte ich nicht so lang und die hat man mir auch nicht angesehen. Ich war nie wirklich mager.« Und das sage ich, weil ich das wirklich glaube. Ich vergesse dabei, dass ich mich nur durch meine Augen gesehen habe. Ich weiß nicht, ob andere dies so unterzeichnen würden oder ob sie es ganz anders empfunden haben. Und während ich die vielen Jahre, die ich um die 46 Kilo wog, jedes Mal in Tränen ausbrach, weil ich trotz der Anzeige auf der Waage nur Fett im Spiegel sah, dachten andere sicherlich, dass ich immer noch viel zu dünn war.

Das Gewicht markiert in meinen Augen übrigens einen weiteren Unterschied zwischen einem an Magersucht erkrankten Teenager und einem magersüchtigen Erwachsenen. Ich zumindest habe nur Teenager kennengelernt, deren Gewicht lebensbedrohlich war. Bei den Frauen Mitte zwanzig und aufwärts hätte man auch denken können, dass sie einfach sehr schlank sind und gute Gene haben. Das heißt nicht, dass es nicht auch erwachsene Magersüchtige gibt, deren Gewicht lebensbedrohlich ist. Mitnichten! Es gibt aber dazu Aussagen von Fachärzten, dass eine Magersucht bei Erwachsenen eben oft erst sehr spät bis gar nicht erkannt wird, weil sie nach wie vor nur mit dem Gewicht gleichgesetzt wird.

Picture Me

Rein logisch muss mir klar gewesen sein, dass ich nicht dick war. Weil ich diese Rückmeldung ständig bekam und die Kleidergrößen eines Kindes trug. Aber ich habe das nicht gesehen, wenn ich in den Spiegel schaute. Ich habe es nicht erkannt, wenn ich an mir herunter guckte. Mein Hirn hat es nicht sehen wollen, damit ich weiterhin etwas hatte, worauf sich meine Aufmerksamkeit richten konnte. Wäre ich zufrieden mit meiner Figur gewesen, hätte ich mich mit dem eigentlichen Problem beschäftigen müssen. Die Sicht auf meinen Körper wurde irgendwann zu einer Notwendigkeit, um überhaupt so weiterleben zu können.

Um sicherzugehen, dass andere mich nicht anlogen, wenn sie sagten, dass ich nirgendwo abnehmen müsse, und um die Kontrolle über mein Körperbild zu behalten, begann ich, meinen Körper zu fotografieren. Und damit war ich nicht allein. Nicht ohne Grund posten etliche Magersüchtige Bilder von ihrem Körper auf sogenannten Pro-Ana-Seiten im Netz. Das Ana steht für Anorexie und auf sogenannten Pro-Ana-Seiten stacheln sich Betroffene gegenseitig zum radikalen Abnehmen an. Sie erheben Magerkeit zum Schönheitsideal und motivieren zum Nachahmen und Durchhalten. Sie suggerieren dabei ein gefährliches Wirgefühl, das Betroffene davon abhalten kann, sich gegen ihre Krankheit zu stellen.

Magersüchtige wissen demnach vermutlich schon, dass sie auf diesen Bildern dünn sind. Anderenfalls würden sie sie ja nicht veröffentlichen. Dieses Phänomen habe ich persönlich allerdings auch nur bei minderjährigen Magersüchtigen wahrgenommen. Von erwachsenen Frauen, wie ich sie war, habe ich damals nie derartige Bilder auf Pro-Ana-Seiten entdeckt (von Männern im Übrigen auch nicht). Sie versuchen, es eher zu vertuschen. Ich habe mir zwar solche Seiten angesehen, aber meine Fotos nie veröffentlicht. Ich habe sie nur für mich zur Kontrolle gemacht.

Wie kann man sich zu dick finden und im Spiegel einen Fleischberg sehen, dann aber Fotos von sich ins Netz stellen? Das ist eines der Mysterien einer Magersucht, und ich kann das nicht erklären. Ich kann es nur vermuten: Es geht darum, in einer Sache richtig gut zu sein und dafür die Anerkennung von anderen zu bekommen. Und diese bekommt man dann wohl in den einschlägigen Foren.

Letztlich besteht das oberste Ziel eines Essgestörten darin, seinen Körper zu züchtigen und daraus Selbstbestätigung zu ziehen, weil er sie an keiner anderen Stelle aus seiner Person und seinem

Handeln ziehen kann. So zumindest war es bei mir, auch wenn ich niemandem diese Fotos zeigte und das Fotografieren schnell wieder sein ließ, weil es mich nicht befriedigte. Dennoch war ich immer auf der Suche nach Anerkennung für meinen Körper und freute mich am meisten, wenn es hieß, ich sei zu dünn. Auch wenn ich das natürlich niemals glaubte. Damit reduzierte ich mich selbst auf das, auf das ich mich eigentlich nicht reduzieren lassen wollte.

Ich wollte Reaktionen auf meine Figur, und ich bekam sie. Ich brauchte sie, aber zugleich störten und beleidigten sie mich. Denn eigentlich suchte ich nach Liebe und wollte, dass man mich mochte, so wie ich war. Leider bot ich davon aber nichts an, es blieb also oft nur beim Äußeren, das beurteilt werden konnte. Und damit schuf ich mir selbst besagtes Hamsterrad und verbaute mir den Weg aus diesem Kreislauf heraus. Ich war süchtig nach dem Gefühl, dass mein Körper mich zu etwas Besonderem machte, und doch konnte ich ihn und die gesuchte Bestätigung nicht ertragen.

In Bezug auf Männer nahm das später anstrengende Züge an. Ich habe häufig das Kompliment bekommen, eine tolle Figur zu haben. Komischerweise habe ich immer Männer kennengelernt, die genau auf das standen, was ich unter größter Anstrengung repräsentierte. Eine schmale, kindhafte Frau. Anders kann ich mir sonst nicht erklären, warum mein Körper immer wieder Thema war. Sogar ohne dass ich das anstieß. Das Thematisieren meiner Figur und die Anerkennung dafür haben leider dazu beigetragen, dass ich in meinem Käfig blieb. Ein ungesunder Kreislauf. Denn die Komplimente waren einerseits meine Luft zum Atmen, aber zugleich nahmen sie mir diese auch. In meiner konfusen Gedankenwelt bedeutete das, dass ich so schlank bleiben musste, wollte ich die männliche Anerkennung nicht verlieren. Ich hatte mir selbst ein Gefängnis errichtet.

Egal ob Foto oder Spiegel, ich fand mein Abbild schrecklich. Und zwar so grauenvoll, dass ich ständig bei meinem eigenen Anblick weinte. Wenn ich heute zurückschaue, muss ich sogar zugeben, dass meine Unzufriedenheit mit abnehmendem Gewicht stieg. Ich konnte noch so dünn sein, mein Antlitz brachte mich zum Heulen. Auch das verdeutlicht das Suchtpotenzial und die Frustration, die mit einer Magersucht einhergehen und das eigene Selbstbild immer wieder drangsalieren. In den eigenen Augen ist man nie dünn genug. Man hat sich nie genug im Griff, nie genug angestrengt, um zu erreichen, was man will. Es gibt immer andere, die dünner sind. So sah ich es. Ob sie es wirklich waren, wird mir immer ein Rätsel bleiben, denn ich sah mich ja nur aus meinen Magersuchtsaugen.

Nicht mehr nachzuvollziehen ist für mich heute auch, dass ich unter keinen Umständen unattraktiv sein wollte und trotzdem immer weiter abnehmen wollte. Ich empfand die Figuren meiner lebensbedrohlich untergewichtigen Mitpatientinnen in der Klinik nicht als schön und deshalb auch nicht als erstrebenswert. Und dennoch kapierte ich nicht, dass auch ich so aussehen würde, wenn ich immer weiter abnahm. Klar, ich sah mich viel dicker, als ich tatsächlich war, und war in meinen Augen damit weit von dieser nicht begehrenswerten Figur entfernt, aber genau das ist der Knackpunkt. Eine Magersüchtige sieht bei einer anderen Magersüchtigen tatsächlich, wie sie aussieht, nur bei sich selbst erkennt sie es nicht. Die eigene Wahrnehmung ist derart gestört, dass man sich selbst sogar dicker empfindet als jemand, der etliche Kilogramm mehr auf die Waage bringt.

Ich war zum Glück nie an dem Punkt, lebensbedrohlich mager zu sein, und kann deshalb nicht sagen, ob ich es überhaupt bemerkt hätte, wenn ich meine Attraktivität verloren hätte. Deshalb kann ich heute auch nicht sagen, was ich gemacht hätte, wenn es so gewesen wäre, dass mir mein Umfeld nicht mehr die gewünschte Bewunderung für meine Figur entgegengebracht hätte, sondern mit Entsetzen und Besorgnis reagiert hätte. Und ich meine damit nicht Freunde und Familie, sondern Menschen, die ich während meiner Essstörung kennenlernte.

Da ich mich selbst, ob Foto oder Spiegel, nie außerordentlich schön fand, habe ich die meisten Bilder gelöscht und es gibt insgesamt nur wenige Fotos von mir aus der Zeit der Essstörung. Auch heute noch tue ich mich mit Fotos von mir schwer und das wird vermutlich immer so bleiben. Das kennen wohl viele, dass man sich von der besten Seite präsentieren möchte. Ich fühle mich nach wie vor selten gut getroffen. Und das ist mir nach wie vor nicht egal.

Wenn ich mir die übrig gebliebenen Fotos von meinem abgekämpften oder aufgeblähten Körper heute ansehe, erfasst mich eine gewisse Beklommenheit. Und nicht nur mich. Als ich die Bilder beim Schreiben dieses Buches herauskramte und sie meinem Freund zeigte, wollte er sie nicht sehen. Nicht, weil er kein Interesse an meiner Geschichte hat, die ihn lange genug noch in Teilen begleitete, sondern weil es ihn schmerzt, mich so zu sehen. Ich kann das verstehen, denn auch in mir zieht sich beim Anblick dieser Bilder inzwischen alles zusammen. Zwar nicht deshalb, weil ich finde, dass ich zu dünn war, sondern weil alle mit dieser Zeit verknüpften Gefühle wieder hochkommen. Und dann frage ich mich: Wie hast du das so lange ertragen? Aber ich habe es ja nicht ertragen. Ich versuchte, mich Hals abwärts so wenig wie möglich anzugucken. Auf der anderen Seite konnte ich mich aber auch nicht völlig ignorieren, ich musste schon schauen, dass ich nicht plötzlich über Nacht aus dem Leim gegangen war. Und dann stand ich da und heulte und konnte nicht mehr weggucken. Keine Ahnung, was ich von mir erwartete.

Kontrolle ist alles

Objektiv habe ich natürlich gespürt, dass meine Knochen hervorstehen, aber ich habe sie, wenn ich vor dem Spiegel stand, nicht gesehen. Mein Fokus lag auf Fettpolstern, die gar nicht da waren. Auf wabbeligen Stellen. Dabei handelte es sich allerdings nicht um Fett, sondern um Haut.

Für mich war diese in meinen Augen schwabbelige Haut, auch wenn es sie genauso wenig gab wie irgendwelche Fettpolster, ekelig. Ja, ich habe mich phasenweise vor meinem eigenen Körper geekelt. Ich wollte ihn nicht anfassen, ich wollte ihn nicht sehen und ich wollte ihn vor allem nicht haben. Mein Körper war mein Feind. Und dafür bestrafte ich ihn jeden Tag aufs Neue.

Weil ich das Fotografieren bald wieder aufgab, habe ich mir ein anderes Instrument gesucht, um die Überwachung meines Körpers fortzusetzen. Ich habe mich jeden Tag vermessen. Eine Waage hatte ich zum Glück nicht, wog mich aber später regelmäßig bei Freunden. Waagen führen noch heute bei mir zu leichten Schweißausbrüchen. Meine tägliche Waage war ein Maßband. Ursprünglich nutzte ich es zum Nähen. Nun hatte es eine neue Bestimmung und hieß »Kontrollbändchen«. Jeden Tag maß ich meinen Taillen-, Bauch-, Hüft- und Oberschenkelumfang. Und das mehrmals am Tag! Als ob Gefahr bestand, dass sich an den Maßen stündlich etwas ändern könnte. Mir gab es jedoch, genau wie der rigide Umgang mit Essen, eine gewisse Sicherheit. Ich konnte eingreifen. Und genau das tat ich, sobald sich etwas an diesen Werten nach oben bewegte. Ich habe ständig irgendwelche Zettel beschrieben, die am Ende ganze Bücher gefüllt hätten. Es hat nicht viel gefehlt und ich hätte daraus ein Diagramm erstellt.

Außerdem habe ich im Laufe meiner Essstörung kleine, ich würde fast sagen, Zwänge ausgebildet, die mir ebenfalls eine gewisse Sicherheit in Bezug auf meinen Körper gaben.

So hatten beispielsweise meine Beckenknochen, meine Oberarme und Schlüsselbeine eine Art Ankerfunktion für mich, wie für andere ein kleiner Stein, den sie zur Beruhigung in ihrer Hand halten. So konnte ich nur einschlafen, wenn ich den Druck meiner Beckenknochen in meinen Handflächen spürte. Wenn ich auf dem Bauch lag, gaben mir die in meine Hände bohrenden Knochen ein beruhigendes Gefühl. Außerdem war es meine Methode, mich selbst zu spüren. Obwohl dies nicht selten dazu führte, dass ich taube Handflächen bekam. Das verstärkte noch das Taubheitsgefühl, das ich ohnehin schon als eine Begleiterscheinung der Mangelernährung hatte. Ebenfalls hatte ich aufgrund des stets latenten körperlichen Schmerzes eine Schonhaltung eingenommen, die bestimmte Nerven (Triggerpunkte) abdrückte. Das habe ich allerdings erst Jahre danach von einem Osteopathen erfahren. Damals vermuteten die Ärzte als Grund dieser Taubheitsgefühle Lebensmittelunverträglichkeiten und ich wurde diversen Tests, zum Beispiel einem Gluten- und Fructoseunverträglichkeitstest, unterzogen. Meinem damals neuen Hausarzt habe ich nie von der Magersucht erzählt. Weil ich vermeiden wollte, dass immer alles auf meine Essstörung geschoben wird. Helfen konnte mir deshalb keiner.

Genauso wie mit den Beckenknochen verhielt es sich mit meinen Schlüsselbeinen. Wenn ich spürte, dass sie wie Griffe deutlich hervorstanden, gab mir das ein Gefühl von Sicherheit. Ebenso war es mit dem kleinen Knochen auf dem Schulterblatt. Der stach auch hervor. Das hat mich beruhigt. Sobald einer dieser Knochen jedoch nicht wie gewohnt zu sehen oder zu spüren war, verfiel ich in Panik und das war ein Grund zum Heulen.

Viel schlimmer noch war es mit meinen Oberarmen. Ich war beruhigt, solange ich mit einer Hand meine Oberarme komplett umfassen konnte. Und trotzdem fand ich meine Oberarme zu fleischig. Heute schaffe ich es nicht mehr und ich weiß, dass es auch nicht erstrebenswert ist, wenn meine kleine Hand meinen Oberarm komplett umschließen kann. Und dennoch bekomme ich noch heute einen kleinen Schreck, wenn ich merke, dass es nicht mehr geht.

Gerade in der Anfangszeit meiner Genesung machten es mir meine verschwindenden Knochen oder die an Umfang gewinnenden Oberarme schwer. Als ich merkte, dass der Bauch immer weiter vortrat und die Beckenknochen dadurch immer weniger zu sehen waren, habe ich wieder geheult. Nicht mehr so viel und mit fortschreitender Zeit immer weniger, aber es muss auch für meinen Freund eine anstrengende Zeit gewesen sein und ich bin froh, dass es unsere Beziehung nicht zerstörte.

Verzweiflung pur!

Ich habe einen Eintrag aus meinem Kliniktagebuch gefunden, der verdeutlicht, warum ich mich mit aller Gewalt an meine Figur klammerte und einen solchen Horror vor einer Gewichtszunahme hatte.

10.03.2009
Warum klammere ich mich so sehr an die Figur?
Was wäre, wenn ich mehr wäre? Warum habe ich solche
Angst zuzunehmen? Was denke ich würde sich ändern,
wenn ich mehr wiege und sich meine Figur verändert? War
ich früher glücklicher, als ich mehr war?

Ich war auch früher schon unglücklich und habe mich
zurückgezogen und kaum noch etwas außer Haus unter-
nommen, als ich etwas mehr gewogen habe, und habe Angst,
dass es wieder so wird und ich dadurch vereinsame.
Ich bin der Meinung, dass man es leichter hat, wenn man
schön und schlank ist, und habe Angst, noch mehr leisten
zu müssen, wenn ich nicht mehr schlank bin.
Ich habe Angst, nicht mehr schön zu sein und dadurch we-
niger aufzufallen und nichts Besonderes sein zu können.
Ich habe Angst, so wie ich bin, niemanden faszinieren zu
können und deshalb mit der Figur nachhelfen zu müssen.
Ich habe Angst, mich selbst ekelig zu finden und dass ande-
re das auch tun.
Ich habe Angst, noch weniger Selbstbewusstsein zu haben
und dann noch weniger sein zu können, wie ich eigentlich
bin.
Ich habe Angst, nicht mehr attraktiv zu sein.
Ich habe Angst, noch weniger essen zu können, was ich gern
möchte, weil ich wieder auf meine Figur achten muss.
Ich habe Angst, dass ich dadurch unglücklich werde, denn
ich sehe, dass es dickere Menschen nicht einfach haben.
Ich möchte einfach eine tolle Figur haben.

Wie weit meine Verzweiflung meinen Körper betreffend damals ging, verdeutlicht auch Folgendes. Als sich mein Gewicht nach meinem Gewichtstiefpunkt wieder bei circa 46 Kilo eingependelt hatte, war ich darüber so verzweifelt, dass ich ernsthaft daran dachte, mein seit der Schulzeit mühsam angespartes Geld für eine Fettabsaugung zu verwenden. Ich hatte sogar schon Kliniken recherchiert. Letztlich bin ich diesen Schritt nicht nur aus Angst davor nicht gegangen. Der Hauptgrund war, dass ich den Anspruch an mich hatte, es selbst zu schaffen. Ich musste ja nur wieder weniger essen.

Was meinen Wunsch, meinen Körper immer schlanker zu machen, unaufhörlich anstachelte, war der Vergleich mit anderen. Ich habe mich nicht selten dabei ertappt, dass ich dachte, dass ich nicht so schlimm dran sei wie andere Essgestörte. Weil ich noch nicht so lebensbedrohlich dünn war. Heute weiß ich, dass das nicht die Quintessenz einer Magersucht ist. Eine Essstörung beginnt im Kopf und macht sich an anderen Dingen bemerkbar: an den Gedanken, dem Essverhalten und den damit verknüpften Zwängen. Und vor allem daran, dass diese Gedanken die gesamte Zeit in Anspruch nehmen. Ich habe mir die gleichen und genauso viele Gedanken gemacht wie andere Essgestörte. Ich habe genauso zwanghaft Kalorien gezählt. Ich bin ebenso in ein Karussell gestiegen, aus dem ich nicht mehr aussteigen konnte. Und trotzdem war die Tatsache, dass ich nicht so ausgezehrt war wie andere, etwas, das mich unterschwellig belastete. Ich glaubte, dass mir jemand die Magersucht absprechen könnte, nur weil ich kein lebensbedrohliches Gewicht hatte. Nicht, weil ich wollte, dass man sie mir ansieht. Sondern weil ich befürchtete, dass man mir unterstellen könnte, sie mir nur ausgedacht zu haben.

Wann ist eine Frau eine Frau?

Neben diesen typischen Entwicklungen für eine Magersüchtige in Bezug auf ihren Körper hatte ich auch aus anderen Gründen ein Problem damit, eine Frau zu sein. Und dies hat mit Rollenbildern zu tun. Ich versuchte unbewusst, alles Weibliche von mir fernzuhalten. Damit meine ich nicht nur Körperliches, sondern auch so bezeichnete »weibliche« Eigenschaften.

In dem Videoclip »Be a Lady they said«[8] von Camille Rainville und Paul McLean wird in einer Aneinanderreihung von Erwartungen eindrücklich dargestellt, wie ausufernd und widersprüchlich das Idealbild einer Frau ist.

Hier heißt es frei und gekürzt übersetzt: Deine Klamotten sind zu eng. Zeig nicht so viel Haut. Sei nicht so aufreizend, das könnte Männer zu sehr verführen. Aber bitte sei sexy. Trage Absätze, aber keine Jogginghose. Sei nicht zu dick, aber auch nicht zu dünn. Iss auf. Nein, iss lieber nicht so viel. Du musst abnehmen, damit du in deine Klamotten passt. Sei leicht und klein und zierlich, aber bitte trotzdem feminin. Rasiere und waxe dich. Bräune deine Haut und bitte behellige niemanden mit Dehnungsstreifen. Straffe deine Bauchmuskeln, entferne Falten, lass Busen, Po und Lippen aufpolstern. Aber bitte bleibe natürlich. Sei du selbst, sei echt und selbstbewusst. Und vor allem unangestrengt.

Trage Make-up. Kaschiere deine Fehler und betone deine Vorzüge. Dein Haar ist zu lang. Nein, das ist zu kurz. Und die grauen Haare lassen dich alt aussehen. Du solltest jung, jugendlich und alterslos wirken. Denn Frauen werden nicht alt. Alt ist hässlich. Und wer mag schon hässlich.

---

8 »Be a Lady They Said«, Words: Camille Rainville, Narrator: Cynthia Nixon, Director: Paul McLean, Producer: Claire Rothstein, unter: www.paul-mclean.com/film

Sei rein und sprich nicht über Sex. Flirte nicht und hab keinen Sex mit zu vielen Männern, sonst bist du eine Schlampe. Aber bitte sei nicht so prüde und verklemmt. Sei erfahren und hab Spaß. Lächle mehr. Sei unschuldig. Nein, sei schmutzig.

Sprich nicht zu laut und nicht zu viel. Achte auf deine Haltung. Sei nicht so unglücklich, nicht so zickig, nicht emotional. Weine, schreie und fluche nicht. Sei passiv, gehorsam und gefällig. Ach und beschwere dich bloß nicht. Verschenke dich nicht. Aber bitte erfülle jegliche Wünsche. Halte deinen Mann bei Laune und mache den Haushalt. Das ist dein Job. Sei eine gute Ehefrau und schenk ihm Kinder. Du willst keine Kinder und nicht seinen Namen annehmen? … »Sei einfach eine Lady.«

Einfach ist das bei all diesen Klischees und Erwartungen aber gar nicht. Was soll man denn nun? Ja, diese Worte verdeutlichen, wie schwer es in unserer Gesellschaft für Frauen ist, ihren Platz zu finden. Und ich glaube, dass es auch Männern mit den Rollen, die sie heute alle erfüllen sollen, oft nicht anders ergeht. Ich jedenfalls habe sehr lange gebraucht, mich von derartigen Klischees frei zu machen und meinen Platz als Frau oder als Mensch zu finden.

Neben der Tatsache, dass ich es lange fast als quälend empfunden habe, eine Frau zu sein, waren vor allem die Rollenbilder in meinem sozialen Umfeld wegweisend für mich.

Frauen waren für mich das schwache Geschlecht. So wie ich aufwuchs, hatten Frauen aus meiner Sicht nicht viel zu melden. Sie ertrugen Situationen und verzichteten auf ihre Bedürfnisse. Dieses Bild kristallisierte sich während meiner Essstörung zunehmend als etwas heraus, das ich keinesfalls wollte. Körperliche und charakterliche Eigenschaften einer Frau lehnte ich deshalb ab. Das passte nicht zu meinem Idealbild. Ich wollte sein wie die

Männer, die ich in meinem Leben kennengelernt hatte: stark, hart und unkaputtbar. Denn das war es, was ich meiner Meinung nach zum Überleben brauchte. Die Männer meiner Familie hatte ich als die Bedeutenden kennengelernt, die ihre Meinung sagten und durchsetzten. Dass dies nicht gleichbedeutend war mit seelischem Wohlbefinden, wusste ich nicht. Das wurde weder gezeigt, noch wurde darüber gesprochen.

Ich aber stand zunächst auf der anderen Seite. Machte mich klein, ordnete mich unter und fühlte mich damit immer weniger existent. Als mich dieses Verhalten meine zweite Beziehung kostete, entschied ich, etwas zu ändern. Die Essstörung half mir dabei. Zumindest gab sie es vor, denn natürlich konnte ich mich nicht von jetzt auf gleich ändern. Ich blieb innerlich die Sensible, Zurückhaltende, während ich nach außen vorgab, abgehärtet und unverwüstlich zu sein, wie ich es Männern unterstellte.

Auch ein weiblicher Körper symbolisierte für mich Schwäche und Unzulänglichkeit. Bei meinem zweiten Klinikaufenthalt erlitt ich deshalb in der Körpertherapie fast einen Nervenzusammenbruch, als man mich wohlgesinnt darauf hinwies, dass ich weibliche Rundungen hätte.

In der Körpertherapie wurden verschiedene Ansätze verfolgt, die uns dabei helfen sollten, unseren Körper zu akzeptieren und zu erkennen, dass wir ein völlig trügerisches Bild von uns selbst hatten. In einer dieser Sitzungen sollten wir uns gegenseitig sagen, was wir am Körper des anderen schön fanden. Ziel war es, uns zu vermitteln, dass die Schönheit im Auge des Betrachters liegt und dass andere an uns Dinge schön finden, die wir selbst verabscheuen.

Wir standen zu dritt nebeneinander vor einem riesigen Spiegel, weshalb der Raum an ein Ballettstudio erinnerte. Die Situation war ohnehin schon schwer erträglich für mich, weil ich mich frontal und in Gänze sehen musste, was ich sonst vermied. Und so standen wir da und die beiden anderen Mädchen, die ich sehr mochte, zählten auf, was sie an meinem Körper schön fanden: meine weiblichen Formen und meine Beine, dass ich Brüste hatte (ein paar Jahre später sah das dann übrigens anders aus) und eine frauliche Silhouette. Dass ich außerdem ein schönes Gesicht, ausdrucksvolle Augen, tolle Haare und weiche Haut habe, registrierte ich nur noch halb. Ich hatte mich an den für mich niederschmetternden »weiblichen Rundungen« festgebissen. Ich brach in Tränen aus und konnte mich überhaupt nicht mehr beruhigen. Das führte wiederum zu großer Betroffenheit und Bestürzung bei meinen Leidensgenossinnen, da sie mir keinen Kummer bereiten, sondern etwas Freundliches hatten sagen wollen. Ich jedoch betrachtete es damals nicht als schön, wenn eine Frau Brüste hat. Oder dass es attraktiv ist, eine Taille und runde Hüften zu haben. Für mich waren das Merkmale, die ich keinesfalls haben wollte, weil sie mich eindeutig als Frau klassifizierten.

Ich strebte stattdessen die Statur eines Jungen an: androgyn, schmal (und durchtrainiert). Mal abgesehen davon, dass gar nicht jeder Mann so aussieht. Aber ich hatte mich für dieses Bild entschieden, so wollte ich aussehen. Es nervte mich deshalb total, dass ich einen Körperbau hatte, der dem entgegenstand. Und als mir das quasi bestätigt wurde, brach eine Welt in mir zusammen.

Doch ich rebellierte nicht nur gegen die körperlichen Merkmale, sondern gegen alles, was in meinen Augen eine Frau ausmachte, ob bestimmte Charaktereigenschaften oder Vorlieben. Zum Beispiel sich die Wohnung kuschelig und verspielt zu gestalten, kam für mich nicht mehr infrage. Alles, was annähernd kitschig war, flog raus. Ich reduzierte meinen Hausstand auf das Nötigste. Meine Wohnung war klar und spärlich eingerichtet und es gab kaum Klimbim. Männer, die ich kennenlernte, haben mir nicht nur einmal gesagt, dass meine Wohnung gar nicht »typisch Frau« sei. Mich hat das total gefreut. Das war ein Kompliment, das ich annehmen konnte, weil es zu meinem Idealbild passte. Ja, ich war lange stolz darauf, Vorlieben und Eigenschaften zu haben, die ich Männern zuschrieb. Und deshalb war ich wahnsinnig erpicht darauf, dass sie auch wahrgenommen wurden. Und wenn Männer sie erkannten, war das wie eine Aufnahme in die Männerwelt für mich. So kurios und unverständlich das auch klingt, solche Dinge gaben mir damals tatsächlich Selbstwertgefühl.

Meine Weiblichkeit mit Kleidung auszudrücken und zu betonen, kam für mich ebenfalls nicht infrage. Ich war froh, als ich irgendwann kaum noch Brust hatte und alles so schön flach an mir herunterfiel. Ich trug Röhrenjeans, Shirts und fette Boots. Ich habe mich zwar auch mit Kleidung ausgedrückt, besaß allerdings wenig davon und noch dazu kaum ein Kleid oder einen Rock. Röcke und Kleider zog ich ohnehin nie an. Auf diesen vermeintlich männlichen Pragmatismus war ich stolz.

Den Unterschied zwischen Frau und Mann macht natürlich nicht die Anzahl der Klamotten aus. Sich seine vier Wände behaglich zu gestalten, ist gleichfalls nichts Geschlechtsspezifisches, sondern hat etwas mit persönlichen Vorlieben zu tun. Und auch das Ablehnen von Kleidern und Röcken bedeutet nicht, dass man nicht dennoch weiblich aussehen kann. Aber ich habe lange so gedacht.

Was am Ende zählt

Dass letztlich diese Nebensächlichkeiten nicht darüber entscheiden, weshalb Menschen zusammenfinden und weshalb man einen Menschen mag, kam mir nicht in den Sinn. Dass es nicht mit meiner Attraktivität zu tun hat, wie viele Paar Schuhe ich besitze und wie ich meine Wohnung einrichte, hat lange gebraucht, um in meinem Hirn anzukommen. Letztlich waren das ja umgedreht auch nicht die Faktoren, die einen Mann oder generell einen Menschen für mich interessant machten. Ich habe mir lange nicht überlegt, dass ein Mensch einfach nur Eigenschaften und Vorlieben an einem anderen mag und dass diese nicht nur einem Geschlecht zugeordnet werden können. Letztendlich geht es doch um Individuen und es kommt darauf an, womit man sich wohlfühlt. Egal, ob das nun vermeintlich weiblich oder männlich ist. Denn gerade diese Unterteilung ist oft sehr klischeebehaftet.

Wie schön, dass ich das jetzt anders sehe. Deshalb gerate ich heute bei meinem Anblick nicht mehr in Panik und heule auch nicht mehr los. Ich schaue zwar nach wie vor nicht allzu oft in den Spiegel, aber mein Körper ist nicht mehr mein Feind und der Spiegel entsprechend genauso wenig. Klar registriere ich auch weiterhin Körperstellen an mir, die ich gern anders hätte. Aber ich kann darüber hinwegsehen. Denn ich habe begriffen, dass mein Aussehen nur ein Teil meiner Persönlichkeit ist und vor allem, dass kleine Veränderungen an meinem Körper anderen nicht mal auffallen. Es nimmt mir eine enorme Last von den Schultern, dass ich mich nicht mehr unter allen Umständen in einen Körper hineinpressen will, dessen Alter und dessen physiognomische Voraussetzungen ich nicht erfülle. Und je leichter diese Last wird, desto mehr Energie habe ich für andere Dinge. So kann ich meinen Körper heute recht liebevoll betrachten.

Die eine oder andere Eigenart ist dennoch geblieben. So schaue und fühle ich immer noch nach meinen Beckenknochen, ertappe mich dabei, wie mein Blick unter der Dusche zu meinen Hüften wandert oder wie ich meine Handflächen darauflege und nach ihnen fühle. Das ist zu einem Automatismus geworden. Es beruhigt mich nach wie vor.

Wenn mir dieser Spleen bewusst wird, ist es inzwischen ein komisches Gefühl, dass ich mich auf diese Weise meines Körpers versichere. Denn es kommt aus einer zum Glück immer fremder werdenden Welt.

Mittlerweile sehe ich mich, meinen Körper, meine Eigenschaften und Vorlieben als ein Ganzes. Denn meine Figur steht nicht mehr symbolisch für wünschenswerte Eigenschaften. Und wenn ich doch mal wieder einen schlechten Moment habe, in dem ich alles auf meine Figur abwälzen will, rufe ich mir einen Satz meines Ex-Freundes in Erinnerung: »Du bist keine elf mehr, also musst du auch nicht den Körper einer Elfjährigen haben.«

Recht hat er. Ich bin längst eine erwachsene Frau und darf auch den entsprechenden Körper haben. Ja, heute bin ich stolz, eine Frau zu sein und einen weiblichen Körper zu haben. Und ich habe entschieden, dass ich meinen Begriff von Weiblichkeit ganz nach meinen Vorstellungen definiere, denn ich habe keine Lust mehr, mich in Klischees pressen zu lassen beziehungsweise solche selbst anzustreben. Ich bin ich. Und seit ich das begriffen habe, muss ich mich gegen nichts vermeintlich Weibliches mehr auflehnen. Also: Klischee ade! Be the woman you want to be not you should be.

Mit gutem Motto voran

Als ich bereits auf dem Weg der Genesung war, haben mir einzelne Sprüche geholfen, die ich wie ein Mantra innerlich heruntergebetet habe. Ein Spruch lautete: »Eine Frau ohne Bauch ist wie ein Himmel ohne Sterne.« Oder auch die bereits erwähnte Aussage, dass ich als Frau nicht mehr den Körper eines Kindes haben muss.

Mir hat aber auch geholfen, dass sich mein Körper nicht über Nacht veränderte, sondern ganz langsam nach und nach. Und natürlich das Gefühl, dass mich mein Freund mit ein paar Kilo mehr genauso attraktiv findet. Aber vor allem ist es das Wissen, dass ich nicht nur aus meinem Körper bestehe. Ohne diese Einsicht wäre alles andere nicht möglich gewesen und es zeigt, dass man sich nur selbst aus der Krankheit befreien kann.

Unbefriedigt

Beziehung und Sexualität waren bei mir mit unbefriedigten Gefühlen und Sehnsüchten verwoben und standen meinem Wunsch nach Unabhängigkeit entgegen. Denn Autonomie und Selbstbestimmung bedeuteten für mich nicht, mein Leben nach meinen Vorstellungen zu gestalten, sondern, mir meine Essstörung und die daraus erwachsenen Zwänge nicht nehmen zu lassen. Das wiederum stand dem Wunsch nach Zweisamkeit entgegen. Hinzu kam meine Selbstwahrnehmung, die ebenfalls Beziehungen und Sexualität erheblich beeinflusste, weil sie es mir unmöglich machte, meinen sehnlichsten Wunsch nach einer funktionierenden Partnerschaft zu erfüllen. Ich stand mir und einem potenziellen Liebesglück selbst im Weg.

Partner – was?

Was eine Beziehung für mich eigentlich bedeutet, diese Frage konnte ich lange nicht beantworten. Das ist auch der Grund, weshalb es so lange nicht funktionierte. Selbstverständlich gab es einige Gründe, die zur damaligen Zeit schwerwiegend waren und alles andere als realistisch. Ich wünschte mir den Prinzen auf dem weißen Pferd, der mich vor mir rettet. Auch wenn ich das niemals zugab. Der Knackpunkt war, dass ich unglücklich mit mir war. Wenn man eine Beziehung allerdings nur führt, um nicht einsam zu sein, weil man nicht allein sein und sich selbst nicht lieben kann, kann das zumindest in meinen Augen keine gute und gesunde Paarsituation ergeben.

Heute basiert eine Beziehung für mich auf ganz vielen Faktoren. Auf Vertrauen und Ehrlichkeit. Sie bedeutet, miteinander zu lachen und zu weinen, und damit nicht nur die kritischen, schlimmen, hässlichen und schmerzlichen Erlebnisse miteinander zu teilen, sondern sich gemeinsam schöne Momente zu schaffen. Partnerschaft heißt für mich, etwas von dem anderen zu wollen, ohne ihn zu überfordern. Sie funktioniert für mich, wenn man zusammen sein und Zeit gemeinsam genießen möchte, dabei dem anderen dennoch Freiräume für die persönliche Entfaltung lässt. Beziehung bedeutet für mich Entwicklung, Kompromisse einzugehen und miteinander und aneinander zu wachsen. Sie benötigt für mich heute außerdem das beidseitige Talent, sich konstruktiv streiten zu können. Das geht allerdings nur, wenn man sich gegenseitig respektiert und sich die Meinung sagen kann, ohne sich dabei zu verletzen. Dass dies hin und wieder dennoch passiert, ist unvermeidlich, weil Menschen nun mal nicht perfekt sind. Trotzdem bringt es nichts, immer alles auf sich zu beziehen und die Verbindung deshalb ständig infrage zu stellen. Liebe bedeutet für mich gegenseitige Wertschätzung und Zusammenhalt, ohne sich dabei selbst und gegenseitig einzuengen. Partner sollten auf einer Stufe stehen. Elementar für eine Beziehung ist deshalb, dass man sich selbst liebt und reflektiert.

Natürlich zeigt diese Liste, dass ich auch noch heute viele Erwartungen an eine Partnerschaft habe. Mit dem Unterschied, dass ich weiß, dass so etwas ein Prozess ist. Ein gemeinsamer Weg, auf dem man sich gegenseitig und sich selbst nicht aus den Augen verlieren darf. Ich würde mich heute nie mehr selbst für den anderen aufgeben und ich würde ihm auch keine Rolle vorspielen, nur weil ich denke, ihn anders nicht halten zu können.

Faktisch wünschte ich mir all dies damals schon von einer Beziehung, war aber nicht in der Lage, sie zu leben, geschweige denn, mich in ein Gleichgewicht zu bringen und damit einer Partnerschaft den Raum zu geben, den sie braucht. Denn ich wusste nicht, wer ich war, noch war ich glücklich mit mir selbst. Ich konnte also gar keine gemeinsame Ebene mit einem Gegenüber erreichen, weil ich mich von vornherein drei Stufen unter ihn stellte. Ich habe einen Mann als das Maß der Dinge hingenommen, ihn aber andererseits für kleinste Verstöße gegen meinen Wünsche-Kodex schnell disqualifiziert und von mir gestoßen.

Die Sucht nach Ablehnung

An dieser Stelle will und muss ich fürs Verständnis von einer Beziehung erzählen, die prägend für meine jahrelangen Misserfolge war, weil sie zeitlich mit meinem Eintritt in die Magersucht zusammenfiel und weil ich darin einem aus meiner Kindheit vertrauten Muster folgte. Einem Schema, das mir keine Angst machte, auch wenn es wahnsinnig verletzend war. Es war letztlich ein emotionaler Mangel aus meiner Kindheit, der dazu führte, dass ich offen für diese Form von Beziehung war, weil sie in mir bekannte Emotionen auslöste.

Diese Beziehung hielt nur knapp ein Jahr. Mit Unterbrechung, denn es gab zwei offizielle Trennungen. Die erste nach nur ein paar Monaten, die zweite, als ich zum ersten Mal wegen der diagnostizierten Magersucht in der Klinik war. Danach war ich noch drei weitere Jahre tief in diese Liebe verstrickt.

Ich erwähnte bereits, dass ich mich nach meinem Studienwechsel in einen Mann verliebte, an dem ich mich ziemlich abarbeitete. Er wirkte zunächst sehr stark, unabhängig und unnahbar auf mich. Das faszinierte mich. Denn das erinnerte mich an jemanden. An meinen Vater. Natürlich war mir dieses Muster damals nicht bewusst.

Es war schnell klar, dass wir uns beide anziehend fanden und doch fußten bereits unsere Anfänge auf sehr unsicherem Grund. Er sagte mir, dass er eigentlich keine feste Beziehung wollte. Damit hatte er mich bei den Hörnern gepackt, denn unterbewusst triggerte das meine Erfahrungen, mich für etwas, das ich unbedingt wollte, anstrengen zu müssen. Es kam deshalb für mich nicht infrage, das Ganze lieber gleich sein zu lassen, und so schlitterte ich in eine gefährliche Suchtbeziehung.

Wir kamen zusammen, und wir nannten es Beziehung. Dass ich ihn damit extrem unter Druck setzte, merkte ich nicht. Dass unsere Partnerschaft deshalb dennoch keiner Beziehung glich, verdrängte ich. Ich wollte ihn sehen, ich wollte seine Nähe, ich wollte ihn spüren, ich wollte etwas mit ihm unternehmen, ich wollte mich mit ihm unterhalten und ich wollte hinter seine Fassade blicken. Denn so langsam wurde mir klar, dass seine raue Art auch nur eine Maske war, hinter der sich ebenfalls Unsicherheit und Verletzlichkeit verbargen. Er hingegen wollte seine Freiräume, denn Beziehung machte ihm Angst und er wollte nicht, dass ihn jemand durchschaute. Und doch konnte er meinem unerschütterlichen Glauben an unsere Verbindung nicht widerstehen. Aber je näher ich ihm kam, desto mehr entzog er sich mir. Das führte dazu, dass ich ständig auf ihn wartete. Anstatt meine Zeit mit Freunden zu verbringen, wartete ich auf seine Anrufe. Denn wenn wir uns sahen, hatten wir eine sehr intensive Zeit, die mich alles andere verdrängen ließ. Dann gab er mir das Gefühl, etwas ganz Besonderes zu sein. Er sagte das auch immer. Und das war es dann auch, was mich dazu veranlasste, an ihm kleben zu bleiben. Ich wollte diejenige sein, für die es sich lohnte, endlich eine Beziehung einzugehen. Ich wollte ihm glauben. Und deshalb verdrängte ich, dass mir diese Art von Beziehung nicht guttat.

Nach nur wenigen Monaten versuchte mein Freund, mir Gründe zu geben, die Beziehung zu beenden. Vielleicht, weil er es selbst nicht schaffte? Er schob mich immer mehr von sich weg. Ich war wahnsinnig verletzt und doch veranlasste mich auch das nicht, ihm den Laufpass zu geben. Ich redete mir ein, dass er einfach nur Angst hatte und ich diejenige war, die ihm diese Angst nehmen konnte. Schließlich übernahm er den Schritt dann doch selbst. Er trennte sich. Ich verlangte eine Erklärung und die bekam ich auch. Er wollte keine Regeln und Verbindlichkeiten und schon gar nicht sich verbiegen. Ich war am Boden zerstört. Ich hatte ihn nicht halten können. Die bereits im Anflug befindliche Essstörung schlug nun richtig zu.

Hätte ich die Trennung akzeptiert, wäre ich vielleicht glimpflicher davongekommen, doch wir hatten trotz Trennung weiterhin Kontakt und irgendwann, ich weiß nicht mehr genau wann, lief unsere Beziehung weiter. Aber etwas war anders als zuvor. Ich steckte inzwischen mitten in der Essstörung und spielte eine Rolle. Ich sagte ihm nicht mehr, dass ich ihn sehen und Zeit mit ihm verbringen wollte. Ich zeigte ihm nicht mehr, dass es mich verletzte, wenn er Treffen ausschlug und sich dann tagelang nicht meldete. Ich machte mit. Und das Kuriose war, dass er mir dadurch näherkam. Schließlich gestand er mir seine Liebe und sagte, dass er es ernsthaft mit einer festen Beziehung versuchen wolle. Er stellte mich seiner Familie vor und fuhr ein paar Tage mit mir in Urlaub, was er noch nie zuvor mit einer Frau gemacht hatte. Ich konnte mein Glück kaum fassen und doch traute ich dem Ganzen nicht. Zu Recht. Auch wenn es mir damals nicht so bewusst war, sah ich das Ende überall lauern. Deshalb war ich einmal mehr der Meinung, so sein zu müssen, wie ich glaubte, dass er es wollte. Bloß nicht wieder die sensible, fordernde Frau sein. Bei ihm war es wahrscheinlich nicht anders. Auch er spielte mir etwas vor. Und genau das war es, was unsere Beziehung weiterhin belastete: Keiner war mehr der, der er eigentlich war. Er verbog sich für mich, ich mich für ihn. Ich schlüpfte für ihn immer wieder in die Rolle der demütigen Frau, was ich abgrundtief hasste, ihm aber nicht zeigen wollte.

Dieses Wechselbad der Gefühle habe ich ausgehalten, weil ich bereits die Essstörung hatte, die inzwischen auch diagnostiziert war. Er wusste davon und gab sich wirklich Mühe. Um ihm eine Freude zu machen und seinen Erwartungen zu entsprechen, aß ich mit ihm. Aber nur mit ihm. Und doch war das für uns beide keine leichte Angelegenheit. Er musste entscheiden, was gegessen wurde, denn ich selbst hätte nie gesagt, lass uns etwas essen. Das war natürlich eine extreme Belastung. Ich wälzte alle Verantwortung auf ihn ab und merkte nicht, dass ich einem Muster folgte, was uns und unserer Verbindung gar nicht half.

Eine Beziehung kann so nicht funktionieren. Abermals war es mein Freund, der eher bereit war, das zu erkennen. Er trennte sich erneut von mir, als ich das erste Mal in der Klinik war. Meine Reaktion auf diese Trennung ist wie ein schwarzes Loch für mich. Ich weiß nicht mehr, wie es sich für mich angefühlt hat. Ich glaube, ich war unbeteiligter als beim ersten Mal. Weil ich insgeheim bereits jeden Tag mit dieser Hiobsbotschaft gerechnet hatte. Tränen hatte ich auch keine mehr. Die hatte ich bei der ersten Trennung bereits alle vergossen und zudem die Erfahrung gemacht, dass sie niemand sehen wollte. Deshalb sagte ich meinen Freunden anfangs auch nichts von der erneuten Trennung. Ich wollte Kommentare wie »Haben wir dir ja gleich gesagt« nicht hören.

Nach der zweiten Trennung kamen wir nie wieder zusammen und doch war unsere Verbindung noch lange nicht beendet. Im Gegenteil. Wir trafen uns weiterhin. Nun fast regelmäßiger als davor. Ich kann das auch logisch erklären. Mein Freund hatte seinen Standpunkt klar vertreten und sich damit jeglicher Verbindlichkeit entzogen. Ich schluckte das und stellte keine Ansprüche mehr. Die Essstörung leistete ganze Arbeit. Ich tat so, als sei ich fein damit. Ich mimte die Unverwüstliche und doch quoll mir aus jeder Pore die Verletzung über meinen Misserfolg. Warum ich dachte, dass ich mich selbst austricksen konnte, weiß ich nicht mehr. Denn mal ehrlich, meine Bedürfnisse nach Nähe und Verbindlichkeit verflüchtigten sich ja nicht automatisch, nur weil wir es nun Freundschaft nannten. Allein meine Essstörung gab mir die Möglichkeit, all die verletzenden Gefühle abzuspalten.

Es gab natürlich auch Phasen, in denen wir weniger Kontakt hatten, weil er eine neue Freundin hatte. Und ich unternahm mehrere Versuche, mich emotional von ihm loszusagen, doch ich schaffte es lange nicht. Immer wenn ich den Versuch unternahm, gab er mir wieder Hoffnung, dass wir irgendwann noch einmal eine Chance haben könnten. Zu viel Hätte-wäre-wenn, aber darauf sprang ich jedes Mal wieder an.

Den von meinem Umfeld – und später auch von mir – so lang erhofften Cut vollzog ich erst, als ich das Hätte-wäre-wenn begriff. Da war endlich Schluss für mich, es machte klick. Ich wollte mich nicht mehr an jemanden binden, der mir immer nur etwas in Aussicht stellte.

Sogar als ich den Kontakt dann wirklich abbrach, reagierte er noch so. Sinngemäß: Er verstünde meine Entscheidung. Auch wenn es traurig sei, müsse ich mein Leben leben und vielleicht sei irgendwann er es, der auf mich warten würde.

Das löste endlich ein sehr klares Gefühl in mir aus. Ich war wütend. Auf ihn und auf mich. Endlich! Es fiel mir nach langen Extrarunden wie Schuppen von den Augen, dass ich circa vier Jahre meines Lebens mit einer Person verbracht hatte, die mir schnell, wenn auch nicht deutlich zu verstehen gab, dass wir keine gemeinsame Zukunft hatten. Zumindest nicht die, die ich mir wünschte.

Wenn ich heute darauf zurückblicke, macht es mich nachdenklich und traurig. Denn heute sehe ich zwei unsichere Menschen. Und ich sehe mich, die ich mich damals in eine Idee verrannt hatte. Ja, ich war in ein Idealbild von einem Menschen verliebt. Das klingt hart und ich sage damit nicht, dass es keine Liebe, sondern Einbildung war. Nein, ich liebte meinen damaligen Freund ernsthaft und doch war mir schnell klar, dass wir nicht zueinanderpassten, weil wir völlig unterschiedliche Wünsche an eine Partnerschaft hatten.

Ich verteufele diese Beziehung heute dennoch nicht. Ich kann zwar nicht sagen, dass ich dankbar für diese Erfahrung bin, aber mir ist bewusst, dass ich ohne sie heute an einem anderen Punkt stehen würde. Und das meine ich nicht negativ. Denn im Prinzip hat mir dieser Mann bereits gezeigt, dass meine Tendenz, mich unterzuordnen, gar nicht gefordert, nicht einmal gewünscht wird. Im Prinzip konfrontierte er mich mit meinen eigenen Problemen, sodass ich gezwungen war, etwas dagegen zu tun. Und auch wenn ich mit der Essstörung zunächst den falschen Weg wählte, hat mich dieser letztlich ans Ziel gebracht. Zu mir selbst.

Keine Beziehung ist auch keine Lösung

Trotz dieser schmerzhaften Erfahrung, die meinem ohnehin angeknacksten Selbstbewusstsein einen empfindlichen Schlag verpasst hatte, sehnte ich mich nach nichts mehr als nach einer Beziehung. Und deshalb begann ich irgendwann, erneut zu suchen. Und auch wenn diese Versuche lange Zeit alle fehlschlugen, war es gut, dass ich die Suche niemals aufgab. Denn wie sonst hätte ich lernen können, etwas anders zu machen? Sie waren mein Spielfeld, dessen Regeln ich mit jedem gescheiterten Versuch besser verstand.

Ich wünschte mir jemanden, der mich so liebte, wie ich war. Der mir die Nähe und Geborgenheit geben konnte, nach der ich mich sehnte. Vorausgesetzt, ich wäre bereit gewesen, mein Leben mit jemandem zu teilen. Kompromissen gegenüber war ich anfangs jedoch nicht aufgeschlossen, denn dafür hätte ich von der Essstörung abrücken müssen.

Dennoch ist erstaunlich, dass ich zu keiner Zeit so häufig angesprochen wurde wie in den vier Jahren, nachdem ich mich endlich von dieser für mich destruktiven Liebe frei gemacht hatte und mein Glück auf dem Singlemarkt erneut versuchte. Ich wurde allerdings auch nie so häufig wieder gehen gelassen. Die Männer bemerkten nach einer gewissen Zeit natürlich, dass hinter meiner taffen Fassade etwas ganz anderes steckte. Sie kapierten schnell, dass sie mit mir nicht die lockere Beziehung würden führen können, die ich ihnen anfangs in Aussicht stellte. Dass ich im Prinzip auch gar keine lockere Partnerschaft führen wollte, steht auf einem anderen Blatt. Krass, wenn ich mir heute vergegenwärtige, dass ich entgegen meiner eigentlichen Bedürfnisse etwas suggerierte, nur um einem Mann zu gefallen. Bloß nicht zeigen, wer ich glaubte zu sein: ein Niemand. Zwar faszinierte ich viele Männer anfangs mit meiner kühlen Distanz, wenn ich jedoch merkte, dass sie im Begriff waren, meine Maske zu lüften, schlug ich fast jeden Mann mit unbewussten Verhaltensweisen in die Flucht. Damit war meine Welt wieder in ihrem skurrilen Gleichgewicht, denn ich hatte mir bewiesen, dass ich es nicht wert war.

Und das lief immer ähnlich ab. Ich traf einen Mann, dem ich gefiel und den ich anziehend fand. Meist waren es Männer, die nichts Festes suchten oder bei denen ich das Gefühl hatte, um sie kämpfen zu müssen. Ich weiß nicht, ob es nur mein Gefühl war oder ob sie das tatsächlich von mir erwarteten. Um Zuneigung und Wertschätzung buhlen zu müssen, war für mich jedenfalls etwas Vertrautes. Die Männer, die ich traf, suchten jedoch eine Frau, die ihre eigene Meinung hatte und wusste, was sie wollte. Also habe ich genau das vorgegeben. Natürlich wurde dieses Spiel irgendwann durchschaut. Und was ist das für eine Basis, wenn man bereits mit falschen Vorspiegelungen einsteigt?

Bei den ersten Treffen ging es meistens darum, was man sich von einer Beziehung wünscht und was man nicht möchte. Ich habe bei diesen Gesprächen beispielsweise immer kategorisch ausgeschlossen, je eine Familie gründen zu wollen. Ich dachte, es würde Männer entspannen, wenn ich sie nicht gleich festnageln wollte. Ich gab auch vor, total locker zu sein und viel Zeit für mich zu brauchen. Mal abgesehen davon, dass dies in Bezug auf die Essstörung auch stimmte, wollte ich im Grunde alles andere als das. Ich wollte viel Zeit mit meinem Schwarm verbringen. Aber ich war überzeugt, dass es meine Chancen schmälerte, würde ich das offen ansprechen. Ich begriff nicht, dass es aber genau darauf ankam, die Dinge beim Namen zu nennen, und verstand das von mir losgetretene Spiel nicht. Statt meine Wünsche zu thematisieren, ließ ich mich wieder und wieder wie ein Ball herumschubsen. Ich wartete darauf, dass mir der Mann eindeutige Signale gab, die aber oft nicht kamen. Das war natürlich frustrierend. Dass es auch an mir lag, wenn sich ein Mann eine Weile nicht meldete, weil ich ihm suggeriert hatte, dass ich das gar nicht wolle, habe ich nicht bedacht. Selbst die Tatsache, dass keine Reaktion ebenso bedeuten konnte, dass der Mann kein weiteres Interesse an mir hatte, bewirkte bei mir nicht, dass ich die Sache einfach abhakte. Ich brauchte eine klare Zurückweisung, damit meine Weltordnung wieder im Lot war und ich weitermachen konnte.

Wenn ein Mann weitergehendes Interesse bekundete, gab ich die Coole, die bereit war, alles mitzumachen. Ich fuhr spontan irgendwohin mit, fühlte mich dann aber extrem unwohl, weil derartige Aktionen bedeuteten, dass ich meine Essstörung überspielen und so tun musste, als sei alles in Butter. Mal abgesehen davon, dass ich am Anfang eines Techtelmechtels niemandem auf die Nase gebunden habe, dass es mich nur im Doppelpack mit einem Problem gab.

Mit der Zeit – nach ein paar Tagen, manchmal auch ein paar Wochen, später sogar nach Monaten – merkten die Männer fast alle, dass ich ein Problem mit Essen hatte. Am Anfang war es immer so: Wenn ich jemanden datete und der Wunsch nach einem gemeinsamen Essen aufkam, machte ich anstandslos mit. Ich erwähnte, dass mir die Essstörung durchaus peinlich war oder zumindest etwas, womit ich nicht gleich hausieren ging, weil ich dachte, dass es meine Chancen zusätzlich verschlechterte. Ob es tatsächlich so gewesen wäre? Ich habe es nie ausprobiert. Aber ich war davon überzeugt, dass ein solcher »Makel« bei vielen Menschen Fluchtgedanken auslöst. Ich beschloss deshalb, dass dies kein Thema für ein erstes Date war. Ich hatte zudem lange die Hoffnung, dass die Essstörung ganz von allein wieder verschwindet, wenn ich nur den Richtigen finde. Denn das hätte bedeutet, dass ich es gar nicht hätte offenbaren müssen. Zudem testete ich die Männer lieber erst, ob es sich überhaupt lohnte, meine Essstörung für sie aufzugeben. Hinzu kam, dass gemeinsames Essen natürlich etwas Verbindendes ist. Etwas Schönes, was man gemeinsam zelebrieren möchte. Auch hier saß ich dem Vorurteil auf, dass Männer keine Frauen mögen, die nur in ihrem Salat herumstochern. Ich dachte, sie mögen Frauen, die ordentlich Appetit haben und so richtig genießen können. Ich machte also mit, auch wenn ich es nicht genießen konnte. Währenddessen sausten mir die Kalorientabellen durchs Hirn und mein schlechtes Gewissen überschlug sich. Danach musste ich mich dann selbstverständlich für den »Ausrutscher« bestrafen.

Wenn die Liebelei dabei war, etwas verbindlicher zu werden und das bedeutete, dass man öfter zusammen aß, wurde es problematisch für mich. Ich stand vor der Wahl: »Problem benennen« und mich angreifbar machen oder weiter so tun, als sei nichts und mich damit selbst erniedrigen.

Die Entscheidung lag klar auf der Hand. Bei Typen, bei denen ich merkte, dass es nichts wird, habe ich die Essstörung gewinnen lassen. Ich wurde dann zickig, wenn es ums Essen ging, oder knallte die Magersucht gleich auf den Tisch. Nach dem Motto: Ach übrigens, ich habe eine Essstörung. Komm klar damit. Kommst du nicht? Okay, dann tschüss.

Komischerweise war es mir an der Stelle nicht peinlich, meine Krankheit zu offenbaren. Weil bereits klar war, dass wir uns ohnehin nicht wiedersehen würden, und weil ich annahm, dass mein Eingeständnis das sichere Aus bedeutete, was ich anders nicht herbeiführen konnte. Weil ich zu feige war, einfach zu sagen, ich möchte nicht. Bei Männern, die mir ab einem gewissen Punkt mehr bedeuteten, bin ich zaghafter vorgegangen, sie wollte ich ja nicht verscheuchen. Und doch habe ich mich ständig gefragt: Wann sagst du es? Wie sagst du es? Sagst du es überhaupt oder lässt du ihn es selbst herausfinden?

Der springende Punkt ist jedoch ein anderer: nämlich das, was man in einer Beziehung tatsächlich sucht, und was man nur vorgibt zu suchen. Ich frage mich heute manchmal, ob einige dieser Affären anders verlaufen wären, wenn ich von vornherein ausgesprochen hätte, dass ich nach etwas Beständigem suchte. Wenn ich mich gleich mit meiner ganzen Bedürftigkeit offenbart hätte. Ich denke, ja. Zumindest hätte ich mir viel Kummer erspart, denn es hätte augenblicklich die Spreu vom Weizen getrennt.

Neben den uneingestandenen Wünschen und dem Thema Essen war auch meine Figur eine große Hürde in Sachen Beziehung. Ich brauchte die Anerkennung der Männer, weil ich sie mir selbst nicht geben konnte, und bemühte mich dafür um einen Körper, den ich von Natur aus gar nicht hatte. Denn ich ging davon aus, dass Männer ausschließlich mein Äußeres toll fanden. Heute finde ich es unbegreiflich, dass ich damals einerseits bei meinem Anblick heulte, von anderen aber dachte, dass sie mich nur wegen meines Aussehens mögen.

Später, nachdem ich einige Jahre Therapie hinter mir hatte und dabei war, mein Selbstwertgefühl langsam aufzubauen, habe ich die Erfahrung gemacht, dass ich neben den Rastlosen auch emotionale Blutsauger anzog. Männer, die gerade selbst dabei waren, sich zu finden. Sie merkten schnell, dass sie offen mit mir sprechen konnten, denn ich konnte wertvollen Input geben, den ich mir in der jahrelangen Therapie und Auseinandersetzung mit mir selbst erarbeitet hatte. Inzwischen war mir bewusst geworden, dass es eine meiner Stärken ist, Menschen zuzuhören, mit ihnen gemeinsam über den Tellerrand zu blicken und Problemlösungsstrategien zu entwerfen. Leider war mein Verständnis von ausgleichender Gerechtigkeit noch nicht so entwickelt. Ich gab, er nahm. Ich freute mich, dass ich ihm helfen konnte, und merkte nicht, dass das nicht ausreichte, um eine Beziehung aufzubauen. Dass mich das allein noch nicht zu einer potenziellen Partnerin machte.

Diese Männer dockten an mir an, zogen wahnsinnig viel Energie von mir ab, und sobald es ihnen besserging, war die Luft raus. Damit hatte ich trotz einiger Fortschritte wieder das Gefühl, nicht auszureichen. Glücklicherweise war ich aber bereits ein Stück weiter und war einfach nur verärgert. Wütend, dass ich immer wieder auf die gleichen Sachen hereinfiel. Denn nach einer solchen Erfahrung dauerte es eine Weile, bis ich meinem Schwimmring wieder die richtige Menge Luft zugeführt hatte. Und dann kam der nächste Mann, an dem ich mich in ähnlicher Weise abarbeitete. Diese jahrelang sich wiederholenden Erfahrungen waren extrem kräftezehrend.

Später ging es mit meinem Selbstwertgefühl aber immer schneller voran und ich war in der Lage, eigenmächtig die Reißleine zu ziehen. Wenn ich merkte, dass meine und die Vorstellungen des Mannes von Gemeinsamkeit auseinandergingen, handelte ich und nahm mich damit endlich selber ernst. Der Schwimmring hatte ein Loch bekommen, ich war allerdings schneller fähig, es zu stopfen.

Auch wenn es den Eindruck erweckt, ich war damals nicht komplett beziehungsunfähig. Aber es hätte sehr viel Verständnis und

Rücksichtnahme von einem Mann erfordert, mit meiner Erkrankung umzugehen. Das will und kann nicht jeder. Und das ist auch okay.

Your Sex is not on fire

Sexualität ist für mich ein wichtiger, wenn auch nicht der wichtigste Bestandteil einer Beziehung. Mein Umgang damit und meine Gefühle dazu während und nach der Essstörung haben sich jedoch völlig verändert.

Meist sinkt bei einer Magersucht der Spiegel an Geschlechtshormonen, weshalb Betroffene oft das Interesse an Sexualität verlieren. Bei männlichen Magersüchtigen kann das sogar zu Potenzstörungen führen[9]. Auch mir war Sex zu Zeiten meiner Essstörung eigentlich nicht wichtig bis hin zu unangenehm, denn Sex bedeutet, sich selbst zu spüren. Das konnte ich nicht ertragen.

Trotzdem hatte ich Sex. Ich wollte ihn auch. Und ich habe mich nicht dazu gedrängt oder gezwungen gefühlt. Aber ich war nur halb bei der Sache. Sex hatte für mich wenig mit Lust und Genuss zu tun, denn das waren ohnehin Fremdworte für mich. So wie Essen Stress für mich bedeutete, konnte ich auch Sex nicht genießen. Denn Lust und Genuss sind an Gefühle gekoppelt, die ich bevorzugt umging. Und auch das hatte seine Gründe.

Ich war ein unsicherer Mensch. Und um diese Unsicherheit zu überspielen, war ich extrem kontrolliert. Kontrolle bedeutet aber

---

9   »Magersucht: Anzeichen, Ursachen, Behandlung. Die Essstörung Magersucht (Anorexia nervosa) führt zu teils gefährlichem Untergewicht. Mehr zu typischen Symptomen und zur Therapie« von apotheken-umschau.de, Redaktion: Dr. med. Irmela Manus, aktualisiert am 23.04.2019

im Umkehrschluss, nicht loslassen zu können. Schlecht, wenn man guten Sex haben möchte, bei dem man sich fallen und gehen lassen kann. Das kam nicht infrage, denn ich wollte um nichts in der Welt die Kontrolle abgeben. Über meinen Körper durfte nur die Essstörung bestimmen.

Außerdem konnte ich mit schönen Empfindungen nicht mehr umgehen und vermied sie deshalb lieber. Denn auch Emotionen beeinflussen die Kontrolle. Deshalb gab ich auch beim Sex die Kontrolle über mich und meinen Körper niemals ab, sondern konzentrierte mich stattdessen auf die andere Person. Gut für sie, schlecht für mich. Das bedeutete, dass ich überhaupt nicht darauf bedacht war, meine Bedürfnisse zu befriedigen. Sex war für mich deshalb eher eine Challenge. Genauso wie bei einer Beziehung legte ich mich ins Zeug, damit der andere zufrieden war. Weil ich damals dachte, dass ich jemanden mit tollem Sex an mich binden könnte. Dass zu einer Beziehung aber weitaus mehr gehört und ich damit lediglich diejenigen etwas länger an mich band, die vor allem auf Sex aus waren, sah ich nicht.

Was Intimität ebenfalls erschwerte, war die Tatsache, dass ich mich selbst gar nicht spüren wollte. Ich wollte meinen Körper nicht nackt zeigen und hätte ihn am liebsten versteckt. Aber auch hier verstellte ich mich. Ich entblätterte mich, als ob es für mich nichts Leichteres gebe, und versuchte das Unmögliche: mich dabei nicht zu sehen oder gar zu spüren. Dass ich eigentlich nur physisch anwesend war, ist krass. Heute unvorstellbar, wie anstrengend es war, beim Sex nur zu überlegen, wie ich aussehe, ob mein Gegenüber mich überhaupt schön findet, meine Brüste nicht zu schlaff sind und mein Bauch nicht zu dick. Und was noch viel krasser ist, dass ich mich selbst überging. Ich lieferte mich den Blicken, den Berührungen, den Empfindungen aus, die ich suchte und doch nicht ertragen konnte.

Ich war also auch in den intimen Momenten nur mit mir selbst beschäftigt. Sex haben, sich dabei aber nicht spüren wollen, ist ein Ding der Unmöglichkeit. Sexualität war für mich deshalb lange Zeit etwas, das mir persönlich überhaupt nichts brachte. Erst später lernte ich langsam loszulassen. Und erst, als der Kontrollverlust für mich nichts Lebensbedrohliches mehr war, konnte ich mich allmählich fallen lassen, und ich ahnte, was ich lange verpasst hatte.

Mut ist der erste Schritt zur Veränderung

Das alles zeigt, welche komplizierten Erwartungen ich in dieser Zeit an eine Partnerschaft stellte. Nicht zuletzt, dass mich jemand rettet. Ich wollte das Gefühl haben, dass es sich lohnt, für den Mann meine Essstörung aufzugeben. Dass ich damit den zweiten vor den ersten Schritt tun wollte, habe ich zum Glück irgendwann verstanden. Denn auch der Wunsch, von jemanden gerettet zu werden, weil man es selbst nicht schafft, hat etwas mit der eigenen Wahrnehmung zu tun. Mit diesem Ansinnen machte ich mich nur noch kleiner, als ich mich ohnehin schon fühlte. Eine derartige Bedürftigkeit kann allerdings kein anderer stillen. Wie hätte ein Mann meinen Topf, der über Jahre ausgetrocknet war, mit seiner Liebe und Zuneigung füllen können? Und genau deshalb scheiterten meine Versuche, eine neue Beziehung einzugehen. Erst als ich begann, selber den Topf mit Nachsichtigkeit, Geduld und Liebe zu füllen, hat es funktioniert. Nicht von jetzt auf gleich, sondern in vielen kleinen Schritten und manchem Rückschritt.

Die Beziehungsversuche haben daraufhin an Qualität dazugewonnen. Denn dank der Therapie und zunehmender Selbstreflexion änderte sich mein Selbstwertgefühl und damit beschritt ich auch einen neuen Weg in Richtung Zweisamkeit. Ich lernte mich neu kennen, ergründete meine Wünsche und erkannte so, welche davon überhaupt von einer anderen Person erfüllt werden konnten. Ich lernte meine Sehnsüchte so weit wie möglich allein zu stillen und mein Gegenüber dadurch nicht von vornherein zu überfordern. Ich übte, mich und meine Wünsche ernst zu nehmen und für sie einzustehen. Und ich nahm meine Mitmenschen ebenfalls als Individuen mit Bedürfnissen wahr. Und so habe ich trotz all dem Kummer, den mir die missglückten Versuche bescherten, viel über mich gelernt. Insgesamt, aber auch in bestimmten Momenten, an die ich mich noch gut erinnere, weil sie etwas in mir losgetreten haben.

Einer dieser Momente war, als mich eine Affäre fragte, warum ich über mich spräche wie über eine Fremde. Das erinnerte mich an eine Situation während meiner Therapie, in der mir mein Therapeut spiegelte, dass ich über meine Magersucht spräche, als würde sie nicht zu mir gehören. Je länger ich darüber nachdachte, desto klarer wurde mir, was dahintersteckte. Wenn ich so tat, als würde die Essstörung nicht zu mir gehören, musste ich auch nichts dagegen tun. Und ähnlich war es, wenn ich mich verbal von mir distanzierte, dann bekam mein Gegenüber das Gefühl, dass ich mich selbst nicht ernst nahm. Diese Erkenntnis brachte mich dazu, mein Verhalten zu ändern, denn ab sofort stolperte ich jedes Mal, wenn ich im Begriff war, mich verbal von mir abzugrenzen.

Es gab noch etliche dieser Aha-Momente, die im Endeffekt dazu führten, dass ich mein Verhalten änderte, dadurch liebevoller mit mir umging und schließlich auch viel zufriedener war.

Inmitten dieses Lernprozesses und auf meinem Weg zu mir selbst begegnete mir ein Mann, der die Flinte nicht sofort ins Korn warf und bei dem ich etwas anders machte als zuvor. Ich bin heute noch mit ihm zusammen.

Als Erstes versteckte ich meinen Wunsch nach Verbindlichkeit nicht mehr. Ich stand offen zu meinen Gefühlen und Bedürfnissen. Wir wissen zwar heute beide nicht mehr, wann genau ich ihm von meiner Essstörung erzählte, aber es war ziemlich am Anfang und ich allein hatte den Zeitpunkt gewählt. Ich war ehrlich. Das Tolle war seine Reaktion. Er reagierte gelassen und gab mir zu verstehen, dass es okay ist. Er war nicht geschockt oder fiel in Mitleid. Er fragte nach, interessierte sich aber auch für alle anderen Ebenen meines Ichs. Das Gefühl, dass er mich auch mit diesem Rucksack attraktiv fand und die Essstörung auch nur als Rucksack empfand, war ungewohnt, aber gut. Das Wissen, mich nicht weiter verstecken zu müssen, nahm unendlich viel Druck von mir. Das Empfinden, so akzeptiert zu werden, wie ich war, gab mir die Kraft für alles Weitere. Und damit meine ich nicht die Liebe, sondern den Umgang mit der Unsicherheit, die mit der Abkehr von der Essstörung einherging.

Was mich im Nachhinein ebenfalls sehr beeindruckt und mir damals wirklich geholfen hat, war sein normaler Umgang mit Essen. Er veranstaltete trotz der Kenntnis meiner Symptomatik keinen Ententanz wegen mir. Er schränkte seine Lust am Essen und Kochen nicht ein und überließ mir die Entscheidung, ob ich mitaß oder nicht.

Durch meine Offenheit wurde es möglich, von meiner Essstörung abzurücken und ihn dafür näher an mich heranzulassen. Was nicht heißt, dass ich sofort gesund wurde. Es hat noch lange gedauert, bis ich den Punkt erreicht habe, an dem ich heute stehe. Und das meine ich nicht nur in Bezug aufs Essen, sondern auf alles, was mich ausmacht.

Die Entwicklung liegt im Neinsagen

Klar habe ich mich am Anfang der Beziehung teilweise noch in meinen alten Mustern bewegt. Doch mein Freund war bereit, die vielen Unsicherheiten, mit denen ich ihn anfangs konfrontierte, nicht als Zumutung zu bewerten, sondern als das, was es war: mein Versuch, meinen eigenen Weg zu finden. Auch für ihn war ich am Anfang die Starke, um mich kurze Zeit später in bestimmten Situationen unterzuordnen. Zum Glück habe ich das schnell bemerkt und entschieden, dass ich es endlich anders machen will. Das war eine Herausforderung, aber es hat sich gelohnt. Meinem Freund rechne ich es hoch an, dass er meine fortwährende Veränderung akzeptiert hat.

Ein für mich wichtiger Schritt und eine harte Probe für unsere Beziehung war, dass ich nun auf einem eigenen Standpunkt beharrte, was zu einigen Streitsituationen führte. Es mag komisch klingen, dass ich an einer Beziehung die Auseinandersetzungen hervorhebe, aber letztlich ist das ein enorm wichtiger Punkt. Denn eine Meinungsverschiedenheit setzt voraus, dass zwei Menschen offen miteinander sind. Und das war für mich eine bedeutsame Wendung. Meiner Ansicht nach ist es elementar für jede Beziehung, dass man mit seinen Gedanken und Gefühlen akzeptiert wird, auch wenn das nicht bedeuten muss, dass beide immer einer Meinung sind.

Noch zu Beginn unserer Beziehung war es so, dass ich ein schlechtes Gewissen hatte, sobald mein Freund sauer war. Egal, ob es überhaupt etwas mit mir zu tun hatte oder nicht. Ich konnte nur einfach seinen Missmut nicht ertragen, und es fiel mir schwer, derartige Momente auszuhalten. Denn Streit war bei uns zu Hause nie konstruktiv gewesen, weshalb Streit lange für mich etwas existenziell Bedrohliches hatte. Ich machte es so, wie ich es gelernt hatte: Ich setzte nach einer Auseinandersetzung alle Hebel in Bewegung, dass wir uns schnell wieder vertrugen. Ich lenkte ein, selbst wenn eine Entschuldigung von der anderen Seite hätte kommen müssen. Ich hatte Angst, dass die Beziehung anderenfalls beendet würde. Damit nahm ich mir den Raum, auch mal wütend oder sauer zu sein. Zum Glück wurde mir dann klar, dass die Angst, eine Beziehung würde an einer Meinungsverschiedenheit zerbrechen, etwas mit meiner Vergangenheit zu tun hatte. Da man jedoch in der Kindheit erlerntes Verhalten nicht von jetzt auf gleich ablegen kann, hat es noch eine Weile gedauert, bis ich diese Angst verlor und mich anders verhalten konnte. Dabei geholfen hat natürlich, dass mein Partner nicht im Geringsten daran dachte, unsere Verbindung wegen jeder kleinen Meinungsverschiedenheit zu beenden.

Trotzdem verlief meine Veränderung auch hier in kleinen Schritten. Phasenweise sah Streit bei uns auch so aus, dass ich bis aufs Blut diskutierte und unbedingt wollte, dass mein Gegenüber meine Sicht der Dinge versteht. Auch dabei habe ich etwas an mir festgestellt, was ich von früher kannte und überhaupt nicht mochte. Mein Verhalten erinnerte mich an meine Mutter, die nach einem Streit mit meinem Vater vor der Tür stand, hinter der er sich verschanzt hatte, und auf ihn einredete. Ich fand das damals so demütigend. Und nun machte ich es genauso. Diese Erkenntnis war bitter. Aber wie alle unerfreulichen Einsichten war es der Schritt auf die nächste Stufe.

Polemisieren finde ich nach wie vor nicht gut, aber heute weiß ich: Ich habe meine Meinung, er hat seine Meinung und hin und wieder kommen wir eben nicht zusammen. Inzwischen ziehe ich mich auch manchmal aus einer Streitsituation zurück, weil ich weiß, dass es sonst eskaliert, ich aber nicht klein beigeben möchte. Dann grummelt jeder etwas vor sich hin, bis wir uns wieder vertragen. Oft ist es genau dieser Abstand, nachdem ich meinen Gram kurz geäußert habe, statt ihn zu unterdrücken, der mich erkennen lässt, dass auch ich mich nicht ganz korrekt verhalten habe. Manchmal löst sich eine solche Situation inzwischen sogar dadurch auf, dass wir schon während des Meinungswechsels anfangen zu lachen.

Dieser andere Umgang miteinander vermittelt mir zudem das befriedigende Gefühl, dass man Auseinandersetzungen nicht nur übersteht, sondern sie gut und wichtig sind.

Natürlich gibt es auch Meinungsverschiedenheiten, bei denen wir in meinen Augen keine gute Streitkultur an den Tag legen. Momente, in denen wir beide einfach nur voneinander genervt sind, die guten Manieren vergessen und uns sinnlos hochschaukeln. Das Thema Streit wird deshalb weiterhin eine Aufgabe in unserer Beziehung sein. Denn ich empfinde derartiges Streiten nach wie vor als belastend und als eine Gefahr für unsere Beziehung. Aber wir haben schon so viel gemeinsam geschafft, auch das werden wir meistern.

Unser gemeinsames Leben ist seither viel bunter, denn nachdem ich mich traute, meine Meinung zu äußern und mich zu streiten, machte sich meine neue Sicherheit in allen Bereichen des Lebens bemerkbar. Ich bin meinem Freund wirklich sehr dankbar, dass er mir den Raum ließ, meine alten Verhaltensweisen abzustreifen und mich in neuen auszuprobieren. Dafür und für vieles mehr liebe ich ihn.

All dies war nur möglich auf der Grundlage von Vertrauen. Ich hatte anfangs große Probleme, darauf zu vertrauen, dass unsere Beziehung beständig ist. Während ich uns aufgrund von Meinungsverschiedenheiten immer mal wieder infrage stellte, war mein Freund längst damit beschäftigt, konkrete Zukunftspläne zu schmieden. Er wollte sich mit mir zusammen etwas aufbauen, während ich zögerte. So wollte er, dass wir uns zusammen ein Grundstück kauften. Ich fand die Idee schön. Ich hatte mir das auch immer gewünscht, jemand, der seine Zukunft mit mir plant. Aber nun zögerte ich. Ich traute dem Ganzen nicht. Ich dachte, irgendwann ist er eh wieder weg. Diese Möglichkeit besteht theoretisch immer. Es gibt keine absolute Sicherheit, wenn man sich auf einen anderen Menschen einlässt. Und diese Unsicherheit muss mein Partner ja genauso aushalten. Das weiß ich heute. Aber ich weiß auch, dass ich maßgeblich daran beteiligt bin, wie und wohin wir uns zusammen entwickeln, und ich bin ihm dankbar, dass er nicht lockergelassen hat. Das Grundstück und unsere gemeinsamen Projekte haben uns noch einmal anders näher zusammenrücken lassen.

Ich bin mittlerweile überzeugt, dass die vielen, anfangs noch kläglichen Versuche eine Beziehung aufzubauen, mich wahnsinnig viel über mich und meine Art der Kommunikation gelehrt haben. Kommunikation ist entscheidend dafür, ob eine Beziehung (egal ob freundschaftlich, beruflich oder partnerschaftlich) funktioniert und welche Qualität sie hat. Dazu gehört für mich auch, wachsam bei Stolpersteinen zu sein, um auch mit den negativen Aspekten von Kommunikation umgehen zu können. Es fühlt sich so entlastend an, die vielleicht nicht so tollen Seiten einer Beziehung sehen und ansprechen zu können und zugleich die schönen genießen zu können. Ich freue mich, dass ich mich heute in einer Partnerschaft nicht mehr aufgebe, sondern dass beides, Ich und Wir, möglich ist.

Prinzen gibt es nur im Märchen

Lange träumte ich von einem Mann, der mich akzeptierte, wie ich war, der mich mit Liebe überschüttete, meine leeren Tanks flutete, selbst keinerlei Fehler besaß und mich obendrein von meiner Essstörung befreite. Doch Prinzen gibt es nur im Märchen. Erwachsen ist, die Wünsche an sich selbst zu richten. Zum Beispiel: Ich hätte mir gewünscht, dass ich mich schneller von der dysfunktionalen Beziehung lossage. Ich hätte mir gewünscht, dass ich mich selbst mehr geliebt hätte, um auch andere lieben zu können und Liebe zuzulassen. Ich hätte mir gewünscht, dass ich schneller bereit gewesen wäre, meine Freundin, die Essstörung, fortzuschicken, um Platz für einen Mann in meinem Leben zu haben.

Was mir letztlich wirklich geholfen hat und was man als Partner tun kann, ist, geduldig und offen sein. Dass mein Freund mich hat machen lassen. Dass er bereit war, meine Veränderung zu akzeptieren. Natürlich hat mir zu Beginn auch geholfen, dass er mich nicht auf meine Essstörung reduzierte und mir das Gefühl gab, dass ich als Person etwas ganz Besonderes bin. Auch wenn er heute kaum noch alles liest, was ich schreibe, freut er sich über jeden Erfolg, als wäre es sein eigener, und er steht immer hinter mir. Und das tat er von Anfang an. Er brannte mit mir für meine Leidenschaft und half mir so, sie überhaupt ernst zu nehmen. Ich kann also jedem nur raten, der helfen möchte, einer Person mit Essstörung das Gefühl zu geben, sie aufgrund ihrer Persönlichkeit zu lieben. Und dass er ihr Zeit und Raum lässt, alte Verhaltensmuster abzulegen, um gemeinsam einen neuen Weg zu finden. Auch wenn das bedeutet, dass er sich mit verändern muss.

Lasst mich doch einfach in Ruhe

Ebenso diffus wie meine Beziehungsversuche während meiner Essstörung gestalteten sich auch meine Verbindungen zu Freunden und Familie. Sie litten sicher am meisten unter meiner Veränderung. Denn es gab viele Momente, in denen ich am liebsten gebrüllt hätte: »Lasst mich doch einfach in Ruhe«. In denen ich die Tür hinter mir verschloss und nicht wieder herauskam. Zugleich gab es auch immer wieder Situationen, in denen ich merkte, dass mir meine Essstörung eines nicht geben konnte: Liebe! Zum Glück spürte ich das mit der Zeit immer öfter, denn nur so konnte ich mich langsam aus der Einsamkeit, in die mich meine Symptomatik gebracht hatte, wieder herausmanövrieren.

Freundschaft muss nicht perfekt sein, nur echt

Bei meinen Freunden war es irgendwann so, dass ich dachte, ich hätte keine mehr, meine Essstörung sei meine einzige Freundin. Denn von einer Freundschaft wünschte ich mir, so akzeptiert zu werden, wie ich war. Da ich mich jedoch selbst nicht akzeptieren konnte, ging ich davon aus, dass alle anderen es ebenfalls nicht täten. Ich wollte die perfekte Freundin sein und verstand nicht, dass es darauf gar nicht ankommt.

Heute weiß ich, dass bestimmte Freundschaften nicht wegen meiner Essstörung auseinandergingen. Sie drifteten bereits früher aufgrund meiner Selbsterniedrigung auseinander. Meine Symptomatik und mein Rückzug erledigten den Rest.

Fakt ist aber auch, dass ich mit meinen Freunden wahnsinniges Glück hatte, denn im Prinzip haben diese Freundschaften die unterschiedlichen Phasen meiner Essstörung überlebt. Ich bin sogar überzeugt, dass es unsere Freundschaft gestärkt hat, weil wir vieles zusammen durchgemacht haben.

Dieser Freundeskreis entstand mit dem Bachelorstudium. Durch ein gemeinsames Referat lernte ich eine Studentin kennen, mit der ich sofort auf einer Wellenlänge war. Unsere unangestrengte, immer intensiver werdende Freundschaft fühlte sich gut an. Am Ende unseres Bachelorstudiums zogen wir zusammen. Wir studierten den gleichen Masterstudiengang und hatten bald den gleichen Freundeskreis. Denn meine Freundin hatte im Gegensatz zu mir noch viele Freunde aus ihrer Schulzeit, die inzwischen ebenfalls alle in Berlin waren, und so rutschte ich in ihren Freundeskreis hinein. Diese Menschen lernten jedoch eine Person kennen, die es kurze Zeit später so nicht mehr gab. Sie haben meine Essstörung und mehrfache Verwandlung voll miterlebt.

In der Uni, auf die meine Freundin und ich für unser Masterstudium wechselten, wurden wir das »Doppelte Lottchen« genannt. Ich hatte zuvor noch nie so viel mit einer Freundin zusammen gemacht und gelacht. Wir feierten unser neues Lebensgefühl, erzählten einander aber auch unsere Ängste und Wünsche.

Einen ersten Dämpfer erhielt die Freundschaft, als meine Freundin ihren damaligen Freund kennenlernte. Plötzlich waren wir zu dritt in der Wohnung. Ich mochte ihren Freund und ich gönnte ihr dieses Glück, aber irgendwo ganz tief in mir empfand ich eine Art Zurückweisung. Nicht, weil sie einen Freund hatte, sondern weil sie nicht mehr mit mir über Gott und die Welt sprach, sondern mit ihm. Er war nun überall mit dabei, und ich habe mich zunehmend wie das fünfte Rad am Wagen gefühlt. Es ist normal, wenn man frisch verliebt ist, dass man alles zusammen machen will. Das akzeptierte ich, aber für mich entstand ein Ungleichgewicht, denn ich erzählte ihr nach wie vor von mir, aber sie erzählte mir weniger von sich.

Dann verliebte auch ich mich ziemlich schnell und war megahappy, dass sich der Mann meiner Träume für mich interessierte. Ich habe bereits davon erzählt, dass diese Beziehung weniger eine Partnerschaft war, in der ich mich fallen lassen konnte, sondern dass sie das alte Gefühl beförderte, falsch zu sein. Ein steter Wechsel von Nähe und Distanz auf allen Ebenen. In der Folge hatte ich das Gefühl, dass mir alles entgleitet. Und das machte mich traurig. Zu traurig für meine Freunde.

Die Entfremdung von meinen Freunden begann, als sie mir erklärten, dass meine Beziehung und vor allem mein Verhalten nicht gesund seien. Sie konnten nicht verstehen, was ich mir da antat. Ich zweifelte jedoch nicht am Potenzial dieser Liebe, sondern an meinen Freunden. Ich entfernte mich immer mehr von ihnen und klammerte mich an den Versuch, aus einem Beziehungs-Off wieder ein On zu machen. Ich brachte Freunde und meine Beziehung nicht mehr zusammen. Ich erzählte meinen Freunden nicht mehr, dass ich mich noch mit ihm traf. Und wenn sie es doch mitbekamen, habe ich eine rein freundschaftliche Basis vorgetäuscht. Ich bildete mir ein, dass mir das geglaubt würde. Es war jedoch ein unmögliches Unterfangen, aus dieser Beziehung eine Freundschaft zu machen. Ich litt, während mein Freund das, was er nicht wollte, beendet hatte und nur noch das zuließ, was er emotional imstande war zu managen. Ich jedoch verbog mich weiterhin und versuchte, eine andere zu sein als die, die ich war. Auch das registrierten meine Freunde. Doch ich wollte nicht auf sie hören, stattdessen entfernte ich mich von ihnen und flüchtete mich immer mehr in die Essstörung. Meiner Mitbewohnerin fiel das auf, da wir nach wie vor den gleichen Tagesablauf hatten. Sie sprach meine Veränderung immer wieder an, auch wenn zu dieser Zeit niemandem bewusst war, dass ich eine Essstörung hatte. Bei meinen anderen Freunden weiß ich nicht, wann sie davon erfuhren. Ob meine Freundin mit ihnen darüber sprach oder ob sie es irgendwann selbst checkten. Ich war zu diesem Zeitpunkt bereits häufig geistesabwesend. Und das fiel natürlich auf, ich war nicht mehr die spaßige, schlagfertige Person, die sie kennengelernt hatten, sondern ein Häufchen Elend. Selbst wenn ich bei unseren Mädels-Abenden oder in kompletter Runde physisch anwesend war, isolierte ich mich von den anderen. Weil ich mich überhaupt nicht mehr auf das konzentrieren konnte, worüber sich meine Freunde austauschten. Ich war mit meinen Gedanken bei meiner Essstörung.

Ich erwähnte bereits, dass ich mich irgendwann auch räumlich von meinen Freunden isolieren musste, weil Gesellschaft und die Anwesenheit von Essen wahnsinnig anstrengend für mich wurden. Es war kräftezehrend, mein Lügenkonstrukt aufrechtzuerhalten. Irgendwann spitzte sich das Ganze so zu, dass diverse Freundschaften aufs Abstellgleis gerieten. Eigentlich war nur noch meine Mitbewohnerin gewillt, sich mir und meinem Trübsinn zu stellen. Sie geriet immer mehr in Sorge um mich, wovon ich allerdings nichts hören wollte. Denn sie gab mir damit das Gefühl, dass etwas nicht mit mir stimmte. Dass ich nichts mehr unter Kontrolle hatte. Dabei empfand ich genau das, was sie mir als Kontrollverlust erklärte, als das einzige Instrument, das ich noch hatte. Deshalb hielt ich dann auch sie immer mehr auf Abstand. Heute weiß ich, dass ich sie damit verletzte, und wenn ich mir Situationen in Erinnerung rufe, in denen ich ihr einfach die

Tür vor der Nase zumachte, war das nicht das gleiche Verhalten, das ich an meinem Vater früher als so verletzend empfand?

Eine andere Freundin hatte mir hingegen klipp und klar gesagt, dass sie sich ihr neues Glück nicht von meinem niederschmetternden Gemütszustand verderben lassen wolle. Auch sie war frisch verliebt. Natürlich verletzte mich diese Offenheit, und ich zog mich komplett von ihr zurück. Im Nachhinein denke ich, dass diese Erfahrung wichtig war. Denn ich bin davon überzeugt, dass man erst dann etwas verändert, wenn es nicht mehr anders geht. Aus diesem Grund denke ich heute auch, dass ich diese Einschnitte gebraucht habe. Anderenfalls hätte ich nicht gemerkt, dass ich gerade alles für meine Essstörung aufs Spiel setzte.

Da meine Wahrnehmung damals extrem verzerrt war, sah ich allerdings nicht, dass ich meine Freunde verprellte, sondern hatte das Gefühl, dass sie sich von mir abwendeten. Denn selbst wenn meine Mitbewohnerin da war und mir geduldig zuhörte und gut zuredete, konnte ich sie nicht mehr spüren. Aus ihrer Sorge hörte ich nicht heraus, dass ich ein Problem hatte, sondern dass ich das Problem war.

Diese Phase, in der ich meine Freundschaften vernachlässigte, mich aber von ihnen sitzen gelassen fühlte, dauerte circa anderthalb Jahre. Das klingt gemessen an der gesamten Dauer meiner Essstörung nicht lang. Doch ein Jahr ohne deine Freunde ist lang. Das hat man ja auch bei der Corona Pandemie gesehen.

Glücklicherweise bin ich, als meine Freundschaften am Tiefpunkt waren, zum zweiten Mal in die Klinik gegangen. Auch alle meine Beziehungen wurden dort zum Thema.

Einer anderen Freundin schrieb ich beispielsweise aus der Klinik einen Brief, in dem ich ihr offen mitteilte, wie sehr es mich grämte, dass sie sich überhaupt nicht bei mir meldete. Ich bekam eine Antwort. Jedoch nicht die, die ich erwartet hatte. Meine Freundin teilte mir mit, dass ihr unsere Freundschaft zu viel würde und sie überlege, diese zu beenden. Sie hat es zum Glück nicht getan. Ich hatte völlig außer Acht gelassen, warum sich meine Freundin nicht meldete. Sie bereitete sich auf ihre Abschlussprüfungen vor und hatte zudem eigene Sorgen.

Nach meinem Klinikaufenthalt gab ich alles, um meine Freundschaften wiederaufzubauen. Das war nicht leicht, denn ich war sechs Monate weg gewesen. Alle anderen hatten das halbe Jahr Dinge miteinander erlebt. Ich hatte meine Entwicklung allein gemacht. Der gemeinsame Neuanfang wurde auch dadurch erschwert, dass ich nun den Stempel der Essgestörten trug. Wir schlichen vorsichtig umeinander, so war zumindest mein Gefühl. Und natürlich isolierte mich meine Essstörung nach wie vor von meinen Freunden, auch wenn ich mich nicht mehr komplett zurückzog. Denn durch die sechs Monate Klinikaufenthalt waren meine Probleme nicht automatisch vom Tisch. Im Gegenteil, meine Selbstzweifel hatten sich aufgrund des Bruchs vermehrt. Und auch Essen blieb im Beisammensein mit Freunden eine große Herausforderung für mich, weil ich nun das Gefühl hatte, dass alle erst recht darauf schauten, ob und was ich aß.

Das Alleinwohnen nach dem zweiten Klinikaufenthalt führte dann dazu, dass ich Freundschaften wieder mehr pflegte. Ich konnte nun allein bestimmen, wann ich wen sehen wollte. Nun hatte ich nicht mehr ständig jemanden um mich herum, und ich fühlte mich nicht mehr übergangen, wenn meine Freundin jemanden einlud, während ich eigentlich niemanden sehen wollte. Und auch wenn mir das Alleinwohnen nun ganz andere Chancen bot, meine Essstörung zu verstecken, bereute ich diesen Schritt nicht. Ja, die andere Seite der Medaille war, dass nun niemand mehr sah, wie sehr ich noch immer mit meiner Essstörung verheiratet war. Natürlich bemerkten andere auch in den folgenden Jahren, dass ich sie längst nicht los war, auch wenn ich mir in ihrer Gegenwart mit dem Umgang von Essen Mühe gab. Aber keiner wusste, was ich in der Zeit machte, in der wir uns nicht sahen. Keiner sah, dass mein Kühlschrank leer war und ich in den drei Tagen, in denen wir uns nicht begegneten, nichts aß, um dann in ihrem Beisein zumindest ein paar Bröckchen zu essen. Ich konnte jetzt uneingeschränkt entscheiden, wann ich die Essstörung in den Ruhemodus schaltete, um mich mit Leuten zu treffen.

Alles neu oder erst mal eine Nacht drüber feiern

Und doch hielt die soziale Isolation von meinen Freunden länger an. Ich war zwar inzwischen meine Unsicherheit mit der Therapie und Selbstreflexion angegangen, bei meinen Freunden hatte ich dennoch das Gefühl, in einer Schublade zu stecken. Meine Veränderung wurde meinem Empfinden nach eher kritisch beäugt, ich glaubte deshalb, vor ihnen nicht so sein zu können, wie ich war, und fühlte mich als schlechte Freundin. Das führte dazu, dass ich mir irgendwann neue Bekanntschaften suchte. All das war aber ein Prozess und passierte nicht unmittelbar nach meinem zweiten Klinikaufenthalt, sondern erst ein paar Jahre danach. Es waren tatsächlich zunächst nur Bekanntschaften, von denen keine heute noch besteht. Es waren Wegbegleiter, die es mir ermöglichten, mich neu zu entdecken und auszuprobieren und irgendwann auch zu kapieren, was ich an meinen alten Freunden hatte. Und, dass sie gar nicht erwarteten, dass ich perfekt bin.

Das Schöne an den neuen Bekanntschaften war, dass sie mich erst kennenlernten. Zwar mit meiner Essstörung, aber nicht mehr in meiner dunkelsten Phase mit Essstörung und Depression. Von ihnen fühlte ich mich nicht kritisch beäugt und abgestempelt. Bei ihnen konnte ich sein, wie ich wollte. Vor allem, wenn es darum ging, Männer kennenzulernen. Ich ging mit meinen neuen Bekannten tanzen und wenn sie keine Zeit hatten, ging ich allein. Von meinen Freunden hätte ich nicht dabei beobachtet werden wollen, wie ich völlig in der Musik versunken allen Frust, der sich angestaut hatte, heraus tanzte. Ich wollte nicht, dass sie sahen, wenn ich mit Männern in irgendwelchen dunklen Ecken herumknutschte. Ich weiß nicht, warum mir das damals so peinlich war. Ich befürchtete wohl, dass sie mir erneut sagen könnten, dieser oder jener wäre kein guter Umgang für mich. Vielleicht war das aber auch allein meine Sicht, weil ich mich für meine Veränderung schämte und dachte, sie könnten mich jetzt weniger mögen oder gar glauben, dass ich nun völlig freidrehte.

Deshalb vermied ich Partys und größere Zusammenkünfte mit meinen alten Freunden für eine ganze Weile. Denn Partys bedeuteten für mich immer noch Ausnahmesituationen. Alles, was von meinem gewohnten Tagesablauf abwich, brachte mich in Aufruhr. Wenn ich wusste, dass eine Feier oder ein Treffen in meinem alten Freundeskreis anstand, habe ich mich manchmal tagelang darauf vorbereitet. Spontan wäre ich damals nie auf eine Party gegangen, und wenn es bei einem Treffen mit Freunden plötzlich hieß, sie gingen noch in einen Klub, war ich nie dabei. Meinen Körper unvorbereitet nachts wieder nach Hause schleppen zu müssen, war für mich ein Grund, es sein zu lassen.

Auch wenn ich zu einem späteren Zeitpunkt meiner Essstörung fast jedes Wochenende in meinem Lieblingsklub tanzen war, tat ich es isoliert von meiner Außenwelt. Heute frage ich mich, wie ich das überhaupt geschafft habe, mich ein paar Stunden lang auf der Tanzfläche auf den Beinen zu halten. Ich glaube, ich mobilisierte ungeahnte Kräfte, weil die Besuche in meinem Stammklub lange Zeit mein wöchentlicher Lichtblick waren. Sie waren auch eine Chance, den Mann fürs Leben kennenzulernen. Ich schleppte mich also auch in den Klub, wenn mir eigentlich nicht danach war. Oft genug ging ich enttäuscht und erschöpft wieder nach Hause. Ich fiel wie ein Stein ins Bett und konnte mich am nächsten Tag nur schwer bewegen. Wie gut, dass dann Sonntag war. Und doch war gerade der Sonntag emotional mein schlimmster Tag. Während alle meine Freunde in Partnerschaften waren, war ich allein. Das stimmt nicht ganz. Ein befreundetes Pärchen bot mir später ständig Unterschlupf und wir verbrachten viele Sonntage gemeinsam.

Weil ich nach einem Klubgang immer so erschöpft war, ging ich eigentlich nur in meinen Stammklub, der sich praktischerweise in meiner Wohnstraße befand. Das bedeutete einen kurzen Heimweg und Kraftersparnis. Andere Klubs suchte ich nur selten und mit langer Vorbereitung auf. Alles Neue war damals viel zu aufregend, barg zu viel Unvorhersehbares. Unglaublich, wie sehr ich mich durch meine körperliche und emotionale Verfassung bereitwillig einschränkte.

Meine Partyvorbereitungen sahen übrigens so aus: Ich stählte meinen Körper Tage vorher, um auf der Party auch mal tolle Sachen essen und Alkohol trinken zu können. Das bedeutete noch mehr Sport und noch weniger Essen als sonst. Oft bin ich dennoch als Erste verschwunden. Es gab meist einen Moment, an dem mir alles zu viel wurde. Weil ich keine Kraft mehr hatte oder weil plötzlich meine Sucht zuschlug. Da ich keine Lust auf Diskussionen hatte und den anderen nicht erklären wollte, dass ich gehen musste, um nicht etwas zu essen, was ich später bereuen könnte, machte ich den Polnischen.

Wenn es gut lief, war es nur die Energie, die mir fehlte. Dann bin ich ins Bett gefallen. Am nächsten Morgen setzte jedoch mein Kaloriengewissen doppelt und dreifach ein. Im schlimmsten Fall hatte das Naschen, denn mehr war es meist nicht, der auf einer Feier verfügbaren Köstlichkeiten meinen Heißhunger aktiviert. Dann verspürte ich auf einmal solch einen Druck, dass ich mir auf dem Heimweg noch etwas Essbares kaufen musste, um es anschließend zu Hause in die Kloschüssel zu befördern. Das Gedankenkarussell setzte dann am nächsten Tag umso schlimmer ein. Und weil ich mich für das Erbrechen wahnsinnig schämte und verachtete, zog ich es vor, Partys im Freundeskreis fernzubleiben oder sie rechtzeitig zu verlassen.

Schwere Entscheidung

Am stärksten hatte sich nach dem zweiten Klinikaufenthalt die Freundschaft zu meiner Mitbewohnerin verändert. Ich hatte in der Klinik gemerkt, dass unsere Verbindung bereits so symbiotisch war, dass sie mir nicht mehr nur guttat. Um Autonomie zu erlangen, bin ich ziemlich bald nach der Rückkehr aus der Klinik aus der gemeinsamen Wohnung ausgezogen.

Die zunehmende Auseinandersetzung mit mir selbst führte schließlich dazu, dass ich mich immer stärker von meiner ehemaligen Mitbewohnerin zurückzog. Dies ging so weit, dass ich ihr nach ein paar Jahren die Freundschaft aufkündigte.

Ich kann mich noch genau an unser vorerst letztes Treffen erinnern. Ich hatte mich mit ihr auf einen Kaffee in meinem Lieblingscafé verabredet – weil ich mich dort sicher fühlte – und ihr dann in einem Gespräch zu erklären versucht, weshalb ich unsere Freundschaft stilllegen und sie nicht mehr treffen wollte. Der Grund dafür war, dass sich unsere Verbindung aus meiner Sicht in eine schmerzliche Richtung entwickelt hatte. Ich konnte mich nicht davon frei machen, ihre Erwartungen nicht zu erfüllen. Das frustrierte mich. Außerdem hatte ich bei ihr ganz extrem das Gefühl, dass sie mich beobachtete und meine Veränderung nicht guthieß. Keine Ahnung, ob es tatsächlich so war. Deshalb fühlte ich mich in ihrer Gegenwart irgendwann nur noch gehemmt und in meine eigene Vergangenheit zurückversetzt, aus der ich gerade versuchte, mich frei zu strampeln. Das engte mich nach einer Weile so sehr ein, dass ich mich immer seltener allein mit ihr traf und jedes Mal innerlich aufstöhnte, wenn sie bei einer Feier oder einem Treffen auftauchte, wo ich sie nicht erwartet hatte. Das klingt fies und ich fühlte mich deshalb auch schlecht. Sie hatte es nicht verdient, dass ich so von ihr dachte und mich ihr gegenüber so abweisend verhielt. Doch ich sah keinen anderen Ausweg. Kein Gespräch half. Nichts konnte die zwischen uns immer größer werdende Beklemmung wettmachen. Um uns beiden Raum und Abstand zu geben, unterbrach ich die Freundschaft. Natürlich war meine Freundin damals verletzt. Erst heute weiß ich, dass dieser Schritt ein Meilenstein für mich war, denn eigentlich scheute ich mich vor jeder Art von Veränderung und Trennung. Ich hatte zum ersten Mal in meinem Leben eine Entscheidung getroffen, von der ich wusste, dass sie mir kein positives Feedback einbringen würde. Ich lernte mit der Gewissheit zu leben, dass es nun einen Menschen gab, der aufgrund meines Handelns vielleicht nicht positiv von mir dachte.

Heute sind wir wieder befreundet und empfinden die Pause beide als eine für unsere Verbindung hilfreiche Maßnahme. Wir haben uns in der Zwischenzeit weiterentwickelt und die Spannungen, die einst zwischen uns standen, haben sich aufgelöst. Jetzt, da ich alles gedanklich noch einmal durchlebe, wird mir bewusst, dass diese Entwicklung keinesfalls selbstverständlich war. Ich kann heute auch erkennen, wie sehr meine Freundschaften zu verschiedenen Zeitpunkten von meiner Essstörung in Mitleidenschaft gezogen waren. Deshalb möchte ich mich an dieser Stelle bei allen meinen Freunden bedanken! Dafür, dass sie trotz Unterbrechungen meine Freunde geblieben sind. Ich habe Zeit gebraucht, um zu verstehen, dass man eine Freundschaft nur bis zu einem gewissen Punkt belasten und stattdessen in der Lage sein sollte, seine Probleme selbst anzugehen und für sich Verantwortung zu übernehmen. Was nicht automatisch bedeutet, dass man sich seinen Freunden nicht anvertrauen darf. Das habe ich lernen müssen und zudem das befriedigende Gefühl gewonnen, dass ich meinen Freunden auch etwas zurückgeben kann. Ich habe begriffen, dass eine Freundschaft eine ähnliche Basis braucht wie eine Beziehung. Dass eine Freundschaft nicht perfekt sein muss, sondern einfach nur echt.

Kein Klappern und kein Lachen

Mir ist es wichtig, auch von der anderen Seite zu berichten, wie Freunde meinen Rückzug empfunden haben. Da sie mir am nächsten stand, habe ich meine ehemalige Mitbewohnerin gebeten, mir ihre Sicht der Dinge zu schildern. Und auch wenn ich vieles natürlich wusste oder mir denken konnte, haben mich ihre Ausführungen sehr bewegt.

Meine Freundin registrierte zunächst die psychische Isolation. Alles habe damit begonnen, dass ich mich nicht mehr an Gesprächen beteiligt hätte, man nicht mehr an mich herankam, ich teilnahmslos wurde. Bei Treffen zu mehreren hätte mich die Stimmung der Gruppe überhaupt nicht mehr erreicht. Jeder Witz, alle positiven Vibes wären an mir abgeprallt, was sie zunehmend erschreckte. Es hätte auch verletzend gewirkt, dass mich scheinbar alles kaltließ. Irgendwann hätte sie es kaum noch ausgehalten, nicht mehr an mich heranzukommen und nicht zu wissen, wie sie mich ins Leben zurückholen konnte.

Meine soziale Isolation empfand sie dann besonders innerhalb unserer gemeinsamen Wohnung. Ich zog mich immer mehr zurück, grenzte mich deutlich von ihr ab. Das machte ihr das Leben schwer, denn dadurch hatte sie das Gefühl, sich auch weiter aus der Wohnung zurückziehen zu müssen. Die Wohnung bekam für sie etwas Steriles, Leeres. So, dass sie sich gefühlt irgendwann nicht mehr unbeschwert in ihren vier Wänden bewegen konnte. Sie war aufgeregt, wenn sie nach Hause kam, weil sie nie wusste, ob sie mich antrifft und wenn, in welcher Verfassung.

In der Küche bemerkte sie meinen Rückzug als Erstes. Sie verstand anfangs gar nicht, was da plötzlich passierte. Sie dachte, dass zwischen uns etwas nicht in Ordnung sei. Während wir früher immer ewig in der Küche zusammensaßen, gemeinsam kochten und noch etwas tranken, gab es nun kein gemütliches Zusammensitzen mehr. Ihr war anfangs keineswegs klar, dass mir das gemeinsame Essen unangenehm war. Aber sie erinnert sich noch genau, dass ich ihr irgendwann sagte, ich würde mich beim Essen von ihr beobachtet fühlen. Und das wurde dann zu einem Riesenthema zwischen uns. Schließlich hatte sie den Eindruck, dass ich vor allem dann nicht mehr aß, wenn sie da war. Irgendwann thematisierte sie das auch, dass ich zu wenig aß, und erschrak, dass ich dann noch weniger aß, weil ich mich bevormundet fühlte. Sie glaubte, dass ich dachte: Jetzt sieht sie

153

auch noch, dass ich was esse, also ist es zu viel. Sie vermutete, dass selbst ein Apfel und ein Quark in meinen Augen zu viel waren. Genau das Gefühl hatte ich auch zu diesem Zeitpunkt und es führte dazu, dass ich nicht nur einmal, als sie mich darauf ansprach, alle meine Lebensmittel demonstrativ in den Mülleimer warf. Letztlich führte mein Rückzug aus der Küche dazu, dass auch sie sich immer mehr aus der Küche zurückzog. Der einstige Mittelpunkt unserer Wohnung wurde für sie zu einem sterilen Raum, in dem weder Geschirr noch Essen herumstanden. In dem kein Klappern und kein Lachen mehr zu hören war. Das führte dazu, dass sie die Küche nicht mehr benutzen mochte, auch weil sie befürchtete, dass, wenn sie die Küche blockierte, ich gar nichts mehr essen würde. Sie wollte die Küche für mich frei lassen und aß stattdessen auswärts oder bei ihrem Freund.

Früher hatten wir die Türen unserer Zimmer meist nur angelehnt, plötzlich gab es eine durch mich herbeigeführte klare Abgrenzung. Ich verschanzte mich hinter verschlossener Tür und bewegte mich nach ihrem Gefühl nur dann in der Wohnung, wenn sie nicht da war. Wenn wir uns begegneten, gab es nur ein schnelles »Hallo« und schon sei ich wieder hinter meiner Tür verschwunden. Dadurch gab es kein wirkliches Zusammenleben mehr, denn sie wusste nicht mehr, wie sie mit mir umgehen sollte. Sie begann zu horchen – kann ich raus, oder besser nicht, kann ich zu ihr gehen oder lasse ich sie lieber in Ruhe? Sie empfand es sehr schwierig einzuschätzen, wie und wann sie Raum einnehmen und mich kontaktieren konnte. Es kam zu einem aneinander Vorbeischleichen in der Wohnung. Und selbst wenn sich mal ein Gespräch ergab, hätte es immer diese Spannung gegeben. Unser Zusammenleben hatte plötzlich etwas sehr Nervenzehrendes und Anstrengendes.

Was mich heute besonders trifft, ist, dass sie sich durch mich in ihrer eigenen Wohnung nicht mehr wohlfühlte. Sie hätte sich dort auf nichts mehr konzentrieren können, weil sie mit einem halben Ohr und ihren Gedanken immer bei mir war. Und diese Einschränkungen führten letztlich dazu, dass sie am liebsten gar nicht da oder mit ihrem Freund zusammen in unserer Wohnung war. Ihr Freund und sie hätten anfangs noch versucht, mich einzubinden, wenn sie etwas unternahmen. Da ich immer abgelehnt hätte, hätten sie es irgendwann sein lassen.

Ihre Wahrnehmung der Situation zeigt, wie schwer es für einen Außenstehenden zu greifen ist, was mit einem Menschen passiert, der in eine Essstörung abrutscht. Mir zeigte das in aller Deutlichkeit, dass ich meine Freundin und Mitbewohnerin mit meiner sozialen Isolation am härtesten traf. Das führte letztlich auch dazu, dass wir uns gegenseitig immer mehr vom anderen zurückzogen, um Konflikten aus dem Weg zu gehen.

Man hat nur eine Familie

Der Augenblick, an dem ich meine Familie von mir wegschob, war erst später. Sicherlich lag es auch daran, dass ich nicht mehr mit meiner family zusammenlebte und dadurch bereits eine räumliche Distanz gegeben war. Außerdem hatte ich lange nicht auf dem Schirm, dass mein familiärer Background einen großen Einfluss darauf hatte, wie ich aktuell agierte. Deshalb wollte ich sie anfangs auch keinesfalls mit meiner Essstörung behelligen.

Als ich schließlich durch die Therapie begann, mich mit meiner familiären Sozialisation auseinanderzusetzen, war ich sehr unglücklich. Ich sträubte mich dagegen, meine Eltern in einem anderen Licht zu betrachten, weil ich dadurch das Gefühl bekam, mich immer mehr zu entwurzeln. Denn je mehr ich mich mit meiner Familie und den familiären Strukturen beschäftigte, desto mehr Dämme brachen plötzlich in mir. Das hatte zur Folge, dass meine Probleme gefühlt nicht weniger, sondern mehr wurden. Ich sah kein Licht am Ende des Tunnels, sondern immer neue Abzweigungen, die mich zunehmend verwirrten.

Für mich gab es deshalb gefühlt zwei Wellen der Isolation innerhalb meiner Familie. Die erste, nachdem für sie klar war, dass ich eine Essstörung hatte. Die zweite, nachdem ich begann, mich mit meiner Familie auseinanderzusetzen. Nun, mit der Therapie und all den schmerzlichen Selbsterkenntnissen wollte ich nicht mehr die sein, die ich bloß vorgab zu sein. Ich wollte endlich die selbstbestimmte junge Frau werden, die mir vorschwebte. Das könnte aber bedeuten, so dachte ich, dass mich meine Familie nicht mehr liebte. Also isolierte ich mich lieber. Das war außerdem von Vorteil, um meine Eltern nicht mit meinen Erkenntnissen zu verletzen. Dass es vor allem meine Mutter noch mehr verletzte, dass ich sie nicht mehr an meinem Leben teilhaben ließ, konnte ich nicht sehen. Später dann schon und dann begann die gemeinsame Auseinandersetzung und dadurch wieder eine schrittweise Annäherung.

Die Reaktionen auf meine Essstörung seitens meiner Familie waren unterschiedlich. Von größter Panik über »Man sieht es dir gar nicht an« bis hin zu »So etwas hätte es bei uns nicht gegeben«. Letzteres stammte von meinen Großeltern, und ich kann es ihnen nicht verübeln. Sie sind in Zeiten des Krieges groß geworden, in denen sie froh waren, wenn sie überhaupt etwas zu essen hatten. Schon mein zwischenzeitlicher Vegetarismus stieß auf Unverständnis. In ihrer Hilflosigkeit sagten sie etwas, das mich damals enorm verletzte: »Gott wird es schon richten«.

Meine Großeltern sind gläubig und ihr Glaube hat sie bereits durch alle anderen Schicksalsschläge ihres Lebens begleitet. Ich dachte jedoch nur: Was soll der denn richten? Mich hinrichten, oder was? Ich war tief gekränkt. In der Folge fuhr ich immer seltener zu meinen Großeltern, denn ich wollte nicht mehr der »Familienclown« sein und mich verstellen. Sie überließen mich ihrem Gott, an den ich in dieser depressiven Phase meines Lebens nicht glauben wollte, also überließ ich sie ebenfalls ihrem Gott. Ich hoffe und wünsche, dass meine Großeltern trotzdem nie daran gezweifelt haben, dass ich sie liebe.

Wie meine Großeltern machte sich meine Mutter große Sorgen, während mein Vater die Angelegenheit zunächst nicht verstand. Er war verwundert, weil man mir die Essstörung anfangs nicht ansah, und das, was einen Essgestörten verrät, bekam meine Familie ja nicht mit. Er berief sich damit lediglich auf das Klischee, dass man Essgestörte daran erkennt, dass sie entweder ungeheuer dick oder auffallend dünn sind. Natürlich verletzte mich seine Haltung, denn da war es wieder, das alte Gefühl, meinem Vater etwas beweisen zu müssen. Ich wollte nicht, dass er glaubte, dass es sich bloß um Wichtigtuerei handelte. Heute glaube ich, dass mein Vater etwas länger als alle anderen dachte, es ginge einfach vorüber. Er war zudem kein Freund von Psychotherapie und stand meinen neu gewonnenen Erkenntnissen zunächst skeptisch gegenüber. So zumindest empfand ich das. Es mag daran liegen, dass ich so viel von meinem Vater hielt, dass mir seine Aussagen nach all den Jahren noch präsent sind. So auch, als er während eines Besuchs bei meinem zweiten Klinikaufenthalt sinngemäß zu mir sagte, dass es jetzt langsam gut sei. Das zeigt für mich auch, wie schwer es für einen Außenstehenden ist, diese Krankheit zu verstehen. Man muss ja nur wieder essen.

Außerdem steht dieser Moment auch für die Beziehung zu meinem Vater, denn ich geriet innerlich total in Aufruhr, weil ich befürchtete, in seinem Ansehen zu sinken, wenn ich länger in der Klinik bliebe. Die Sicht meines Vaters spiegelte letztlich auch nur das, was allgemein galt: Für Zimperlichkeiten ist kein Platz. Das Schlimme ist also nicht, dass er das gesagt hat, sondern, was ich daraus gemacht habe. Ich habe es als Kritik an mir verstanden. Weder konnte ich seine Meinung ignorieren noch seine Sorge heraushören. Ich war nicht in der Lage, positiv über mich zu denken, sondern war an das Bild gekettet, das andere vermeintlich von mir hatten. Ich hatte noch nicht begriffen, dass es allein an mir lag, welche Wertigkeit ich einer Aussage beimaß. Ich konnte mich und mein Empfinden nicht ernst nehmen und somit auch nicht auf meine Außenwirkung scheißen. Vielleicht habe ich auch deshalb vor meinem Vater meine Essstörung nicht ausgelebt, weil ich Angst um mein Ansehen hatte. Heute weiß ich, dass das Quatsch war. Mein Vater liebte mich trotz der Essstörung und dies war seine Art, seine Sorge auszudrücken.

Da unser Kontakt zu diesem Zeitpunkt ohnehin punktuell war, habe ich nicht das Gefühl, dass es mit meinem Vater jemals einen richtigen Cut gab. Wir sahen und hörten selten voneinander, aber wenn wir Zeit miteinander verbrachten, war es intensiv. Mein Vater war immer sehr daran interessiert, was ich machte. Weniger, wie es mir emotional ging, zumindest fragte er nicht direkt danach, aber darüber war ich damals ganz froh, denn ich wusste es ja selbst nicht. Er vereinfachte mir damit unser Zusammensein. Ich freute mich auf jedes Treffen wie eine Schneekönigin und war danach eher enttäuscht, wenn er sich mal wieder lange nicht meldete.

Mein Vater hat mir das bestätigt. Er hatte nie wirklich das Gefühl, dass ich mich von ihm isolierte. Natürlich hat auch er Veränderungen bemerkt, die er anfangs nicht einordnen konnte, aber er hatte nie das Gefühl, dass ich ihn komplett von mir stoße.

Soziale Isolation während einer Essstörung hat für mich immer etwas damit zu tun, wie die Beziehung zu einer anderen Person grundsätzlich ist.

Was sich also während der Essstörung nachhaltig an der Beziehung zu meinem Vater veränderte, war emotionaler Art. Je mehr ich mich emotional von ihm löste, desto weniger verletzte mich sein zurückhaltendes Verhalten.

Bei meiner Mutter war das anders. Sie hatte große Angst und rief deshalb ständig an. Ich nahm ihr übel, dass sie nicht einfach mal danach fragte, wie es mir ging, sondern nur noch das Thema Essstörung kannte. Ihre erste Frage war stets, ob ich schon etwas gegessen hätte. Wenn ich bei ihr zu Besuch war, zählte sie mir als Erstes auf, was sie an Essen für mich vorrätig hatte. Ich weiß, dass sie sich einfach nur sorgte und ihr Bestes tun wollte, aber mich schreckte das ab. Ich fühlte mich nicht mehr wahrgenommen, es gab nur noch die Essstörung.

Deshalb war auch die Beziehung zu meiner Mutter von den größten Differenzen belastet. Nachdem ich sie anfangs zurückwies, indem ich nicht mehr ans Telefon ging oder sie kaum noch besuchte, konfrontierte ich sie später knallhart mit meinen in der Therapie erlangten Erkenntnissen. Durch unsere Vorgeschichte hatte ich bei ihr nie Angst, dass sie mich verstoßen könnte, und es war mir dann auch egal, ob sie mich bescheuert findet oder nicht. Sollte sie doch, dann hatte ich endlich meine Ruhe vor ihren Versuchen, mir helfen zu wollen. Das ist hart und es tut mir heute in der Seele weh. Aber ich kam mit dem

Gefühl nicht klar, dass meine Mutter in mein Leben eingreifen wollte. Das stand meinem Wunsch nach Autonomie entgegen. Sogar heute macht es mich noch fuchsig, wenn sie mir in bestimmten Situationen aufzählt, was ich wie tun oder wie ich jemandem etwas sagen könnte. Sie macht das, als wäre es das Selbstverständlichste von der Welt. In ihrem Elternhaus, ihrem Beruf als Krankenschwester und ihrer ehrenamtlichen Tätigkeit wurde das gefordert. Es ist ihr ein Bedürfnis, zu helfen und für alle mitzudenken. Ich möchte aber für mich selbst entscheiden und Verantwortung übernehmen.

Und noch einen Grund gab es für meinen Rückzug. Ich kam nicht damit klar, wie sich meine Mutter mir gegenüber verhielt im Gegensatz zu ihrem Verhalten während meiner Teenagerzeit. Ihre Fürsorge machte mich misstrauisch. Ich musste daran denken, wie aus der uns Kindern zugewandten, fürsorglichen Mutter während der Streitigkeiten mit unserem Vater ein immer traurigerer Mensch wurde. Mich riss dies damals aus der Tochterrolle heraus und ich wurde stattdessen zu ihrer Freundin. Als meine Mutter nun wieder für mich da sein und das Freundinnenverhältnis in eine Mutter-Tochter-Beziehung umwandeln wollte, bin ich innerlich kollabiert.

Mal abgesehen davon, dass die Essstörung kam, um mir zu helfen, nicht mehr ständig jemand sein zu müssen, der ich nicht war, half sie mir jetzt, die nötige Distanz zwischen mir und Personen zu schaffen, die genau das von mir verlangten. Auch wenn sie es nicht bewusst einforderten. Ich jedenfalls hatte das Gefühl, nicht so ohne Weiteres aus dem Freundinnenmodus in den Tochtermodus wechseln zu können. Auch weil das Tochtersein für mich emotional an Abhängigkeit geknüpft war und ich mich als Kind wie als Enkelin angepasst, hilfsbereit, die eigenen Bedürfnisse leugnend verhalten hatte. Das wollte ich nicht mehr. Also musste ich mich lösen und das tat ich vor allem von Personen, die mir zu nahe traten.

Als ich ein paar Jahre Therapie hinter mir hatte und mit meiner Mutter über Familienstrukturen, Charaktere, Wertvorstellungen und Rollenbilder sprach, sagte sie einmal, dass die Frauen in unserer Familie die Starken seien, weil sie alles ertragen. Diese Ansicht löste einen unbeschreiblichen Protest in mir aus, der bis heute anhält. Dabei will ich gar nicht abstreiten, dass Aushalten viel Kraft und Energie kostet. Immerhin habe ich es jahrelang gemacht. Sicherlich stimmt es auch, dass bestimmte Dinge und Schicksalsschläge nur ertragen werden können. Nachdem ich allerdings begonnen hatte, mich mit mir auseinanderzusetzen, empfand ich Aushalten keineswegs mehr als stark.

Ich empfinde meine Mutter dennoch nicht als eine schwache Person. Ihren Willen, ihre Geduld und ihre Bereitschaft, immer wieder neu anzufangen, muss erst mal jemand aufbringen. Sie ist definitiv stark, und ich bewundere sie dafür. Außerdem ist es jedem seine Sache, wie bestimmte Eigenschaften definiert werden. Aber ich für mich will aus einer Not keine Tugend mehr machen. Ich will mich stark fühlen, weil ich den Mund aufmache und nicht länger gewillt bin, etwas stoisch zu ertragen. Ertragen und Aushalten haben für mich inzwischen eher etwas mit Resignation zu tun. Stark hingegen empfinde ich es, wenn man sich ehrlich mit seinen Gefühlen und Bedürfnissen auseinandersetzt und diese formulieren kann. Dann erst kann man auch etwas dafür tun, damit die eigenen Vorstellungen und Wünsche befriedigt werden. Das heißt, sich selbst ernst zu nehmen und trotzdem nicht jede Emotion und jedes Anliegen umsetzen zu wollen. Das zu lernen war schwer. Und auch das war ein Grund, weshalb ich mich zeitweise von meiner Mutter isolierte. Ich wollte ihr ihre

Ansichten lassen und gleichfalls meine verfolgen. Ich wollte einfach mal machen, was ich für richtig hielt.

Meinen zeitweiligen Rückzug hat meine Mutter jedoch nie richtig akzeptiert. Gut so. Das zwang mich irgendwann, mit ihr zu reden. Mir war klar geworden, dass sich an unserer Verbindung nur etwas ändern würde, wenn ich bereit war zu sagen, was mich störte.

Ich glaube, meine Eltern sehen es wie ich, dass der Prozess, ihnen zu sagen, was mich einst an ihrem Verhalten verletzte und warum ich bestimmte Dinge nicht mehr wollte, nicht leicht war. Ihnen meine neuen Erkenntnisse und Einsichten mitzuteilen, fiel mir schwer, und natürlich haben meine Eltern auch nicht immer gleich verstanden, was ich ihnen da plötzlich vorsetzte. Umso dankbarer bin ich dafür, dass sie es versuchten. Dass sie nicht dichtmachten und das Band zwischen uns kappten. Es ist keineswegs selbstverständlich, dass Eltern bei diesem Prozess mitgehen. Ich kenne aus der Klinik auch Fälle, bei denen Familien auseinanderbrachen, weil die Betroffenen durch die Therapie begannen, die über Generationen weitergegebenen Rollenbilder und Verhaltenskodexe zu hinterfragen.

Ich bin sehr froh, dass meine Eltern bereit waren, stets einen Weg zu finden, auf dem wir uns alle wohlfühlten. Dadurch hat sich nicht nur unser Verhältnis geändert, sondern wir haben uns auch verändert. Deshalb möchte ich mich auch bei meinen Eltern ganz ausdrücklich bedanken. Ich bin stolz auf uns, und ich bin froh, dass ich euch habe!

Zu meinen Geschwistern hatte ich immer Kontakt und doch fand auch hier irgendwann eine Entfremdung statt. Ich habe mich oft gefragt, wie es für meine Geschwister gewesen sein muss, wenn sich bei familiären Zusammenkünften eine Zeit lang alles um mich und meine Essstörung drehte. Wie sie meine Anwesenheit wahrnahmen, wie anstrengend ich für sie war, ob es nur an der Essstörung lag.

Geschwister

Lange habe ich mich davor gescheut, meine Geschwister direkt zu fragen. Vielleicht, weil ich Angst vor ihren Antworten hatte, dass ich selbst für den eher spärlichen Kontakt verantwortlich bin, auch wenn ich nie das Gefühl hatte, mich von meinen Geschwistern zu isolieren.

Meine Schwester hat das mit der Isolation nicht so empfunden. Dass unser Kontakt im Laufe der Jahre abgenommen hat, macht sie weniger an der Essstörung fest, sondern daran, dass es nicht mehr so viele Schnittmengen zwischen uns gibt. Sie hatte auch nicht das Gefühl, dass es während meiner Essstörung innerhalb unserer Familie nur noch darum ging. Sie habe zwar auch eine Veränderung bei mir bemerkt, dennoch hatten wir andere Themen. Sie empfand weniger eine soziale Isolation als vielmehr die Schwierigkeit, während eines Treffens mit meinen Extravaganzen und der Sorge meiner Mutter umzugehen. Sie fand es beispielsweise komisch, wenn wir uns zum Frühstück trafen, ich aber nur etwas trank. Und letztlich hätte ich nie wirklich mit ihr über meine Krankheit gesprochen.

Mein Bruder sagt, dass er damals natürlich mitbekam, dass bei mir auf einmal etwas »nicht mehr richtig lief«. Der Ernst der Lage sei ihm jedoch erst mit meinem ersten Klinikaufenthalt bewusst geworden. Vorher, so sagt er, hatte er meine Essstörung »ganz in Familien-Manier als kleine Macke« von mir abgetan.

Für ihn änderte das allerdings wenig am Verhältnis zwischen uns und er hatte auch nicht das Gefühl, dass es bei Familientreffen nur noch um meine Essstörung ging. In seiner Wahrnehmung war damals unsere Familie ohnehin bereits kaputt. Probleme standen auf der Tagesordnung, da wäre mein Problem nur eins unter vielen gewesen. Deshalb hatte er sich bereits so weit aus der Familie zurückgezogen, dass er meine Situation nur noch am Rande mitbekam. Er hatte seine eigenen Baustellen. Dadurch bekam er auch nie das Gefühl, dass ich mich von ihm entfernte. Er befürchtete eher, dass er sich zu sehr entfernt hatte und somit zu wenig für mich da war.

Ich bedauere heute den spärlichen Kontakt zu meinen Geschwistern und selbst wenn es nichts mit meiner Essstörung zu tun hat, trifft es mich und ich kann es doch nur akzeptieren.

Mutter – Tochter

An dieser Stelle möchte ich nochmals meine Mutter zitieren. Ihre Ausführungen zum Thema soziale Isolation haben mich zu Tränen gerührt, denn ich habe wieder einmal gemerkt, wie sehr ich Dinge während meiner Essstörung verdrängte und wie sehr mich all die Menschen liebten, von denen ich annahm, dass ich ihnen nicht genügte.

Meine Mutter hat mir von verschiedenen emotionalen Phasen erzählt, die sie während meiner Essstörung und meines sozialen Rückzugs durchlebte. Anfangs wollte sie die Essstörung und die Tatsache, dass ich mich immer mehr zurückzog, nicht wahrhaben. Sie habe die ganze Angelegenheit zunächst bagatellisiert und eine beobachtende Rolle eingenommen, weil sie es einfach nicht glauben konnte: »Doch nicht meine kluge, sonst so un-komplizierte, fröhliche Tochter.« Und doch empfand sie auch tiefe Sorge, weil sie nicht verstehen konnte, was da passierte. Sie traute sich aber nicht, mich direkt darauf anzusprechen, wohl in der Hoffnung, dass »das« wieder vorbeigeht.

Später, so sagt sie, als sich die Essstörung manifestierte und sie mit mir darüber reden konnte, empfand sie vor allem Hilf- und Ratlosigkeit. Sie war unsicher, wie sie sich mir gegenüber ver-halten sollte. Sie wollte mit mir reden, wusste aber nicht, wie sie das Thema greifen konnte. Sie wollte mir helfen, denn in-zwischen hatte sie wirklich Todesangst um mich, wusste jedoch nicht, wie. Meine Mutter ist Krankenschwester. Ihr war deshalb schnell bewusst, welche Folgen und Nebenerscheinungen eine solche Krankheit haben kann. Immer öfter machte sie sich Vor-würfe. Sie fragte sich, welche Schuld sie traf und ob sie etwas hätte anders machen sollen. Und schließlich versank auch sie in einem Gefühlschaos. Sie schwankte zwischen Unverständnis und Schmerz, weil es unbegreiflich für sie war, was ich meinem gesunden Körper antat. Dann wieder spürte sie die »arme, ver-letzte Seele« und wollte mich einfach nur in ihre Arme schließen. Sie begann, Bücher über die Krankheit zu lesen.

Ihre »Strohhalme«, so sagt sie, waren jedes Gespräch, jedes Häppchen, das ich zu mir nahm, wenn ich zu Besuch war, jede Therapie und jeder Klinikaufenthalt – »da wird man ihr helfen« – und schließlich jeder Schritt zurück ins »normale« Leben.

Und auch wenn sie mir meinen Rückzug nie übel nahm, schmerzte er sie natürlich. Doch viel mehr hätten sie der Verlust der »Schwerelosigkeit meiner Jugend« und der »vergeudeten Jahre« geschmerzt.

Heute empfinden sie und mein Vater einfach nur Dankbarkeit für meine Stärke und meinen Willen, genauso wie für meine

Ehrlichkeit ihnen gegenüber. Dieses Feedback von beiden rührt mich sehr und verdeutlicht zudem, welches Glück ich habe.

Eine Maschine, die keiner braucht

Meine Essstörung hatte auch auf mein Berufsleben einen nicht unerheblichen Einfluss. Denn mein Eintritt in das Berufsleben erfolgte fast parallel zu meiner Magersucht und hatte deshalb nicht gerade den besten Start.

Dass ich nach dem Studium nicht ins Berufsleben, sondern in die Klinik wechselte, war eine Ohrfeige für mich, die zweite folgte mit der Arbeitslosigkeit, nachdem ich aus der Klinik zurück war. Dass ich daran nicht komplett verzweifelte, habe ich einer vom Arbeitsamt finanzierten Fortbildung zum »Autor für Film und Fernsehen« zu verdanken. Tatsächlich eröffnete mir diese Fortbildung erste Schritte ins Berufsleben. Während ich zuvor hauptsächlich im Bereich Filmproduktion nach einer Anstellung gesucht hatte, ermöglichte mir mein neuer Abschluss, freiberuflich tätig zu werden. Ich bin unendlich dankbar für diese Weiterbildung. Sie war nach den vorangegangenen, beschwerlichen Monaten mit meiner Essstörung und in den Kliniken eine gute Zeit. Nicht zuletzt, weil ich Menschen kennenlernte, die mich beruflich auf neue Ideen brachten. Ich ergriff die Initiative. Meine Hörspiel-Exposés bekamen positives Feedback. Ich wurde an ein Magazin verwiesen und ergatterte erste Aufträge als Autorin für Kindercomics. Parallel bekam ich einen Praktikumsplatz in einer renommierten Filmproduktion mit eigener Dramaturgie-Abteilung. Dort lernte ich, Drehbücher zu lektorieren und Bücher hinsichtlich ihres Verfilmungspotenzials zu bewerten. Danach war ich für diverse Filmproduktionen, Sender und Verleihfirmen freiberuflich als Drehbuchlektorin tätig.

All dies passierte relativ zeitnah nach dem zweiten Klinikaufenthalt und unter anderem deshalb schaffte ich es auch, die Essstörung vorübergehend in den Hintergrund zu drängen. Dass ich finanziell trotzdem auf keinen grünen Zweig kam, frustrierte mich allerdings sehr. Das Gefühl von Unzulänglichkeit stellte sich wieder ein. Meine Einkünfte reichten hinten und vorne nicht aus, weshalb ich auf Wohngeld oder andere Zuschüsse vom Amt angewiesen war. Dabei war es doch mein dringlichster Wunsch, unabhängig zu sein. Heute frage ich mich, wie ich mit dem wenigen Geld überhaupt klarkam. Dann fällt mir wieder ein: Ich habe ja nichts gegessen. Das war eine große Ersparnis.

Dass ich als Freiberuflerin meine Aufträge selbst an Land zog und damit keineswegs unselbstständig agierte, zählte für mich nicht, denn ich sah nur die Anstrengungen, die es mich kostete. Ich war der Meinung, dass anderen alles zuflog, während ich dafür einfach nicht gut genug war. Deshalb hatte ich ständig Angst, dass meinen Auftraggebern irgendwann auffällt, dass ich nichts kann. Auch die Tatsache, dass ich gute Arbeit leistete, konnte mich nicht davon abbringen. Ich klammerte auch völlig aus, dass es grundsätzlich schwierig ist, als Autorin Fuß zu fassen. Absagen waren für mich persönliche Niederlagen, denn mein Selbstwertgefühl war viel zu sehr an Erfolg gekoppelt. Sobald etwas nicht sofort klappte oder ich nicht umgehend eine positive Rückmeldung bekam, war ich verunsichert. Auch wenn niemand etwas auszusetzen hatte und ich das als gutes Zeichen hätte werten können, zweifelte ich an mir. Durch meinen Anspruch, perfekt zu sein, habe ich mir selbst Steine in den Weg gelegt, denn im Endeffekt war nur ich nie zufrieden mit mir.

Diese stetige Verunsicherung, dass ich selbst meine Kompetenz infrage stellte, merkte man mir an. Ich bin heute davon überzeugt, dass dies mit ein Grund war, warum es mit einer Festanstellung, um die ich mich bemühte, um finanziell abgesichert zu sein, nicht klappte. Ein anderer Grund war sicherlich meine soziale Isolation. Das Arbeiten in einem Team strengte mich an. Ich war es nicht gewohnt, mich mit den Meinungen, Erwartungen und der Kritik anderer auseinanderzusetzen und meine Position dagegenzuhalten. Und ich wusste inzwischen aus der Therapie, dass man mir meine Frustration schnell ansah. Das wollte ich natürlich auch nicht. Denn das hätte das Idealbild, das ich unbedingt von mir nach außen abgeben wollte, zerstört. So schossen mir gelegentlich die Tränen in die Augen, wenn eine Kritik fiel. Außerdem hatte meine Essstörung oberste Priorität und in dem Zusammenhang dann auch die Therapie. Es gab beispielsweise ein Vorstellungsgespräch, bei dem ich verstummte, als mir bewusst wurde, dass ich mit diesem Job nicht mehr zweimal in der Woche meine Analyse machen konnte. Anstatt zu überlegen, mit meinem Therapeuten über alternative Termine zu sprechen, verstockte ich und signalisierte damit wohl mangelndes Interesse. Denn ebenso wenig wollte ich Arbeitgebern reinen Wein einschenken oder traute mich, ihnen gegenüber Wünsche zu äußern.

Irgendwann klappte es dann doch mit einer Festanstellung. Allerdings hatte ich lange Zeit nur Teilzeit- oder befristete Stellen. Das fand ich allerdings nicht nur von Nachteil, denn so hatte ich die Möglichkeit, auch meine freiberufliche Tätigkeit weiter auszuüben. Und es verschaffte mir den für mich notwendigen Abstand zu dem oft harschen Arbeitsklima, das mich in meinen Grundfesten erschütterte. Zudem konnte ich uneingeschränkt meine Essstörung pflegen, die ich nach wie vor brauchte, um mit meinen Gefühlen und Erfahrungen klarzukommen.

Erstaunlich war für mich, dass der Spruch zutrifft, man würde immer dieselben Menschen anziehen. Ich zog anscheinend auch auf Arbeitsebene dominante Menschen an und sah mich so immer wieder mit meinen eigenen Schwächen konfrontiert. Ich gab dann das fleißige Arbeitsbienchen, das nicht aufmuckt. Das Gute daran war, dass mich die Wiederholung dieser Erfahrung dazu zwang, mich damit auseinanderzusetzen. Natürlich hat das viel Kraft gekostet, aber ich lernte mit jeder neuen Stelle dazu. Anfangs hatte ich mich noch stillschweigend ausbeuten lassen und keinerlei Forderungen gestellt, später war ich dazu immer weniger bereit. Während ich mich lange wie eine Praktikantin behandeln ließ, habe ich später Wert darauf gelegt, entsprechend meiner Kompetenzen eingesetzt zu werden. Meine Erfahrungen haben mir letztlich gezeigt: Wie man behandelt wird, hängt davon ab, wie man sich behandeln lässt.

Natürlich habe ich auch positive Erfahrungen im Berufsleben gesammelt und angenehme Arbeitsplätze kennengelernt. Ich war es, die sich weiterhin in der Rolle der Außenseiterin sah und sich raushielt. So schlug ich beispielsweise gemeinsame Mittagspausen aus. Auf Teamfahrten zog ich mich schnell zurück, weil mir alles zu viel wurde, denn im Gegensatz zu anderen fehlte mir die notwendige Energie, ich aß ja nichts, um solche Situationen leicht zu bewältigen. Ich war Teil eines Teams und doch isoliert. Nie habe ich jemandem von meiner Essstörung erzählt. Es sollte auch keiner merken. Deshalb arbeitete ich viel, war nie krank, lieferte immer alles vor dem Termin ab und setzte mich unnötig selbst unter Druck. Ich weiß natürlich nicht, ob der eine oder andere meine Essstörung ahnte, weil man mich nie irgendwas essen sah, andererseits schützte mich wohl meine, durch die Essstörung antrainierte, generelle Distanziertheit.

Heute bin ich davon überzeugt, dass ich mir beruflich viele Steine selbst in den Weg gelegt habe und mir durch meine Zurückgezogenheit und Unsicherheit wichtige Kontakte verbaute. Denn ich habe mich nie getraut, um etwas zu bitten. Gerade hinsichtlich meiner Drehbuchkarriere sehe ich einige vertane Chancen, weil ich immer der Meinung war, alles allein schaffen zu müssen. Ich habe viele Züge abfahren lassen und kann nur hoffen, dass noch einmal ein Zug hält.

Mein Weg ist leider nicht selten. Ich gehöre zur Generation Praktikum, und es gibt viel zu viele, die sich für einen Job krumm machen (müssen). Und es gibt leider auch viele Chefs, die ihre Angestellten ausnutzen. Deshalb schiebe ich meiner Essstörung auch nicht die Schuld für meine beruflichen Stolperschritte und Umwege in die Schuhe. Nein, in meinem Fall kam die Essstörung einfach hinzu, auch wenn ich deshalb regelrecht nach negativen Erfahrungen lechzte, weil sie bedeuteten, dass ich noch mehr Schutz bei meiner hinterlistigen Freundin suchen konnte. Inzwischen verurteile ich mich nicht mehr dafür.

Sechs Jahre nach meinem Studienabschluss trat ich meine erste, gut bezahlte Vollzeitstelle an. Sie ging mit meiner Abkehr von der Essstörung einher, die Symptome nahmen ab wie auch meine gedankliche Fixierung. Trotzdem bedeutete diese Stelle eine enorme Herausforderung, denn ich musste aus meiner Komfortzone und mich beweisen. Es war eine lehrreiche Erfahrung. So habe ich festgestellt, dass ich nicht nur jahrelang Freiberuflerin war, weil ich mich nicht in der Lage sah, eine Festanstellung körperlich und geistig zu erfüllen, sondern weil ich es kann. Ich habe dafür die nötige Selbstdisziplin, und auch wenn ich gut und gern in einem Team arbeite, weiß ich nun die Vorteile meiner Freiberuflichkeit zu schätzen. Das war eine heilsame Erkenntnis.

Vor allem die Beförderung zur Abteilungsleiterin hat nochmals viel zu der Auseinandersetzung mit mir selbst beigetragen. Denn wenn man führt, muss man selbst wissen, was man will. Erst wenn man ein konkretes Ziel hat und darauf hinarbeitet, kann man ein Team leiten. Plötzlich musste ich nicht nur für mich Verantwortung übernehmen und Entscheidungen treffen. Zudem habe ich durch die Leitungsposition viel über mich, meine Art zu kommunizieren und meine Schwachstellen gelernt. Diese Anstellung trieb meine Gedanken – ob ich gut genug bin, ob ich nicht noch mehr hätte tun können oder müssen – noch einmal aufs Spielfeld und ermöglichte mir einen anderen Umgang damit.

Ich habe in diesem Job gelernt, dass es Dinge gibt, die ich nicht kann, die ich nie können werde, die ich aber auch nicht können muss. Dass ich den Mund aufmachen muss – auch wenn mir das schwerfiel –, wenn mir etwas nicht passt. Und ich habe geübt, meine Fäden selbst in der Hand zu halten. Ich bin nicht das wehrlose Wesen, als das ich mich lange selbst gesehen habe. Ich kann versuchen, etwas zu ändern. Und wenn ich es nicht ändern kann, kann ich aus freiem Willen gehen. Ich bin dann auch gegangen, aber aus anderen Gründen, als ich es früher getan hätte.

Der Weg ist das Ziel

Wenn ich heute an meine sozialen Kontakte denke, waren sie alle von meiner Angst geprägt, vor Freunden, der Familie oder meinen Arbeitgebern und Kollegen in Ungnade zu fallen. Davon, dass irgendjemand entdecken könnte, dass ich nicht perfekt war. Also wich ich lieber aus.

Heute bin ich in dem, was ich tue, um Längen sicherer und freue mich zu wissen, dass ich mein Potenzial noch lange nicht ausgeschöpft habe. Damals hätte mich die Vorstellung, nicht perfekt zu sein, schier wahnsinnig gemacht. Inzwischen habe ich realistischere Ziele und überfordere mich nicht ständig damit, Unerreichbares erreichen zu wollen, und das sofort. Auch hier habe ich gelernt, dass alles Schritt für Schritt passiert und viel Geduld erfordert. Diese Erkenntnisse machen mich zufriedener und ruhiger. Außerdem habe ich heute keine Angst mehr davor, auch mal einen Fehler zu machen. Natürlich mache ich nach wie vor ungern Fehler, aber ich begreife sie inzwischen als Chance. Ich kann etwas daraus lernen. Ich weiß, dass Fehler passieren können. Der Mensch ist eben keine Maschine und selbst die macht Fehler.

Inzwischen habe ich erreicht, dass ich von meiner freiberuflichen Tätigkeit leben kann. Auch wenn ich nicht weiß, ob es im folgenden Jahr auch noch so sein wird, habe ich keine Angst mehr vor dem Scheitern. Die Freiberuflichkeit ist für mich keineswegs ein Rückschritt in die Isolation. Sie bedeutet nicht, dass ich immer allein arbeite. Ich habe inzwischen einige Schreibpartner und Kollegen, mit denen ich gemeinsam Projekte auf den Weg bringe. Ich weiß heute, worauf es ankommt. Ich habe gelernt, mir zu vertrauen und trotzdem ein Teamplayer zu sein. Denn ohne ein Netzwerk kann ich noch so viel wollen, mir wird nur schwerlich etwas gelingen. Isoliert und allein dauert einfach alles viel länger und ist obendrein viel beschwerlicher.

Ich habe gelernt, dass Zusammenarbeit, um Hilfe bitten und etwas Fordern keine Beweise dafür sind, dass ich es nicht allein schaffe. Das ist ein großer Zugewinn, aber diese Erkenntnis brauchte eine Weile. Deshalb habe ich zumindest beruflich noch das Gefühl, nach wie vor ganz am Anfang zu stehen. Für alles, was ich eventuell noch aufholen muss, besitze ich jetzt wertvolle Fähigkeiten. Und für alles, was ich möglicherweise bislang verpasst habe, bin ich jetzt umso offener. Denn heute habe ich ein stabiles soziales Umfeld, das mir Halt und Kraft gibt, und gleichzeitig das beruhigende Wissen, dass ich allein für mich verantwortlich bin.

Abwehr führt immer zu Gegenwehr

Ich denke, dass der erste, wichtigste und schwierigste Schritt, den man selbst, den ein Angehöriger oder ein Freund tun kann, die Akzeptanz ist. Denn Abwehr führt immer zu Gegenwehr.

Was außerdem jeder tun kann, der helfen möchte: einfach da sein. Denn letztlich sind Essstörungen immer auch ein Schrei nach Liebe. Ja, ich hatte Hunger nach Liebe. Eine Liebe, die ich mir lange nicht selbst geben konnte. Deshalb war es gut, dass es Menschen gab, die mir zeigten, dass sie mich auch mit meiner Magersucht mögen. Auch wenn ich das zunächst nicht bemerkte.

Auch die Frage nach dem Warum überforderte mich. Es ist verständlich, dass man nach einem Grund und vielleicht sogar nach einem Schuldigen sucht, weil es schwer zu begreifen ist, wenn sich ein Mensch plötzlich verändert und sich dabei selbst Schaden zufügt. Aber die ständige Frage nach dem Warum verunsichert, denn es gibt keine einfache Antwort wie: »Ich fühle mich zu dick«. Ein Essgestörter wird diese Frage zu Beginn seiner Krankheit nicht beantworten können.

Das Gespräch kann man natürlich trotzdem suchen. Das ist sogar gut, denn es zeigt Interesse und man baut damit eine Brücke. Vielleicht geht die essgestörte Person darauf ein. Und wenn nicht, sollte man es akzeptieren und ein andermal erneut versuchen. Mitunter ist das ein frustrierendes Unterfangen. Aber es dauert eben seine Zeit, bis ein Essgestörter seine Krankheit annehmen kann und in der Folge dann auch darüber nachdenken und sprechen kann.

Außerdem hätte ich mir bei mancher Gelegenheit gewünscht, dass nicht über meinen Kopf hinweg gehandelt wird, denn das bestärkte ebenfalls mein Gefühl, selbst nichts auf die Reihe zu kriegen. Beispielsweise hat es mich verletzt, wenn meine Mutter in meiner Gegenwart mit anderen über meine Krankheit sprach. Wenn sie meinen Großeltern oder Geschwistern zu erklären versuchte, was mit mir los ist. Ich weiß, dass das Vermitteln gut gemeint war, aber es tat weh, weil es mich so unmündig hat erscheinen lassen. Ich hätte mir gewünscht, dass sie mich Zeitpunkt und Weg selbst finden lässt. Schließlich war ich erwachsen. Eine Essstörung hat also auch immer etwas mit Verantwortung zu tun. Entscheidet man für eine essgestörte Person, wird sie nie ein Gefühl für sich selbst entwickeln können und sich folglich davor drücken, ihr Leben selbstverantwortlich in die Hand zu nehmen.

Was mir hingegen zu einem späteren Zeitpunkt meiner Essstörung sehr geholfen hat, war die Bereitschaft meines Umfeldes für offene Gespräche. Natürlich gelang nicht jedes Gespräch, denn es verlangt von beiden Seiten Mut und die Bereitschaft, selbstkritisch zu sein. Ich wusste, dass ich Menschen mit dem, was ich an Erkenntnissen hinzugewonnen hatte, verletzen würde. Auf der anderen Seite war mir irgendwann auch klar, dass Dinge nicht anzusprechen bedeutete, immer im gleichen Trott weiterzumachen. Das wollte ich unter keinen Umständen, denn das tat mir nicht gut. Und doch kostete mich der Schritt, die Dinge endlich beim Namen zu nennen, unendlich viel Überwindung. Denn auch ich hatte Angst, Beziehungen dadurch zu gefährden. Man sollte die Redebereitschaft als Chance begreifen, gemeinsam zu lernen, wie miteinander kommuniziert und agiert wird. Was wird über Gesten und Mimik transportiert? Es ist ein Vertrauensbeweis, wenn sich ein Essgestörter diesem Gespräch öffnet. Denn das ist ein gutes Zeichen, es bedeutet, dass er sich mit sich selbst auseinandersetzt und ihm daran gelegen ist, einen guten gemeinsamen Weg zu finden.

Ich weiß nur zu gut, dass eine Essstörung für das soziale Umfeld eine große Herausforderung bedeutet und viel Geduld erfordert. Aber auch das ist eine Hilfestellung: Zeit und Raum für die Veränderung geben. Nicht selten werden einem dabei Enttäuschungen, Vorwürfe oder Kränkungen widerfahren und es ist nicht einfach, dies auszuhalten.

Wenn man unsicher ist und Unterstützung braucht, kann man sich auch als Angehöriger an eine Beratungsstelle wenden, einen Psychologen oder eine Selbsthilfegruppe aufsuchen oder, wie es meine Mutter getan hat, Hilfe in entsprechender Fachliteratur suchen. Denn eines sollte man auf keinen Fall tun: die Rolle des Therapeuten übernehmen.

Helfen wollen ist schwer und man sollte im Hinterkopf behalten, dass man nicht alles richtig machen muss und kann. Es gibt nicht einmal ein Richtig oder Falsch, weil letztlich alles von der Bereitschaft des Essgestörten abhängt.

Unter der Glasglocke

Ich war zweimal in einer Klinik. Der erste dreiwöchige Klinikaufenthalt fand im Mai 2008 in Berlin relativ schnell nach der
Diagnose statt und sollte dazu dienen, dass ich mir meiner Essstörung bewusst werde. Der zweite Aufenthalt erstreckte sich
von Februar bis August 2009 in einer Klinik in Niedersachsen,
ebenfalls am Anfang meiner Magersucht. Beide Aufenthalte waren einschneidend für meinen Krankheitsverlauf und dennoch
hatten sie nur geringfügig Anteil an meiner emotionalen und
körperlichen Veränderung.

Warum überhaupt Klinik?

Es stellt sich vielleicht die Frage, weshalb ich überhaupt in eine
Klinik ging, wenn ich mir meiner Essstörung anfangs weder bewusst war noch wahrhaben wollte, dass sie lediglich für etwas
anderes stand, das sich dahinter verbarg.

Die Entscheidung hatte etwas mit Autonomie und mit Autoritäten zu tun. Autonom oder selbstsicher war ich zu diesem
Zeitpunkt nicht und Autoritäten, wie Psychologen und Ärzten,
ordnete ich mich widerstandslos unter. Ich hörte auf sie oder
tat zumindest so. Denn trotz aller Abwehr ahnte ich, dass ich
ein Problem hatte, was zur Entscheidung beitrug, in die Klinik
zu gehen. Hinzu kam, dass ich meinen Freunden, und vor allem
meinem damaligen Freund (bzw. Ex-Freund), beweisen wollte,
dass ich versuchte, etwas an meiner Situation zu ändern. Und

schließlich war der Weg in die Klinik ein Hilferuf. Die Bitte, gnädig mit mir zu sein, weil ich mir selbst nicht mehr zu helfen wusste. Ein Flehen an meine Umwelt, zu akzeptieren, dass es mir gerade schlecht ging. Denn ich scheute davor zurück, direkt um Hilfe zu bitten, aus Angst, meine Freunde zu überfordern. Ich hatte zumindest begriffen, dass Freunde mir nicht die fachliche Hilfe geben konnten, die ich brauchte. Ich wusste, auch wenn ich das nicht zugab, dass ich professioneller Unterstützung bedurfte, wenn ich nicht wollte, dass mir mein Leben um die Ohren fliegt.

Den zweiten Klinikaufenthalt unternahm ich, weil er mir in der ersten Klinik nahegelegt wurde. Meine damalige Therapeutin, die den ersten stationären Aufenthalt angeschoben hatte, unterstützte dies. Ich habe nicht weiter nachgefragt, sondern die Empfehlung angenommen. Ich hatte ohnehin keine Alternative, etwa einen Job. Außerdem brauchte ich wirklich Hilfe, denn ich floh immer mehr in die Essstörung, und mir war nach dem ersten Aufenthalt schnell bewusst geworden, dass ich nicht – wie angenommen – allein klarkomme. Ja, inzwischen gestand ich es mir ein, dass ich ein ernsthaftes Problem hatte und nicht in der Lage war, es zu lösen.

Willkommen unter den Verrückten

An meinen ersten Klinikaufenthalt habe ich kaum Erinnerungen. Das liegt unter anderem daran, dass er sehr kurz war. Obendrein war ich mit den Gedanken völlig woanders. Und zu guter Letzt wurden die Erinnerungen von allem, was danach passierte, überlagert.

Ich habe mit Freundinnen und auch mit meinen Eltern darüber gesprochen, wie seltsam es ist, dass man sich an bestimmte

Situationen deutlich erinnert, als wären sie gerade erst passiert, und andererseits ganze Zeiträume in der Erinnerung fehlen. Ich habe sie gefragt, ob ich mich zum Beispiel nur nicht daran erinnern kann, mit ihnen über all dies gesprochen zu haben, oder ob ich viele Dinge gar nicht angesprochen habe. Sie sagten, dass wir im Laufe der Jahre über vieles geredet haben, aber dass auch sie sich nur noch an Einzelheiten erinnern können. Jedenfalls erinnere ich mich eigentlich nur noch an die Situationen, Erkenntnisse und Gefühle, die wirklich etwas ausgelöst und eine nachhaltige Reaktion herbeigeführt haben.

Ich kann mich also nicht mehr im Detail erinnern, wie der erste Klinikaufenthalt verlief, obwohl es mir heute so vorkommt, als hätte es ein einschneidendes Erlebnis sein müssen. Mein Freund hat mich jedenfalls dorthin begleitet. Wir sind mit der S-Bahn gefahren. An die Ankunft und meine ersten Eindrücke habe ich keine Erinnerungen mehr.

Ich teilte mir ein Zimmer mit einer jungen Frau Anfang zwanzig, die bereits einige psychosomatisch begründete stationäre Aufenthalte hinter sich hatte. Wir hatten beide einen Platz am Fenster, unsere Betten standen sich gegenüber. Ich habe mich gut mit ihr verstanden und sie erschien mir damals ziemlich weit in ihrer Selbstreflexion.

Ich weiß auch noch, dass ich, sobald meine Zimmergenossin nicht da war, Sport gemacht habe. Und dann wie von der Tarantel gestochen zusammengezuckt bin, wenn plötzlich eine Schwester im Zimmer stand. Meist die Schwester, die mir gleich zu Anfang auf meine Frage, wann ich die klinikeigene Schwimmhalle nutzen könne, mitteilte, dass diese für Essgestörte tabu sei. Wir waren hier schließlich nicht zum Sporttreiben, sondern um uns unserer Lage bewusst zu werden und zu lernen, ohne Ablenkungen und Zwangshandlungen klarzukommen. Ich kam nicht damit klar.

Ich spüre auch noch den Rollstuhl unter meinem Hintern, auf den wir uns zum Wiegen setzen mussten. Während sich die Schwestern immer über mein Gewicht freuten, wäre ich ihnen am liebsten ins Gesicht gesprungen. Ich musste mich wahnsinnig beherrschen, um nicht vor Wut und Verzweiflung in Tränen auszubrechen. Oft habe ich das dann im Badezimmer nachgeholt.

Auch die Esssituation, von der ich bereits erzählte, spult sich wie ein Film in meinem Kopf ab. Dafür kann ich mich überhaupt nicht mehr an die Therapieelemente erinnern. Was ich noch weiß: Das Ganze überforderte mich. Denn ich hatte mich noch nie im Leben so intensiv mit meiner Psyche auseinandergesetzt. Die neuen Eindrücke und das, was die anderen Patienten, die schon länger in Therapie waren, sowie die Ärzte und Psychologen sagten, ergaben für mich noch keinen Sinn. Ich war noch nie mit Psychotherapie in Berührung gekommen und es überrollte mich schlichtweg.

Lediglich Teile meines Abschlussgespräches sind in den Tiefen meines Gehirns haften geblieben. Mein Kliniktherapeut legte mir nicht nur ans Herz, einen längeren Aufenthalt anzuschließen, sondern er riet mir zudem, meine ambulante Therapie bei einem männlichen Therapeuten fortzuführen. Der Grund dafür war, wie sich bei meinem ersten stationären Aufenthalt herauskristallisierte, dass ich eine stark verwickelte Bindung zu meinem Vater hatte. In dem Zusammenhang ist interessant, dass sich das Thema Vaterbeziehung für mich im Laufe der Therapie relativ schnell lösen ließ, während die plötzlich aufkommenden Gefühle meiner Mutter gegenüber immer bitterer wurden. Vor allem, weil ich sie mir verbot.

Ich habe während dieses Aufenthalts viel mit meiner Mitbewohnerin telefoniert. Sie hat mir immer wieder Mut zugesprochen. Ein Päckchen von meinem Freund löste regelrecht Euphorie aus.

Besuch war erst zum Ende hin erlaubt. Ich kann mich heute auch nur noch an die Besuche zweier Personen erinnern. Den meines Freundes und den meines Vaters. Das mag daran liegen, dass es die beiden Menschen waren, mit denen ich zum damaligen Zeitpunkt am meisten verstrickt war. Meine Mutter und meine Schwester sagten mir aber, dass auch sie mich besucht haben.

Zweiter Versuch

Ein paar Tage vor meinem zweiten Klinikaufenthalt schloss ich mein Masterstudium ab und feierte mit meiner Mitbewohnerin eine große Party. Für mich war es nicht nur eine Feier zum Studienabschluss, den ich ohnehin nicht richtig schätzen konnte, sondern Geburtstagsparty und Abschiedsparty in einem.

Ich sehe mich noch vor unserer cappuccinofarbenen Küchenwand zwischen einer Freundin und meinem Ex sitzen. Während alle ausgelassen feierten, beherrschte mich nur ein Gedanke, dass ich jetzt für unbestimmte Zeit nicht mehr dabei sein würde. Dass ich in ein paar Tagen alle diese Menschen für eine ganze Weile nicht mehr sehen würde. Und dass ich Angst vor dem hatte, was auf mich zukam. Außerdem war ich wahnsinnig erschöpft, denn was allein an diesem einen Tag alles passiert war, war für meinen energielosen Körper und Geist zu viel gewesen: Aufstehen, von der Freundin zum Geburtstag beglückwünscht werden, mit ihr zur Uni fahren, mich vor ein Komitee stellen und mündlich meine Masterarbeit verteidigen, auf meinen Vater treffen, der extra gekommen war, um mir zum Geburtstag und zum Abschluss zu gratulieren, warten, bis auch meine Freundin ihre Arbeit verteidigt hat, mit ihr gemeinsam nach Hause fahren, mit ihr die Party vorbereiten, sich ständig nebenbei die Frage stellen, ob »er« denn auch kommen wird, und dann zwischen all den fröhlichen Menschen sitzen und immer wieder ins Bad verschwinden müssen, um einen Moment Ruhe zu haben, weil alles zu viel ist. Danach fiel ich in ein Loch. Denn ich packte nicht meine Tasche für den ersten Job, sondern meinen Rucksack für die zweite Klinik.

Dieser Rucksack wurde ein paar Tage vor meiner Abreise bei mir zu Hause abgeholt und in die Klinik gebracht. Ich habe mich immer gefragt, ob sie das bei allen Patienten machten oder nur bei denen, von denen sie annahmen, dass sie unter dem Gewicht ihres Gepäcks zusammenbrechen würden.

Und dann ging es los. Ich fuhr mit dem Zug. Das Ticket hatte ich per Post bekommen. In Hannover musste ich umsteigen, am Zielbahnhof holte mich ein Klinikshuttle ab. Eine eigenartige Situation, weil da jemand, wie am Flughafen, ein Schild hochhielt, auf dem das Ziel stand. Alle Passanten konnten lesen, dass ich zu den »Bekloppten« gehörte.

Das Auto spuckte mich vor der Klinik aus, und ich betrat die Eingangshalle, in der ich ziemlich verloren herumstand und nicht weiterwusste. Das Erste, was die Dame sagte, die mich schließlich in Empfang nahm, war: Mittagsessen.

Das ging ja gut los! Und so stolperte ich, mich allein und hilflos fühlend, in den riesigen Speisesaal. Den Tisch mit den Essgestörten erkannte ich sofort, ich traute mich jedoch nicht, mich einfach zu ihnen zu setzen. Die Aussicht, hier für eine Weile bleiben zu müssen, löste pure Verzweiflung in mir aus. Zu allem Überfluss fand mein Handy im Gebäude kein Netz, weshalb ich den Rest des ersten Tages auf dem Parkplatz verbrachte. Aufgeregt auf und ab tigernd, telefonierte ich mit meinem damals besten Freund und meiner Freundin, die ihre liebe Mühe hatten, mich zu beruhigen.

Von diesem zweiten Klinikaufenthalt habe ich noch Notizen und Tagebucheinträge, die es mir ermöglichen, einiges zu rekonstruieren. Es ist schade, dass ich meine Entwicklung durch die wenigen Einträge nur bruchstückhaft wiedergeben kann. Andererseits hat es auch seinen Grund, weshalb ich dann nur noch wenig aufschrieb. Die Auseinandersetzung mit mir selbst war anstrengend genug.

Wenn ich mir die Tagebucheinträge aus der Klinik anschaue, ist das, was mir dort klar geworden ist, schon im Wesentlichen der Schlüssel für das Verständnis der eigenen Gefühle und Handlungsweisen. Natürlich habe ich im Laufe der Jahre noch viel dazugelernt, Dinge präzisieren und vertiefen können. Damals habe ich den ersten Schritt in diese Richtung gemacht. Da gab es nur einen Stolperstein. In den Notizen stellte ich mir ständig selbst die Frage, ob ich mir etwas vormache oder ob ich das, was in der Klinik erreicht werden sollte, wirklich wollte. Das ist schon krass und leider wahr.

Mich überfällt heute Beklemmung, wenn ich meine alten Aufzeichnungen lese. Es ist verrückt, mich als eine so unglückliche Person zu erleben, und es erschüttert mich, dass ich mich mit aller Kraft an meine verdrehten Sichtweisen klammerte. Vorstellungen, die ich mir unter keinen Umständen wegnehmen lassen wollte und die letztlich ein Grund dafür waren, dass ich noch lange nach der Klinik keine Fortschritte verzeichnen konnte. Damals habe ich mich dafür gehasst, heute weiß ich, dass alles seine Berechtigung hatte, und trage es mir nicht nach.

Wenn ich auf meine zweite Klinikzeit zurückblicke, würde ich eine Unterteilung in Arbeits- und Freizeit vornehmen. Es gab diese Unterteilung natürlich nicht offiziell, aber die Therapieelemente waren Arbeit. Schwerstarbeit. Denn es ist ja nicht alltäglich, sich Tag für Tag in diversen Therapiesitzungen mit sich selbst auseinanderzusetzen. Das wusste auch das Klinikpersonal und deshalb gab es Ruhepausen, um einem Gruppenkollaps zu entgehen. In der therapiefreien Zeit entwickelten sich Freundschaften.

Innerhalb der Therapieelemente gab es nur wenige Dinge, die mir Spaß machten. Irgendwie klar, wer setzt sich schon voller Freude und Euphorie mit seinen Schwächen auseinander.

Die Ergotherapie, wenn man so will, eine kreative Beschäftigungstherapie mit dem Ziel, sich durch eine aktive Beschäftigung abzulenken oder auszudrücken, war einer der wenigen Programmpunkte, der mir gefiel. Hier hieß es malen, basteln, töpfern, flechten, was immer das Herz begehrte. Aber es gefiel mir auch nicht auf Anhieb. Denn anfangs wusste ich nicht viel mit mir anzufangen. Und das ist erschreckend, da ich mir als Kind und Teenager gut die Zeit vertreiben konnte und kreative Tätigkeiten liebte. Zu meiner Kreativität fand ich zum Glück allmählich zurück. Außerdem konnte ich mich in der Kreativzeit ganz von meinen Gedanken, die um meinen Körper und meine Essstörung kreisten, frei machen. Weil ich mich auf etwas anderes konzentrierte. Noch heute bin ich beim Basteln oder Werkeln so vertieft, dass ich nicht merke, wie die Zeit vergeht. Ich konnte den Kopf ausnahmsweise in den Ruhemodus schalten und nach der anfänglichen Ideenlosigkeit – die daher rührte, dass ich dachte, ich müsse etwas Sinnvolles und Großartiges zustande bringen – habe ich eine Massen-Tassenproduktion gestartet. Und plötzlich gingen diese Therapieelemente für mich viel zu schnell vorüber.

Das Gute an dieser Therapieform war, dass wir keine Aufgabe gestellt bekamen. Kein »Drück dein Innerstes aus!«, »Wovor hast du Angst?« und so weiter. Wir konnten ganz ohne Druck einfach machen. Und wenn jemand zwei Stunden nur herumsaß, dann war das auch in Ordnung.

Was ich überhaupt nicht mochte, waren die Einzel-, Gruppen- und vor allem die Körpertherapie. Letztere empfand ich als unerträglich, weil ich quasi gezwungen wurde, mich mit meinem so verhassten Körper auseinanderzusetzen. Ziel der Körpertherapie war es, zu erkennen, dass ich mich völlig falsch sah.

Für mich blieb mein Körper trotzdem mein Feind, er fühlte sich wund an. Und wenn etwas wund ist, verursacht selbst die kleinste Berührung große Schmerzen. Klar habe ich mich auch ohne Körpertherapie fast ausschließlich mit meiner Hülle beschäftigt, aber die Aufgabe, meinen Körper nicht nur zu betrachten, sondern auch zu spüren und mir dann auch noch etwas wie Liebe für ihn abzuverlangen, stellte mich vor ein unüberwindbares Hindernis. Denn das war etwas, was ich tunlichst vermeiden wollte.

Außer der bereits erwähnten Spiegelarbeit ist mir eindringlich in Erinnerung geblieben, wie wir einmal unseren Körperumriss mit Fäden auf den Boden legen sollten. Wir waren in Zweierteams eingeteilt. Zunächst mussten wir den Umriss, den wir von unserem Körper annahmen, mit einem Faden auf den Boden legen. Dann mussten wir uns in diesen Umriss hineinlegen, während unser Partner nun unserem fiktiven Körperumriss einen realen Körperumriss hinzufügte. Damit wir unsere Fehleinschätzung optisch wahrnahmen. Das Faszinierende war nicht nur, dass wir uns alle – egal, ob dick oder dünn – dicker gemacht hatten, sondern, dass wir uns alle einen riesigen Kopf angedichtet hatten. Die Therapeutin erklärte uns das Phänomen. Wir lebten ja fast ausschließlich in unserem Kopf. Unsere Denkmurmel war vierundzwanzig Stunden am Tag aktiv, selbst wenn wir schliefen. Kein Wunder also, dass wir das Gefühl von einem großen, schweren Kopf hatten. Diese Erklärung hat mir eingeleuchtet.

Da Übungen dieser Art für uns sehr aufwühlend bis kaum zu ertragen waren, fanden sie selten statt. Was wir stattdessen praktizierten, waren Entspannungstechniken nach Jacobsen und Traumreisen. Hier sollte über die abwechselnde Spannung und Entspannung einzelner Muskelgruppen oder das gedankliche Durchwandern des eigenen Körpers ein Ruhegefühl erreicht werden.

Aber auch das war anfangs quälend für mich. Entspannen und ruhig daliegen? Kannte und konnte ich nicht. Körperteile an- und entspannen war schrecklich, weil ich mich dann spürte. Ruhig atmen? Wie denn bei der ganzen Aufregung! Allein das intensive Spüren meines Körpers reichte aus, dass ich weinen musste. Oft unterbrach ich deshalb die Übungen. Das Gute war: Das war gewollt. Es funktionierte also, ich spürte mich.

Außerdem war ich nicht die Einzige, die ihre Probleme mit diesen Aufgaben hatte. Am Ende meiner Zeit konnte ich wenigstens die Jacobsen-Entspannung mitmachen. So fanden mein Körper und mein Geist zumindest für eine halbe Stunde Ruhe.

Ich habe diese Entspannungstechnik sogar noch nach der Klinik angewandt. Es war eine gute Erfahrung, den eigenen Dämon mal kurz abzuschalten. Leider habe ich es wie alles, was ich in der Klinik lernte, nicht lange weiterverfolgt.

Eine andere Übung war, zu schreien. Zumindest war das die Aufgabe, letztlich hat jedoch keiner geschrien. Klägliche Versuche, würde ich es nennen. Wir wussten zunächst nicht, wozu wir in den Wald gingen. Und dann standen wir da und es hieß, Wut herauslassen und »einfach mal laut schreien!«. Einfach? Ich setzte an. Mehrmals. Und jedes Mal kam nur ein Fiepen bis gar nichts heraus. Ich frage mich heute, ob ich es gekonnt hätte, wenn ich allein gewesen wäre. Ich bezweifle es.

Ziel dieser Übung war, aufgestaute Gefühle herauszulassen. Wenn man die jedoch nicht spürt oder nicht spüren will, weil man sie für etwas Schlimmes hält, dann kann man sie auch nicht herausschreien. Außerdem bedeutete es einen viel zu großen Kontrollverlust. Ich wollte nicht wütend sein, weil ich Angst hatte, dass mich dieses Gefühl überrollt. Und so versuchte ich diese Emotion von mir abzuspalten. Deshalb war diese Aufgabe für mich damals unlösbar. Der Körper streikte. Der innere Hebel für derlei Emotionen ließ sich nicht bewegen.

Neben der Körpertherapie gab es noch körperliche Anwendungen. So mussten wir jeden Tag direkt nach dem Aufstehen zum Kneipen. Das war Horror! Diese Kältekur sollte unsere Durchblutung anregen, aber für eine Frostbeule wie mich waren die eisigen Fußbäder eine Zumutung. Die Füße waren vielleicht gerade noch erträglich, das kalte Wasser wurde jedoch bis zu den Knien hochgespült.

Was ich hingegen mochte, waren die Fangopackungen für den verspannten Rücken. Hier hätte ich Stunden liegen können, weil die Wärme meinen schmerzenden Körper etwas besänftigte.

Auf das gemeinsame Kochen wie auf das Thema Essen war ich bereits eingegangen. Dennoch möchte ich noch eine Situation erwähnen, die verdeutlicht, wie sehr mich Essen aus dem Gleichgewicht brachte. So hatte mir meine Oma ein Osterpäckchen mit Süßigkeiten geschickt. Abgesehen davon, dass wir Essgestörten keine Lebensmittel auf dem Zimmer haben durften, um Essanfällen vorzubeugen, und die Aktion etwas unsensibel war, empfand ich sie als persönlichen Angriff. Ich konnte nicht glauben, dass meine Großmutter meine Krankheit nicht ernst nahm. Beziehungsweise kam ich gar nicht auf die Idee, dass sie diese vielleicht einfach nicht verstand, sondern dachte, dass sie mich ärgern wollte. Ich fühlte mich ungefähr so, als hätte man mir eine tote Katze geschickt. Denn während mir meine Oma etwas Gutes tun wollte, empfand ich das als Katastrophe. Süßigkeiten waren nämlich etwas, wonach mein unterernährter Körper schrie. Gegen diesen Heißhunger konnte ich mich nur schwer wehren. Gerade deshalb verurteilte ich Naschen und sah darin eine Schwäche, für die ich mich verachtete. Es gab nur zwei Wege aus dieser Misere: zum einen Süßigkeiten wegwerfen. Und zwar so, dass ich nicht mehr an sie herankam. Oder Süßigkeiten essen, erbrechen und mich tagelang dafür geißeln. Der Ausweg, sich ein Stück zu gönnen und den Rest beim Klinikpersonal abzugeben oder gleich alles abzugeben, kam mir nicht in den Sinn. Essen war etwas Elendes, das schnellstmöglich in der Tonne entsorgt werden musste.

Zusätzlich zum Essen hatten wir in der Klinik die Aufgabe, ein Esstagebuch zu führen. Ich habe diese Tagebücher nach dem Aufenthalt noch lange aufbewahrt und erst vor wenigen Jahren weggeworfen, als ich mit meinem jetzigen Partner zusammenzog. Es waren vier dicke Notizbücher. Wahnsinn! Vor allem, wenn ich bedenke, dass ich in der gleichen Zeit nur ein Notizbuch mit meinen übrigen Gedanken füllte. Das zeigt noch mal deutlich, worum meine Gedanken hauptsächlich kreisen: Essen und Figur. Wichtiger und richtiger wäre es gewesen, sich mit den Hintergründen auseinanderzusetzen. Natürlich habe ich das in den sechs Monaten auch getan, aber allein dieses Verhältnis von Esstagebuch und Tagebuch zeigt, wo mein Fokus lag und weshalb ich andere Gedanken während und nach der Klinik nicht festhalten konnte.

Im Esstagebuch sollten wir nicht nur notieren, was wir aßen, sondern vor allem unsere Stimmung und unser Empfinden dabei beschreiben. Da ich diese Bücher weggeworfen habe, kann ich hier keine Zitate anbringen, aber ich weiß, dass ich mich ständig selbst belog. Ich ließ Nahrungsmittel, für deren Verzehr ich mich schämte, einfach weg. An anderer Stelle fügte ich etwas hinzu, um mir und dem Klinikpersonal weiszumachen, dass ich auf einem guten Weg war. Und meine Stimmung, die ich in Form von Smileys dokumentierte, war ein Smiley mit tief nach unten weisenden Mundwinkeln.

Im Nachhinein finde ich ein Esstagebuch nur bedingt sinnvoll. Denn es dient nicht wirklich der Kontrolle durch das Klinikpersonal, sondern hat den Zweck, sich mit Essen und den sich dabei einstellenden Gefühlen auseinanderzusetzen. Klar erkundigte sich das Klinikpersonal hin und wieder danach, aber warum hätte ich da aufrichtig sein sollen, wenn ich es nicht einmal für mich selbst ehrlich aufschrieb? Das andere und für mich Schwerwiegendere ist, dass ich mich durch das Führen eines Esstagebuchs noch extremer mit dem Essen beschäftigte und es eben nicht als eine Grundhandlung ansah. Ich fühlte mich also in meinem Fokus bestätigt.

Ja, ich will – oder vielleicht doch nicht

Die Einzel- und die Gruppentherapie bildeten den Hauptteil der Arbeit an sich selbst. Ich werde hier nicht weiter darauf eingehen, da die Inhalte der Verschwiegenheitspflicht unterliegen, aber ich kann mich ohnehin nur noch an Dinge erinnern, die mich nachhaltig beschäftigten. Der Grund, dass ich vieles vergessen habe, ist auch hier: Sechs Monate sind nichts im Vergleich zu den vielen Jahren, die ich danach noch therapiert wurde. Dennoch möchte ich ein paar Punkte, die nur mich betreffen und zumindest im Klinikkontext bedeutsam waren, erwähnen.

So habe ich die Einzeltherapie schlimmer in Erinnerung als die Gruppentherapie, obwohl es auch in der Gruppentherapie immer mal wieder Situationen gab, in denen ich auseinandergenommen wurde. Ich habe dazu einen schönen Eintrag in meinen Notizen von damals gefunden.

12.05.2009
Heute ging es in der Gruppentherapie wieder mal um mich und ich bekomme immer mehr das Gefühl, als wäre ich ein Sorgenfall, ein schwer erziehbares Kind. Das will ich natürlich absolut nicht und kann es auch nicht verstehen, denn ich gebe mir ja die größte Mühe, alles richtigzumachen. Aber so langsam bin ich komplett verunsichert, denn jedes Mal wird mir das Gefühl gegeben, dass ich nicht weiterkomme, und zwar, weil ich es nicht will. So ein Quatsch! Diese Rückmeldung macht mich traurig und lässt mich resignieren, denn wie und was soll ich denn tun? Ich bin so verzweifelt. Immer, wenn ich denke, ich hätte was geschafft, kommt jemand und sagt mir wieder, dass ich auf der Stelle trete. Und jedes Mal sage ich: Nimm mich an die Hand und zeige mir die Richtung, aber irgendwie stehe ich immer

wieder allein da und weiß nicht, wo lang und entscheide mich dann falsch, denn es kommt dann immer wieder ein »Vorwurf«. Ich weiß nicht mehr weiter. Zum ersten Mal fühle ich mich richtig hilflos. Ich soll Gefühle zulassen. Ja, mache ich doch. Oder denke ich das nur? Warum kann mir keiner sagen, wie ich es richtig mache?

Hilfe, mir wächst das alles über den Kopf. Ich bekomme langsam Angst, morgens aufzustehen und in den Tag zu starten. Ich bin nun fast drei Monate hier und merke, dass so wenig passiert ist. Ich will nicht sagen, nichts, aber wenig. Ich kann doch nicht noch weitere Monate hier ver- bringen. Und bin ich denn allein daran »schuld«, dass es so ist? Ich habe schon wieder panische Angst vor dem Einzel morgen. Ich soll nicht so viel reden, sagte Frau Y. Aber was dann? Schweigen im Einzel?

Vielleicht bin ich ja auch nur zu blöd, den Punkt zu erken- nen. Ich kann nicht mehr!!!

Dieser Auszug veranschaulicht gut, was genau meine Probleme in der Klinik wie auch später noch waren. Aus heutiger Sicht kann ich bestätigen, was Mitpatientinnen und Therapeuten da- mals zu mir sagten: dass ich nicht wollte. Damals habe ich das aus tiefstem Herzen jedoch anders empfunden. Denn es war kein bewusstes »Ich will nicht«. Das »Ich will nicht« lag ausschließ- lich daran, dass die Essstörung nach wie vor mehr Nutzen als Einschränkungen für mich hatte. Mein Körper und mein Geist waren noch nicht bereit, sich mit den Problemen dahinter zu befassen. Deshalb machte es nur ab und zu »klick«. Aber das ist ein ganz normaler Prozess. Alles auf einmal funktioniert eben nicht. Nur damals wollte ich genau das: alles, und zwar sofort.

Die Unfähigkeit, konstruktiv mit Rückmeldungen umzugehen, lag darin begründet, dass ich nicht zwischen wohlwollender und verletzender Kritik unterscheiden konnte, denn erstere kannte ich nicht. Kritik, die ich bis dahin erfahren hatte, war immer nur das Aufzeigen eines Mangels gewesen. Dass die Rückmeldungen in der Klinik dazu gedacht waren, mir weiterzuhelfen, habe ich nur langsam zulassen können. Auch wenn ich in der Notiz einforderte, dass man mich an die Hand nehmen sollte, sah ich die Hand nicht, wenn sie mir entgegengestreckt wurde. Ich verstand nicht, dass mir die Hand gereicht wurde, dass mir Leidensgenossen und Therapeuten dabei helfen wollten, eigene Schwachstellen zu erkennen und Dinge neu zu definieren, um anders agieren zu können. Auch hierzu habe ich zwei Beispiele in meinem Kliniktagebuch gefunden, die zeigen, wie sich mein Umgang mit Feedback im Laufe des Klinikaufenthaltes veränderte.

20.05.2009
Auch wenn ich das Feedback der Gruppentherapie gestern als sehr verletzend empfand, musste und konnte ich zum Glück einsehen, warum: Es war die Wahrheit und die tut natürlich weh. Denn Eigenschaften wie Kritikunfähigkeit und Sturheit kann ich an anderen Personen nicht leiden, wie soll ich sie da an mir tolerieren können? Ich habe erkannt, dass ich die Angriffsposition eingenommen habe, um mir mein Selbstbild aufrechtzuerhalten. Um mir nicht Eigenschaften und Schwächen eingestehen zu müssen, die ich verachte, um mich selbst nicht noch mehr zu verabscheuen. Ich hoffe, ich vergesse nicht alles, was mir gestern mit einem Mal klar wurde. Ich fühle mich heute erleichtert, als wäre eine wahnsinnige Last von mir abgefallen. Aber ich spüre auch Erschöpfung und Leere, die mir sofort Angst

bereiten, dass ich mich wieder vor mir und meinen Schwächen verschließen könnte. Frau Y meinte die ganze Zeit, ich drücke mich unkonkret aus. Ich habe darauf sehr aggressiv reagiert. Warum? Ich habe ihre Ansage sofort als eine Kritik aufgefasst. Vielleicht, weil mein Vater früher auch immer meinte, dass ich mich nicht ausdrücken kann. Ich habe in dem Moment nur gehört, dass ich etwas nicht kann, und mich sofort verteidigt, um mich nicht klein und dumm zu fühlen. Meinem Vater konnte ich früher nie meine Meinung sagen, denn dann gab es Ärger. Deshalb habe ich mir angewöhnt, schwammig zu bleiben, um nicht anzuecken und Unmut zu stiften. Das mache ich heute noch so, wenn ich Angst habe, andere mit dem, was ich sagen möchte, zu verletzen. Oder aus Angst, dass sie wütend werden könnten. Aber warum reagiere ich so extrem, wenn ich den Eindruck habe, dass mich jemand kritisiert? Vielleicht weil ich früher immer den Eindruck bekommen habe, nicht gut genug zu sein. Die perfekte Maske versuche ich nach wie vor aufrechtzuerhalten und wenn mich jemand auf eine Schwäche aufmerksam macht, beziehungsweise auf etwas, was ich als Schwäche ansehe, kann ich das Gefühl, nicht gut genug zu sein, kaum ertragen.

Und warum kann ich mir keine Schwäche zugestehen und Hilfe annehmen? Ich musste immer stark und perfekt sein, um zumindest ein wenig Aufmerksamkeit zu erlangen, und habe damit bisher alles geschafft, was ich erreichen wollte. Daher ist es jetzt umso schwerer einzusehen, dass ich das bei meiner mentalen Gesundheit nicht schaffe. Außerdem ist es schwer für mich, mir meine Schwäche »Ungeduld« einzugestehen.

Ein paar Tage später habe ich bereits so über den Sachverhalt gedacht:

01.06.2009
Schwächen einzugestehen heißt, sie ändern zu können und liebevoll mit sich umzugehen. Schwächen zu verachten bedeutet hingegen, diese einfach nur wegzuschieben, und das ist ja, wenn man es genau betrachtet, die größte aller Schwächen. Weil man dadurch nicht bereit ist, an sich zu arbeiten. Das ist auf keinen Fall mutwillig oder böswillig, lediglich ein Schutz, um sein eigenes Gesicht vor sich zu wahren. Deshalb ist es auch so schwer, eigene Fehler zu erkennen und sich ihnen zu stellen. Ich glaube, dass ich mir Schwächen lange Zeit unbewusst als Stärken verkauft habe. Jahrelang habe ich gedacht, mein Perfektionismus und die Tatsache, alles allein schaffen zu wollen, seien toll. Dass ich dadurch ein Mensch geworden bin, der in enorm strengen Strukturen lebt, der sehr hart mit sich und anderen ins Gericht geht, der seine eigenen Grenzen nicht sehen will und kein bisschen nachsichtig und liebevoll mit sich umgeht, war mir egal, nicht einmal bewusst.
Entsprechend extrem habe ich reagiert, wenn jemand all das infrage stellte oder mir als Manko aufzeigen wollte. Jeder Versuch, mir einen Lösungsvorschlag zu unterbreiten, scheiterte an einem »ABER«. Wenn ich das jetzt betrachte, sehe ich, warum ich das gemacht habe. Einerseits, weil es schwer ist, sein »Fake-Ich« (Maske) loszulassen, wenn man denkt, dass dieses stark ist und das »eigentliche Ich« als schwach empfindet und die Erfahrung gemacht hat, damit nicht so viel Anerkennung zu bekommen wie mit dem »Fake-Ich«. Auch wenn es wahnsinnige Kraft erfordert, die

*Maske immer aufrechtzuerhalten. Andererseits hat man
Angst, verletzbar zu werden, wenn man die Maske ablegt.
Und ein weiterer Grund ist, dass man es selbst oft gar nicht
merkt, wie sehr man sich im Wege steht und das Leben
erschwert.*

Ich möchte kurz darauf hinweisen, dass ich die ganze Zeit von
»man« spreche. Ich erwähne das, weil es im folgenden Kapitel
noch eine Rolle spielen wird.

Ich hatte es begriffen, nur leider nicht im Kern. Und hier
kommt noch etwas anderes zum Tragen. Ich bin der Meinung,
dass durch Grundsätze, die mir Therapeuten und Mitpatienten
jeden Tag unermüdlich predigten, natürlich Gedanken in meinen Kopf gepflanzt wurden, die richtig und wichtig waren. Wie
eine Art Brainwashing, nur im positiven Sinn. Ich bekam immer
wieder die gleichen Dinge aus unterschiedlichsten Mündern gesagt und am Ende glaubte ich, die Lichter seien mir selbst auf-
gegangen. Ja, ich wünschte mir das wirklich. All das positive
Gedankengut kann jedoch nur effektiv wirken, wenn man das
in sich auch zulässt. Und hier liegt der Knackpunkt: Wenn man
etwas vorgesagt bekommt, kann man es nachplappern und damit
zumindest den Anschein erwecken, man hätte es verstanden. Ist
der Mentor jedoch weg, vergisst man schnell, was gesagt wurde.
Erst als entsprechende Gedanken in mir selbst gediehen, konnte
ich auch etwas ändern. Deshalb habe ich in der Klinik auf die
falschen Karten gesetzt. Denn ich verfolgte damals nur ein Ziel:
nicht zuzunehmen. Das sehe ich zumindest heute so und das beweist mein erster Kliniktagebucheintrag vom 25.02.2009.

*Ich will das Richtige, aber nur unter bestimmten Vorausset-
zungen! Kann es dann funktionieren? Ich will die Esstörung überwinden, aber nur unter der Voraussetzung, nicht
zuzunehmen. Ist das utopisch?*

Ja, das war utopisch! Wenn ich als diagnostizierte Magersüchtige mit dem Ziel der Gewichtsreduktion in eine Klinik gehe, bin
ich am falschen Ort. Aber es kommt noch absurder. Ich glaubte,
eine andere Aufgabe zu haben als ein paar meiner Mitpatientinnen, bei denen es darum ging, aus dem lebensbedrohlichen
Untergewicht herauszukommen. Immerhin habe ich ein paar
Monate später erkannt, dass die Annahme falsch war.

26.05.2009
*Ich glaube, ich bin mit einer komplett falschen Einstellung
hierhergegangen. Ich habe immer gedacht, dass ich hier
schneller rauskomme und vorankomme als andere, da ich
ja normal aussehe und damit eine Aufgabe weniger habe –
zunehmen. Eine vollkommen hirnrissige Annahme, da
sie die Essstörung als solche verkennt. Denn wie ich jetzt
bitter feststellen musste, immer und immer wieder: Die
Esstörung ist nicht im Körper, sondern im Kopf. Und auch
zeigt der Körper nicht den Grad der Erkrankung an. Nur
weil ich weniger essgestört aussehe, sagt das nicht, dass ich
weniger betroffen bin. Das ist mir leider erst jetzt bewusst-
geworden. Ich sehe nicht so krank aus, körperlich. Aber im
Kopf bin ich es vielleicht sogar noch mehr als andere.
[...]
Ich muss mich wohl von dem Gedanken verabschieden,
dass ich selbst bestimmen kann, wann ich gesund bin, beziehungsweise wie lange es dauern wird und welchen Weg*

der Genesung ich gehe. Das Einzige, was ich machen kann,
ist, mich zu entscheiden: Will ich gesund werden oder nicht.
[...]
Und wenn ich mich für das Gesundwerden entscheide, ist
es wichtig, sich mit allen Konsequenzen darauf einzulassen.

Leider war ich alles andere als bereit, denn die Konsequenzen –
Zunehmen, sich mit den eigentlichen Problemen beschäftigen,
meinen Ex-Freund endlich aus dem Herzen verbannen – überforderten mich damals noch. Ich wollte lieber in meiner selbst
erschaffenen sicheren Scheinwelt bleiben.

Zurück zur Gruppentherapie. Einerseits beflügelte sie mich, weil
mir der Austausch mit »Gleichgesinnten« und die Tatsache, dass
sie ähnliche Schwierigkeiten hatten, guttat. Gelegentlich erfuhr
ich sogar Bestätigung, was ich aus meinem Alltag nicht gewohnt
war. Aber es gab auch Sitzungen, bei denen ich, wie in den Notizen deutlich wird, viel Gegenwind bekam. Den auszuhalten war
nicht einfach, aber Klinik ist letztlich kein Vergnügensort, sondern harte Arbeit – auch wenn das Klischee des Pausemachens
weit verbreitet ist.

Viel schlimmer empfand ich allerdings die Einzeltherapie. Ich
hatte den Eindruck, und diese Erfahrung hatte ich ja schon gemacht, dass mich meine Therapeutin nicht verstand. Dass sie
mich nicht verstehen wollte. Ich habe alles, was sie mir entgegen-
brachte, als Kritik aufgefasst und weitaus schwerer verkraftet als
Kritik von Mitpatienten. Weil sie in meinen Augen eine Autoritätsperson war, auf der anderen Seite jedoch keine Ahnung hatte.
So dachte ich, denn woher wusste sie, wovon sie redete, wenn sie
doch selbst nicht in einer Essstörung steckte. Folglich wehrte ich

all ihre Versuche und Vorschläge ab. Alles, was ich an Ungnade in mir trug, projizierte ich nun auf diese Therapeutin. Damals dachte ich, dass ich einfach eine schlechte Psychologin erwischt hatte. Heute weiß ich, dass sie nur ihre Arbeit machte.

Viel ist aus den Einzelsitzungen deshalb nicht bei mir hängen geblieben. Was ich jedoch nicht vergessen habe, war die Rückmeldung meiner Klinikpsychologin, dass ich mir viel zu hohe, zum Teil unerreichbare und falsche Ziele (beispielsweise geheilt aus der Klinik zu gehen, gesund zu werden, aber nicht zunehmen zu wollen) setzte und deshalb ständig enttäuscht und frustriert war. Und leider auch, dass ich noch nicht bereit war, mich ernsthaft mit mir, meiner Vergangenheit und meiner Zukunft auseinanderzusetzen. Ich war entsetzt und fühlte mich bloßgestellt. Sie sagte mir mehrfach, dass sie den Eindruck nicht loswürde, dass ich gar nichts ändern wolle, und was ich damals am allerwenigsten begriff, dass ich zu viel rede.

Ich dachte bloß: Was will die von mir? Ich bin doch hier in einer Therapie, da soll man doch reden. Oder soll ich Däumchen drehen und schweigen? Da kommen wir sicherlich ganz hervorragend voran!

Erst viel später habe ich verstanden, dass sie mir damit sagen wollte, ich würde zu viel um den heißen Brei herumreden, statt die Dinge anzugehen.

Das heißt natürlich nicht, dass ich in der Zeit dieses Klinikaufenthaltes jeglicher Auseinandersetzung mit mir und meinen Problemen auswich. Vornehmlich ging es hier darum, aktuelle Beziehungen und Beziehungsmuster zu verstehen. Am präsentesten ist mir die Auseinandersetzung mit der Beziehung zu meiner Freundin und Mitbewohnerin geblieben. Meine Freundin hat Briefe gefunden, in denen ich immer wieder betone, dass ich hoffe, sie würde mich nicht als undankbar empfinden, da sie sich die ganze Zeit um mich bemühte, während ich sie immer mehr von mir wegschob.

Das war ein Scheißgefühl für mich, weil ich nicht wusste, woher dieses Bedürfnis, sie mir vom Leib zu halten, auf einmal kam. Den Grund arbeitete ich in der Klinik mit meiner Einzeltherapeutin heraus. Ich erwähnte bereits, dass die Beziehung zu meiner Freundin eine Art Symbiose war, die es mir erschwerte, mich selbst zu spüren. Ich hatte das Gefühl, ohne mein doppeltes Lottchen nicht mehr wahrgenommen zu werden. Und so kam es in der Klinik zu der Erkenntnis, dass ich diese Symbiose auflösen müsse, wenn ich nicht in ihr verloren gehen wolle. Es entstand die Idee, aus unserer gemeinsamen Wohnung auszuziehen, was das Gefühl, undankbar zu sein, noch verstärkte.

Sport frei!

Was die Abkehr von meiner Körperfokussierung ebenfalls versperrte, war die Tatsache, dass wir in der zweiten Klinik Sport treiben durften. Zumindest, wenn wir ein bestimmtes Gewicht nicht unterschritten. Stark Untergewichtige wurden von allen sportlichen Aktivitäten – wir gingen beispielsweise einmal in der Woche als Gruppe walken, wir hatten Schwimmstunden und vieles mehr – ausgeschlossen.

Während andere um die Wette joggten, war ich Stammgast in der Schwimmhalle. Und gemeinsam stiegen wir Treppen. Ja, magersüchtige Treppensteigende sind nicht nur Klischee.

Autsch!

Was mich darüber hinaus davon abhielt, meinen Körper einfach mal Körper sein zu lassen, waren Beschwerden wie Blähbauch und eine nicht funktionierende Verdauung. Ich musste zu vielen Ärzten. Der auf meinem Organismus liegende Fokus wurde damit auch von ärztlicher Seite untermauert. Das meine ich nicht als Vorwurf, denn die Ärzte und das Klinikpersonal wollten mir lediglich helfen und abklären, dass es nichts Schwerwiegendes war. Ihre Sorge folgte meiner Panik.

So musste ich im Ort zunächst zum Frauenarzt, um eine Schwangerschaft auszuschließen. Nachdem diese ausgeschlossen war, folgten Besuche beim Internisten. Ich wurde mit diversen kleinen Bechern in die Klinik zurückgeschickt und musste Stuhl- und Urinproben abgeben. Durch diese Proben wurde festgestellt, dass ich einen Zuckerpilz im Darm hatte, der nicht nur seinen Anteil zum Blähbauch beitrug, sondern auch ein Grund für den unbändigen Heißhunger auf Süßes war. Was für mich damals das Glück bedeutete, dass ich keine zuckerhaltigen Lebensmittel wie Honig, Obst et cetera essen durfte. Dadurch minimierte sich das, was ich essen konnte, und damit auch der Umfang dessen, was ich aß. Und ich hatte eine tolle Ausrede, bestimmte Sachen nicht essen zu müssen beziehungsweise vor mir selbst auch eine Erklärung, warum ich auf bestimmte Dinge ganz besonders stand. Das führte zumindest kurzweilig dazu, dass ich mich nicht ganz so sehr für meine Heißhungerattacken verachtete, auch wenn es natürlich dadurch nicht weniger anstrengend wurde, gegen sie anzukämpfen. Nach ein paar Wochen sollte ich allerdings wieder normal essen, was den Zuckerpilz jedoch erneut aufleben ließ. Diesmal durfte ich nicht wieder verzichten, denn es war ja das Ziel, mich ans Essen heranzuführen, statt mich beim Nicht-Essen zu unterstützen. Ich quälte mich und diese Erfahrung trug leider dazu bei, dass ich mich immer mehr mit meiner Figur beschäftigte, noch mehr Sport trieb und noch mehr in Panik verfiel, wenn es hieß: Wiegen.

Neben all den Beschwerden und der schmerzlichen Auseinandersetzung mit mir hatte ich aber auch schöne Momente, die mir immer wieder Kraft gaben. Dazu gehörten die Freundschaften, die ich in der Klinik schloss und von denen einige noch nach der Klinik existierten.

Zu den schönen Momenten mit meinen neuen Klinikfreundschaften gehörten an den Wochenenden gemeinsame Ausflüge in die Stadt, solidarische Fernsehabende auf enorm unbequemen Korbstühlen, bei denen jeder Untergewichtige sofort merkte, dass er definitiv keine Fettpolster am Hintern hatte sowie der wöchentliche Saunaabend mit einigen »meiner Mädels«. Frauen und Männer durften nur getrennt saunieren, und wir hatten die Sauna – es war ja Frühling und Sommer – meistens für uns. Keiner außer uns Frostbeulen wollte sich bei schönem Wetter in die Sauna hocken. Ich habe diese Abende genossen. Mir war endlich mal warm, und ich war danach herrlich müde und konnte gut schlafen. Wir durften allerdings immer nur mit Erlaubnis saunieren und mussten jedes Mal bei den Schwestern Bescheid geben, falls eine von uns zusammenklappte. Ab einem bestimmten Gewicht durfte man deshalb gar nicht in die Sauna, weil es einfach zu gefährlich war.

Dennoch hielten die dort geknüpften Freundschaften nicht ewig. Weshalb die Freundschaften nicht überdauerten, lag an den Themen. Essgestörte auf dem gleichen Level drehen sich miteinander im Kreis. Daraus kann auch schnell eine Art Konkurrenzkampf werden. So war ich oft neidisch auf die anderen und ich kann mir nicht vorstellen, dass ich die Einzige war, der es so erging. Ich wollte deren Figur und ihren Fortschritt. Und durch das ständige Austauschen beschäftigte ich mich noch mehr mit den Symptomen.

Auch der Besuch meines damals besten Freundes und seiner Schwester gab mir sehr viel Kraft. Ich habe den Nachmittag mit den beiden als etwas sehr Wertvolles in Erinnerung, denn es war der einzige Besuch von Freunden. Ich wollte aber auch gar nicht, dass mich meine anderen Freunde an diesem Ort besuchten. Sie hatten mir ja schon zuvor mitgeteilt, dass sie mich so traurig nicht ertrugen. Deshalb standen viele Freundschaften auf der Kippe. Hier hatte ich andere Begleitung, die mich und meine aktuelle Lage ganz anders wahrnahm. Und trotzdem habe ich – und das zeigt noch einmal anders, welch autistische Züge ich mir durch die Essstörung aneignete – dokumentiert, wer mich wann anrief. Als ließe sich die Zuneigung eines Menschen daran messen.

Neben diesen zwei Freunden bekam ich unabhängig voneinander Besuch von meinen Eltern und ihren Lebenspartnern. Ansonsten hatte ich in den sechs Monaten keine Kontakte zu Menschen aus meinem »richtigen« Leben.

Zurück ins Leben

Die Rückkehr nach Hause war nach dem zweiten Klinikaufenthalt um einiges schwieriger als nach dem ersten Mal. Sechs Monate sind eben doch eine lange Zeit, in der andere eine Weltreise machen oder ihre Probezeit im Job absolvieren.

Ich kehrte in eine verlassene Wohnung zurück, denn meine Freundin war mit Freunden im Urlaub. Sie hatten mich gefragt, ob ich mitkommen wollte. Ich hatte abgelehnt. Ich musste erst einmal ankommen. Das war zwar meine Wohnung, aber nach der sterilen Glasglocke ohne Gegenstände, die emotional an etwas erinnerten, wurde ich hier sofort von meinen alten Gefühlen überrollt. Trotzdem wurde ich total lieb empfangen. Meine

Freundin hatte einen Willkommen-Wimpel angebracht und Blumen auf den Tisch gestellt. Ich kam mir in diesem Moment ziemlich scheiße vor, denn während sie sich offensichtlich auf meine Rückkehr freute, hatte ich den Wunsch, aus der gemeinsamen Wohnung auszuziehen.

Ich weiß nicht mehr, was ich in den ersten Stunden und Tagen meiner Rückkehr unternahm. Aber ich bemühte mich, das in der Klinik Gelernte umzusetzen. Der Wunsch, »es« zu schaffen, war da, auch wenn ich beim Schreiben dieses Buches und dem Reflektieren der damaligen Zeit immer wieder feststelle, dass ich damals noch überhaupt nicht bereit war. Das erklärt vielleicht, warum ich es zu diesem Zeitpunkt eben noch nicht schaffte. Der Alltag war doch etwas anderes als das Leben unter der Glasglocke. Trotzdem gelang es mir zunächst, etwas von meinen selbstzerstörerischen Gedanken abzurücken und diszipliniert zu essen. Das lag vor allem an den positiven Erfahrungen mit der Weiterbildung zur Drehbuchautorin, dem Praktikum und den ersten Aufträgen als Freiberuflerin. Das zeigt aber zugleich, dass ich mich nur aufgrund meiner Leistung definierte.

Alles für die Katz?

Die Zeit in der Klinik war harte Schule, in der ich immer wieder zurechtgerückt wurde, aber ich habe auch viel Verständnis und Entgegenkommen erfahren. In der Nachbetrachtung finde ich die Klinikaufenthalte trotzdem schwierig. Meine völlig überzogenen Ziele führten dazu, dass ich in Eigenregie ziemlich schnell stagnierte. Außerdem hatte ich mir auch in der Klinik eine Scheinwelt aufgebaut. Und ich erlangte dort ein Wissen, das meiner Essstörung neue Möglichkeiten bot.

Trotz alldem habe ich mir in der Klinik richtige und wichtige Fragen gestellt, die den Anstoß gaben zu meiner langen Auseinandersetzung mit mir selbst.

Meine Freundin, mein Gefängnis

Mein Therapeut sagte immer zu mir: Eine Essstörung lässt man erst los, wenn sie einem mehr nimmt, als sie gibt. Denn Fakt ist, dass die Essstörung für die Betroffene zunächst einen Nutzen hat. Deshalb lagen zwischen den Klinikaufenthalten und der Loslösung noch viele Jahre.

Von außen betrachtet erscheint das Loslassen einer Essstörung einfach. Man muss ja nur wieder essen. Für eine essgestörte Person ist es das allerdings nicht, und was fatal daran ist, sie sieht auch gar keinen Sinn darin. Denn letztlich ist die Essstörung ein zwischengeschalteter Mechanismus, der eine Schutzfunktion hat. Die Essstörung ist für eine essgestörte Person bis zu einem gewissen Punkt also kein Problem, sondern Hilfe und Stütze. Sie bietet ihr eine Welt, in der sie sich sicher fühlt und in der sie bestimmt. Die Essstörung gibt Kontrolle über etwas Elementares, nämlich die Energiezufuhr, und gibt der essgestörten Person deshalb das Gefühl, »alles« unter Kontrolle zu haben. Oder besser gesagt, »etwas« unter Kontrolle zu haben in einem Leben, das ansonsten meist aus den Fugen geraten ist.

Zumindest trat bei mir die Essstörung an einem Punkt auf, an dem ich das Gefühl hatte, dass alles, was mir lieb und teuer war, alles, worauf ich so lange hingearbeitet hatte, in sich zusammenbrach: Familie, Beziehung, Freundschaften, Berufsleben.

Ich hatte urplötzlich das Gefühl, allein zu sein. Aber ich hatte nach dem Besuch bei meiner Hausärztin eine neue Freundin attestiert bekommen: meine Essstörung. Die war für mich da. Auch wenn ich nach wie vor nicht davon überzeugt war, dass ich sie hatte. Die plötzliche Aufmerksamkeit, die mir durch die Diagnose zuteilwurde, überraschte mich. Natürlich ist eine Essstörung immer auch ein stummer Hilfeschrei. Ich war nicht in der Lage, laut um Hilfe zu bitten, konnte nicht einfach sagen: »Das ist mir zu viel«, »Ich wünsche mir etwas anderes«, »Mir fehlt etwas«. Weil ich nicht wusste, was. Stattdessen zog ich mich in die Krankheit zurück, die mir nicht nur Aufmerksamkeit brachte. In gewisser Weise habe ich mir Aufmerksamkeit durch die Essstörung erzwungen und damit ein Interesse generiert, mit dem ich nicht umgehen konnte. Es war nicht die Zuwendung, die ich mir gewünscht hatte. Denn letztlich war es Sorge, was mir entgegengebracht wurde, und die gab mir wiederum das Gefühl, ein Problem zu sein. Denn die plötzliche Beachtung galt ja meinem Körper. Beziehungsweise meiner »neuen Freundin«. Und meine neue Freundin half mir auch dabei, der neuen Aufmerksamkeit etwas entgegenzusetzen, sie bot mir die Möglichkeit, mich abzugrenzen.

Hinzu kam, dass ich neben der Essstörung auch noch eine vorübergehende Depression attestiert bekommen hatte. Depressive gelten als schwach, als Problemfälle, als Menschen, die man bemitleiden muss. Auch das führte dazu, dass ich mich nur noch bei meiner Essstörung gut aufgehoben fühlte, obwohl das zugleich der Zustand war, der mich am meisten schmerzte. Denn ganz tief wünschte ich mir jemanden an meiner Seite, der mich versteht, stützt und liebt.

Die »neue Freundin« tat zumindest so, als wäre sie genau dieser Jemand. Und anfangs war sie das auch. Bei ihr musste ich nicht um Aufmerksamkeit buhlen. Sie war da und auf sie war Verlass. Sie stellte sich schützend zwischen mich und alles andere. Und sie gab mir das gute Gefühl, dass ich über unser Verhältnis entschied, was mir in der Partnerschaft, bei Freundschaften und im Berufsleben nicht gelang. Obendrein gab mir das Hungern das überlegene Gefühl, die Trauer, Frustration und Selbstzweifel übergehen zu können.

Zu guter Letzt war die Essstörung auch eine Art Bestrafung für mich. Ich war nicht gut genug für diese Welt und dafür bestrafte ich mich, indem ich mir die Lebensgrundlage entzog.

Schon allein die von mir verwendete Formulierung »meine Essstörung« zeigt, wie sehr ich mit ihr verwachsen war. Sie gehörte zu mir. Sie wurde eins mit mir und schließlich wurde ich sie nicht mehr los. Aber was genau macht das Loslassen so schwierig?

Aller Abschied ist schwer

Wie viele Anläufe ich unternahm, um mich von meiner einengenden Freundin zu trennen, kann ich gar nicht aufzählen. Ein Tagebucheintrag aus der Zeit meines zweiten Klinikaufenthalts zeigt, dass ich bereits ziemlich früh damit begonnen habe. Den Abschiedsbrief an die Essstörung habe ich circa anderthalb Jahre nach der ärztlichen Diagnose geschrieben, im Sommer 2009. Ich finde, dieser Brief sagt viel über das Verhältnis einer Essgestörten zu ihrer Essstörung aus. Er verdeutlicht, dass es sich tatsächlich um eine Art Freundschaft handelt, in die sich die Essgestörte verfängt. Man erkennt auch, dass mir durch die Therapie bereits ziemlich schnell ins Bewusstsein gerückt wurde, was ich durch die Essstörung alles aufgab und verlor. Und trotzdem war ich noch viele Jahre an sie gekettet, weil mir ihr Schutz mehr brachte und wichtiger war als alles andere.

»Hallo Essstörung,

ich will dich nicht liebe nennen, denn auch wenn du mir
lange Zeit geholfen hast und immer treu an meiner Seite
warst, bist du mir inzwischen verhasst. Du hast mich eingenommen und eingeengt. In all dieser Zeit hast du mir damit
geholfen, dass ich mich hinter mir selbst verstecken konnte.
Da ich mich nicht mit mir oder anderen auseinandersetzen
musste, weil die gesehen haben, dass ich mich allein mit dir
beschäftige. Du hast mir geholfen, mich wieder attraktiv
finden zu können, aber leider auch dazu beigetragen, dass
ich ein ganz verzerrtes Selbstbild entwickelt habe. Du und
ich, wir waren quasi ein eingespieltes Team. Du warst immer für mich da und ich war immer für dich da. Ich habe
mich oft zu dir geflüchtet, wenn ich dachte, alles andere
nicht mehr aushalten zu können. Und du warst da. Aber
nach und nach habe ich gemerkt, […] dass du mehr ein-
forderst, als du geben kannst. Du hast immer genommen
und bist mir irgendwann einfach körperlich zu nah gekommen. Aber bist du wirklich ein wahrer Freund gewesen? Ich
denke nein. Du warst mir vielleicht die einzige, wirkliche
Freundin, weil du die Einzige warst, die mich verstanden
und unterstützt hat.
Aber du hast es nicht für mich getan, sondern nur für dich.
Nur dafür, um dich selbst lebendig zu fühlen. Damit hast
du mir aber nach und nach die Energie geraubt. […] Du
hast mir einerseits geholfen, mich zu behaupten und etwas
zu finden, was nur ich unter all den Menschen um mich
herum habe, und hast mir damit das Gefühl gegeben, etwas
Besonderes zu sein. Du hast mich in der Anfangszeit gestärkt und mir Energie gegeben, aber mit der Zeit all dies

wieder eingefordert. Du hast mich dann geschwächt. Und eigentlich ist es doch total link, mich erst zu stärken und mich dann wieder zu Fall zu bringen. Mich zu hintergehen und mich in Aktionen und Handlungen zu bestärken, die nicht gut für mich sind. Ich habe begonnen, Verantwortung abzugeben und die Fehler bei anderen zu suchen. Als Freundin wäre es deine Aufgabe gewesen, mir die Augen zu öffnen. Aber du hast mich immer weiter in mein Unglück rennen lassen. Du findest es toll, im Mittelpunkt zu stehen. Ich kann es dir auch nicht ganz verübeln, denn jeder will und braucht es mal, im Mittelpunkt zu stehen. Nur hast du diesen Platz nicht mehr aufgeben wollen. Ich habe aber für mich gemerkt, dass mir das nicht guttut. Dass mir etwas fehlt und das, was mir fehlt, werde ich nicht bei dir finden. Es fällt mir nicht leicht, dir das zu sagen, und ich kenne das Gefühl, das du gleich haben wirst, denn ich habe es oft genug selbst erlebt. Aber ich denke, dass sich unsere Wege hier und jetzt trennen werden. [...] Und an dieser Stelle ist es dann wohl meine Aufgabe, mir selbst die Pistole auf die Brust zu setzen und mich zu fragen »entweder – oder«. Und ich habe mich für das ODER entschieden. Und das ODER bedeutet, dass sich unsere Wege hier trennen.

Ich will versuchen, dir zu erklären, was ich vermisst habe in all der Zeit. Zunächst habe ich mich gefühlt wie ein anderer Mensch. Am Anfang war dieses Gefühl auch noch positiv. Wie gesagt, ich fühlte mich voller Energie, aber ich habe nicht gemerkt, dass mir der Spaß am Leben verloren ging. Ich war nur noch verbissen, gezwungen, unfrei und unendlich traurig. Ich war wütend, wusste aber nicht, wieso und weshalb, und habe mich an dich geklammert. Erst

mit der Zeit ist mir aufgefallen, dass mir dadurch enorm
viel Lebensqualität verloren ging. [...] Ich habe an meinem
eigenen Leben nicht mehr teilgenommen und vieles, was
mir lieb war – Freunde, Interessen etc. –, vernachlässigt,
weil ich mich nur noch mit dir beschäftigt habe. [...]
Einige haben mich vor dir gewarnt, aber ich wollte es nicht
sehen. Ich habe dich in Schutz genommen und sie verstoßen.
[...] Und nun habe ich den Eindruck, dass ich mir in der
Zeit unserer Freundschaft selbst verloren gegangen bin. [...]
Ich kann es nicht beschreiben, aber es war/ist so kräftezehrend und ich möchte einfach keine Freundschaften mehr,
die nur nehmen. Die mich nicht so nehmen können, wie ich
wirklich bin. Die immer nur die Sophie ertragen können,
die ihnen am besten in den Kram passt.

Ich will dich auf keinen Fall anklagen oder dir für alles
die Schuld in die Schuhe schieben, denn letztlich gehören
immer zwei dazu. Ich weiß selbst, dass auch ich meinen
Teil dazu beitrage, wie sich diese Verbindung entwickelt
hat, und ich weiß, dass ich dich damals gebraucht habe.
Ich brauchte jemanden, der nicht nachfragt, der mir keine
Fragen stellt, der mich vielleicht sogar unterstützt in dem,
was ich tue. [...] Wir haben nur leider nicht zusammen die
Kurve gekriegt. Du möchtest gern, dass alles so weiterläuft
wie bisher, ich will aber etwas anderes und endlich habe ich
das herausgefunden. [...]
Du hast mich also an den Punkt gebracht, meine Augen
nicht mehr vor mir zu verschließen, und dafür bin ich dir
dankbar. Durch unsere Verbindung und auch alles, was
nicht so gut daran war, habe ich begonnen, mich zu fragen, wer ich eigentlich bin. Wer ich lange Jahre vorgegeben

habe zu sein. Wer ich sein kann und wer ich sein möchte. Vielleicht habe ich also sogar letztlich mehr aus dieser Beziehung gezogen als du. Aber jetzt ist der Punkt gekommen, an dem ich meinen eigenen Weg finden und gehen muss und auch will. An dem ich dich nicht mehr brauche, um mich dahinter zu verstecken, und an dem auch du mich nicht mehr brauchst, denn ich habe dir auch nichts mehr zu geben.

Ich breche auf in ein neues Leben und werde nur ausgewählte Dinge mitnehmen. Das soll nicht heißen, dass du und andere gänzlich verschwinden – in Erinnerung werdet ihr bzw. du immer da sein und mich daran erinnern, was ich wirklich will, wer ich wirklich bin und wer ich wirklich sein kann. Und ich möchte zuallererst ein selbstbestimmtes Leben führen und keine Beziehungen führen, die mich einnehmen, einengen oder vergessen lassen, wer ich bin. Und deshalb sage ich dir: Lebe wohl.«

Wenn ich diese Zeilen heute lese, fühlt es sich für mich an, als hätte ich die Essstörung damals schon ewig gehabt. Tatsächlich hatte ich sie zu diesem Zeitpunkt gerade mal anderthalb Jahre. Dennoch habe ich diesen Zeitraum bereits als lang empfunden und tue das auch jetzt noch, denn bereits ein einziger Tag mit einer Essstörung ist lang. Ich dachte extrem viel nach. Ich verbrachte eigentlich den ganzen Tag mit Nachdenken. Über Essen, Kalorien, den Körper. Dadurch zieht sich ein Tag und ein Jahr kam mir vor wie eine Ewigkeit. Wenn ich heute darauf zurückblicke, schlägt mein Herz einen Takt schneller. Denn was sind diese anderthalb Jahre im Vergleich zu den mehr als zehn Jahren, die ich am Ende essgestört war?! Über ein Jahrzehnt! Es macht mich heute fassungslos.

Was mir auch auffällt, ist, dass ich die Essstörung schon damals personifiziert habe. Ich schreibe ihr einen Brief, spreche sie wie eine Person an. Gerade das Personifizieren macht es aber so schwer, sich von der Essstörung zu trennen. Denn Trennung empfand ich damals als etwas unüberwindbar Schlimmes. Das mag an meiner Geschichte liegen. In einer Trennung konnte ich einfach nicht die Chance eines Neuanfangs sehen.

Und auch wenn es ziemlich naiv war zu glauben, dass ich die Essstörung und meine sich dahinter verbergenden Probleme schnell in den Griff bekommen würde, hatte ich viele Dinge bereits verstanden und reflektiert. Und noch etwas fällt mir auf, dass ich trotz der Naivität hart gekämpft habe.

Die Essstörung forderte also bereits damals viel, und dennoch war ich noch lange nicht in der Lage, die Dinge, die ich sagte und dachte, auch umzusetzen. Denn dieser Brief zeigt zudem, wie sehr man sich selbst etwas vormacht. Erst heute kann ich wirklich hinter dem stehen, was ich in dem Brief formuliert habe. Ja, Selbsttäuschung ist ein großes Thema. Meine Therapeutin in der Klinik fand es eher vermessen, dass ich nach so kurzer Zeit bereits einen Abschiedsbrief an die Essstörung schrieb. Sie war der Meinung, dass ich mich damit nur unter Druck setzen würde, da ich noch gar nicht so weit wäre, die Essstörung loszulassen. Ich war beleidigt, als sie das sagte. Ich verstand es wieder nur als Kritik an mir.

Sie sollte recht behalten. Ich habe es nicht geschafft. Es folgten noch viele Jahre, in denen es schlimmer und schlimmer wurde. Inzwischen weiß ich, dass Aktionen wie dieser Brief weniger etwas mit Einsichten zu tun haben als vielmehr mit der Suche nach Anerkennung. Wenn ich ehrlich zu mir selbst bin, habe ich damals wohl auf das Lob der Therapeuten gehofft.

Eine Essstörung ist eben komplex und bildet in ihrem Verlauf immer weitere Ebenen aus, die Angst machen, loszulassen. Ich will damit keinesfalls sagen, dass Therapie und Klinikaufenthalte nichts bringen. Im Gegenteil: Ohne die langjährige Therapie stünde ich nicht da, wo ich jetzt bin. Dieser Brief führt mir einmal mehr vor Augen, dass nicht einmal ich am Anfang meiner Therapie geahnt habe, wie schwierig es tatsächlich ist, die durch die Essstörung »lieb gewonnenen« Strukturen und Zwänge wieder abzulegen.

Das Dahinter

Die Essstörung war für mich das Mittel. Der Zweck war es, Gefühle loszuwerden. Irgendwann tötete ich dann fast alles andere auch ab, was das Leben lebenswert macht. Als die Essstörung jedoch eintrat, kam mir dieser Effekt äußerst gelegen, denn es brachte mir große Erleichterung.

Ich kann es wissenschaftlich nicht erklären, wie das Abdrängen von Emotionen funktioniert. Das Einzige, was ich weiß: Eine Essstörung ist kräftezehrend. Wer seinem Körper keine Energie zuführt, kann bestimmte Leistungen nicht mehr erbringen. Das Fühlen gehörte dazu. Auch wenn auf lange Sicht die negativen Gefühle nicht verschwinden, sondern sie irgendwann sogar in den Vordergrund treten.

Ich hatte durchaus noch Gefühle, aber sie wurden zu einer Art Einheitsbrei und meine Grundstimmung war schwermütig. Positive Gefühle stellten sich kaum noch ein beziehungsweise konnte ich sie nicht mehr erkennen. Das heißt nicht, dass ich in diesen langen Jahren weder Freude, Zufriedenheit noch Liebe empfand. Nachdem ich die unglückliche Liebesbeziehung endlich abgeschlossen hatte, kamen einige positive Gefühle wieder zurück. Aber selten erlebte ich sie aus mir heraus. Und vor allem traute ich diesen Gefühlen nicht. Deshalb hielten sie nicht lange an. Und ich war davon überzeugt, dass etwas Positivem sofort ein böser Schlag folgte. Wahrscheinlich war es deshalb dann manchmal auch so. Das war keine selbsterfüllende Prophezeiung, sondern hatte damit zu tun, dass ich mich als unbedeutend empfand. Wie hätte ich mir nach einem schönen Erlebnis mit Freunden diese Positivität erhalten sollen, wenn ich sofort wieder in meinem Gedankenstrudel abglitt und mich einfach nicht entspannen konnte.

Die negativen Empfindungen kannte ich hingegen zur Genüge, davor fürchtete ich mich paradoxerweise nicht.

Wenn mich mein Therapeut anfangs nach meinen Gefühlen fragte, wusste ich keine Antwort. Sie waren für mich ungreifbar und nicht zu benennen. Wenn der Therapeut dann meinte: »Sie müssen doch wütend sein« oder »Sie strahlen totale Enttäuschung aus«, konnte ich das so nicht bestätigen. Zwar hatte ich diese Gefühle, aber in meinem Gefühlschaos konnte ich sie nicht separieren.

Dieser Zustand undefinierbarer Gefühlslagen hielt lange an und machte es so schwer, die Essstörung wieder loszuwerden. Wer über etwas nicht wütend oder traurig sein kann, kann es auch nicht überwinden. Denn erst die Wut oder die Trauer, die Akzeptanz des Geschehenen und letztlich auch die Vergebung führen zur Auflösung dieser Gefühle.

Dass man mir angeblich Enttäuschung und Frustration ansah, war mir schleierhaft. Ich war von derartigen Aussagen gekränkt und noch mehr frustriert. Wenn ich mich beleidigt fühlte, schob ich das ebenfalls schnell weg. Denn auch das war eine Regung, die ich ablehnte und nicht an mir ertrug. Dass ich durchaus eingeschnappt reagierte und man mir Neid, Geringschätzung und Starrsinn anmerkte, weiß ich erst heute. Inzwischen sehe ich ganz deutlich, dass ich tief in mir bestimmte Sachverhalte, Erlebnisse und Personen ablehnte, mir dies damals jedoch nicht zugestand. Ich hatte mir einen Kodex aufgestellt und bestimmte Gefühle durften einfach nicht sein. Wut und Neid, aber auch positive Empfindungen wie Stolz hatte meine neue Freundin aus meiner Palette gestrichen. Damals begriff ich nicht, dass jedes Gefühl seine Berechtigung hat und erst zu etwas Überwältigendem wird, wenn man es immer wieder verdrängt.

Ich war in einem Schwarz-Weiß-Denken verhaftet. Entsprechend konnte ich mir nicht vorstellen, dass auch ich verschiedene Seiten hatte. Ich war nicht von dem Idealbild abzubringen, dem ich blind hinterherjagte. Dass dieses Bild unerreichbar blieb, gerade weil ich bestimmte Gefühle leugnete, verstand ich nicht. Ich entsprach meinem eigenen Ideal nicht, und meine neue Freundin triumphierte.

Da sind sie wieder

Aus heutiger Sicht erscheint mir meine Gefühlswelt von damals wie ein dichter Nebel. Es war deshalb nach den vielen Jahren, in denen ich meine Gefühle verdrängte, schwer, sie wieder zuzulassen. Es hat mich überrumpelt, aber auch erfreut, wenn ein lang verdrängtes Gefühl plötzlich da war. Dazu gehörten für mich auch solche Dinge, dass ich beim Fernsehen wieder lachen oder weinen musste. Es war so eigenartig, mich bei Gefühlsausbrüchen regelrecht zu ertappen.

Das plötzliche Auftreten eines Gefühls war irgendwie ulkig. Es war, als entdeckte ich meine Gefühlspalette zum ersten Mal.

Dabei war es ein ganzes Stück Arbeit, denn die Empfindungen brachen anfangs oft ungefiltert über mich herein wie bei einem Kind. Ich musste erneut lernen, Gefühle richtig einzuordnen und zu dosieren. Dann fragte ich mich: Warum bin ich jetzt wütend oder weshalb finde ich das lustig?

Meine neue Freundin war natürlich alles andere als glücklich darüber, dass ich sie langsam aufs Abstellgleis schickte und sie immer mehr zu meiner Feindin wurde.

Inzwischen lache ich wieder viel und gern. Wie schade wäre es, wenn ich über lustige Dinge, die mein Freund sagt oder macht, nicht lachen könnte. Wie traurig wäre es, wenn ich nicht über mich selbst lachen könnte. Denn gerade über sich selbst lachen zu können, nimmt so viel Druck. Es ist unbeschreiblich schön, wenn das Lachen aus tiefem Herzen kommt und nicht aufgesetzt ist. Endlich kann ich mich auch wieder aufrichtig für andere Menschen freuen und genauso mit ihnen fühlen, wenn sie etwas bedrückt.

Mit meiner Schlagfertigkeit verhält es sich ebenso. Lange Zeit war sie verschwunden. Heute freue ich mich wie eine Schneekönigin, wenn eine Äußerung von mir zu allgemeiner Erheiterung führt.

Schützender Kokon versus selbst errichtetes Gefängnis

Und auch wenn ich allmählich begriff, was mir die Essstörung außer Empfindungen, Sozialkontakten, Liebe, Unbeschwertheit und einer »Karriere« noch alles nahm, ist mir die ganze Tragweite erst rückblickend bewusst geworden.

Ich bin zum Beispiel nicht in den Urlaub gefahren, weil ich Angst hatte, dort mein Sport- und Essprogramm nicht durchziehen zu können. Alles außerhalb meiner Welt hat mir Angst gemacht. Urlaub war für mich keine Entspannung vom Alltag. Für mich bedeutete Urlaub, meinen schützenden Kokon zu verlassen und damit Stress.

Ich kann mich an einen Urlaub, der einzige längere während meiner Essstörung, mit meiner Mutter und ihrem Freund in Kroatien erinnern. Ich fand es zwar toll, endlich mal etwas anderes zu sehen. Andererseits empfand ich es als wahnsinnig anstrengend. Denn um Diskussionen aus dem Weg zu gehen, lebte ich meine Essstörung nicht aus, wie ich es gewohnt war und gebraucht hätte.

Natürlich wusste meine Mutter bereits, dass ich eine Essstörung hatte, und wenn ich sie heute darauf anspreche, schwärmt sie davon, wie toll dieser Urlaub war und wie gut wir miteinander klarkamen. Das taten wir und trotzdem empfand ich das anders. Wir haben uns gut verstanden, aber nur, weil ich mich angepasst habe. Das heißt allerdings nicht, dass ich drei Mahlzeiten am Tag gegessen habe. Aber ich habe etwas gegessen, damit sich meine Mutter nicht allzu große Sorgen machte. Dennoch blieben Anspielungen nicht aus. So sagte meine Mutter gern: »Mach, wie du willst, ich dräng dir nichts auf«, aber allein das hat mich bereits unter Druck gesetzt. Weil es verbalisiert wurde. Klar suggerierte mir allein dieser eine Satz, dass ich meine Essstörung nicht so ausleben konnte wie gewohnt. Ich hätte keine Ruhe gehabt. Und wahrscheinlich wollte ich meiner Mutter gegenüber auch nicht eingestehen, wie schlimm es wirklich war. Ich habe also brav wenigstens etwas Gemüse und Fisch gegessen. Wahrscheinlich hat meine Mutter den Urlaub auch deshalb nicht als unangenehm oder kompliziert in Erinnerung. Wenn ich heute auf diesen Urlaub zurückschaue, sehe ich, dass ich eine perfekte Rolle gespielt habe. Und das zeigt nochmals, wie sich eine Essstörung auswirkt. Die Außenwelt bekommt nur einen Bruchteil mit, das meiste spielt sich im Kopf und im Körper der Betroffenen ab. Für mich wurde es nach dem Urlaub schlimm, denn dann schlug die Gewissenskeule doppelt zu. Wieder zu Hause, schaltete ich den Turbo ein. Schließlich musste ich die Kilos, die ich zugenommen hatte, wieder loswerden, mich dafür bestrafen, dass ich nicht konsequent gewesen war. Und auch, dass ich mich im Urlaub verstellt hatte und wieder das angepasste Kind war, drangsalierte mein Selbstbewusstsein. Denn ich war ja eine erwachsene Frau. Und die hatte die Kontrolle über mich abgegeben und das war kein gutes Gefühl.

Es blieb mein einziger Urlaub in den langen Jahren der Essstörung. Mit anderen zusammen verreisen war zu Zeiten meiner Essstörung eine Qual. Und so war es mit vielem. Ich konnte mich auf gar nichts Neues einlassen. Ich war viel zu sehr mit mir und meiner Freundin beschäftigt. Allein reisen war allerdings auch keine Option, denn das machte mir Angst, unter anderem die Vorstellung, dass ich mich mit mir allein langweilen würde. Schließlich hielt ich ja nicht viel von mir und hatte alle Hobbys und Interessen verdrängt. Was hätte ich also beispielsweise vier Tage allein in Prag machen sollen? Mal abgesehen davon, dass ich heute lieber mit jemandem gemeinsam reise, um die schönen Erinnerungen teilen zu können, finde ich es krass, wie ich damals dachte.

Ausbruch

Zu meinem großen Glück wachte ich irgendwann auf und sah, dass ich all die vielen Entbehrungen nur in Kauf genommen hatte, um nicht ich selbst sein zu müssen. Nun musste ich einsehen, dass mir die Essstörung all das genommen hat, was ein Leben eigentlich lebenswert macht. Und erst, als es mich nur noch an-kotzte, dass ich weder in der Lage war, mit meinen Gefühlen um-zugehen, noch mein Leben so zu führen, wie ich es mir vorstellte, begann ich mit zaghaften Schritten, mich von meiner speziellen Freundin zu lösen. Endlich war ich es leid, dass sie mich komplett für sich beanspruchte und niemanden neben sich duldete. Sie war wie ein zweites verhasstes Ich.

Erst an dem Punkt, an dem mich die Entbehrungen mehr ge-schmerzt haben, als mir die Essstörung Halt und Zuflucht geben konnte, begann ich, nach Kompromissen zu suchen und mein Gefängnis einzureißen. Ich erkannte, dass ich so viel mehr zu bieten habe, als ich bislang glaubte.

Einen ganz elementaren Teil bei dieser Erkenntnis und dem Schritt aus der Essstörung heraus spielte die langjährige ambu-lante Therapie.

Der lange Weg zu mir selbst

Ambulant wurde ich von zwei Therapeuten begleitet. Zunächst von einer Therapeutin, das war vor und zwischen den Klinikaufenthalten, nach dem zweiten stationären Aufenthalt hatte ich dann einen Therapeuten.

Auch in diesem Kapitel werde ich nur auf Dinge eingehen, die ausschließlich mich betreffen und nachhaltig bei mir etwas veränderten. Denn wie in einer Klinik gilt auch im ambulanten therapeutischen Kontext der geschützte Raum.

Aller Anfang ist schwer

Die Therapeutin hatte es ziemlich schwer mit mir. Sie musste die Anfangsarbeit leisten und mir begreiflich machen, dass ich ein ernst zu nehmendes Problem hatte. Denn ich hatte zwar eine Überweisung vom Hausarzt mit dem Befund »Magersucht und Depression«, aber das war es auch. Um herauszufinden, was mir eigentlich fehlte, dafür war die Therapeutin gefragt.

Ich wusste überhaupt nicht, was mich erwartete und ging völlig unvoreingenommen zu meinem Aufnahmegespräch. Auch ahnte ich nicht, was eine Therapie alles in einem Menschen bewirken kann, und empfand zum Glück keine Angst. Sonst hätte ich die Behandlung unter Umständen niemals begonnen. Zudem dachte ich damals nicht im Entferntesten daran, wie viele Jahre Psychotherapie in meiner Krankenakte zusammenkommen würden.

Auch hatte ich keinen blassen Schimmer davon, wie hart das Aufarbeiten von Denk- und Verhaltensweisen sein kann und wie oft ich den Punkt erreichen sollte, alles hinschmeißen zu wollen. Ich hatte nicht erwartet, dass das Öffnen einer Seelentür bedeutete, viele weitere Türen zu öffnen. Oft genug wünschte ich mir dann, die Therapie nie begonnen zu haben, weil ich einfach kein Licht am Ende des Tunnels sah.

Ich suchte mir eine Psychologin in der Nähe, weil ich keine Lust und keine Kraft hatte, mich durch die halbe Stadt zu bewegen. Es war deshalb eine Therapeutin, die nicht auf Essstörungen spezialisiert war. Dennoch nahm sie meinen Therapieauftrag an, und ich fand mich in einer tiefenpsychologischen Therapiesituation wieder.

Eine meiner ersten Aufgaben war, mein bisheriges Leben aufzuschreiben. Ich wusste nicht, wo ich anfangen sollte, denn meine Erinnerungen an den Beginn meines Lebens bestanden aus den Erzählungen meiner Eltern. Aber es wurden tatsächlich sieben computergeschriebene Normseiten, die mit den Worten »Meine Mam hat mir später mal erzählt, dass ich eigentlich kein Wunschkind war« begannen. Bezeichnend, dass ich diesen Satz als Einstieg wählte, auch wenn ich mir der Symbolkraft nicht bewusst war. Für mich war es nur eine Aufgabe, die ich erledigte. Wie alles, was man mir auftrug. In meinem Kopf war angekommen, dass ich laut hausärztlichem Befund ein Problem mit Essen und mit Traurigkeit hatte. Laut eigener Diagnose hatte ich allerdings nur ein Thema, das ich besprechen wollte: meinen Ex-Freund. Ich verstand also nicht, warum es um mein bisheriges Leben gehen sollte und sich die Therapeutin immer wieder auf meine Familie stürzte. So nahm ich es zumindest wahr. Ich fand es einfach doof, dass sie mir nicht bei meinem »eigentlichen«

Problem helfen, sondern meine Familiengeschichte aufdröseln wollte. Zu einem späteren Zeitpunkt wurde mir der Sinn klar.

Aus heutiger Sicht habe ich die Therapeutin kein Stück an mich herangelassen. Im Gegenteil: Meistens saß ich mit verschränkten Armen und ziemlich verloren auf dem großen Sofa ihr gegenüber. Ich hielt sie auf Abstand, was eine konstruktive Zusammenarbeit unmöglich machte. Und das ist es, was ich erst spät begriff: Man muss eine Veränderung selbst wollen. Keiner kann sie dir befehlen.

Um die Symptome meiner Essstörung einzudämmen, versuchte die Therapeutin mir zu helfen, indem sie einen Essensplan mit mir aufstellte. Ich ließ sie auflaufen. Weil sie mir in meinen Augen völlig absurde Dinge vorschlug. Beispielsweise, dass ich mich dem Pizzaessen mit meinen Freunden nicht entziehen sollte. Ich könnte eine halbe Pizza essen und die andere Hälfte am nächsten Tag. Pizza? Und dann auch noch zwei Tage hintereinander? Niemals! Allein die Vorstellung trieb mir den Schweiß auf die Stirn.
Sie stellte diese Versuche ziemlich schnell ein und vermittelte mich an eine Ernährungsberaterin. Doch auch sie quittierte ihren Dienst nach nur einer Sitzung mit mir und konnte diese Entscheidung genau begründen. Ihre Arbeit bestand darin, Übergewichtige oder Menschen, die aus gesundheitlichen Gründen ihre Ernährung umstellen mussten, zu unterstützen. Diese arbeiteten in den meisten Fällen bereitwillig mit ihr zusammen. Jemanden zum Essen zu bewegen, der das absolut nicht wollte, war keine erfolgversprechende Aufgabe. Ich wusste genau, welche Lebensmittel wie viele Kalorien haben, was gesund ist und was nicht. Bei dem Versuch, mir einen Nahrungsplan mit dem für mein Alter und meine Größe notwendigen Kalorienbedarf

aufzustellen, geriet sie an ihre Grenzen, da ich meinen Bedarf völlig anders bewertete und alle Vorschläge ablehnte. Sie konnte aufstellen, was sie wollte, ich hätte das niemals gegessen. Das merkte sie. Ich verdenke ihr ihre Entscheidung nicht und wenn ich heute auf die Situation mit ihr und meiner Therapeutin zurückblicke, empfinde ich mein Verhalten als das eines bockigen Kindes.

Leider verhielt ich mich im therapeutischen Kontext lange so. Ich war eine uneinsichtige Person, die mit Händen und Füßen vor allem eines verteidigte: die Kontrolle übers Essen. Auch wenn ich diese Haltung heute als infantil empfinde, verachte ich mich nicht dafür, denn ich weiß, wo sie herkam, und kann deshalb heute nachsichtig und liebevoll auf mein damaliges Ich schauen. Ich hatte es eben nicht gelernt, meine Meinung anzubringen, ich wollte aber auch nicht, da es an meine Substanz ging, ständig klein beigeben. Letztlich waren es meine ersten Versuche, meine Meinung und meinen Willen durchzusetzen, nur dass diese Versuche weder meinem Alter entsprachen noch zielführend waren. Denn auch Rebellion, Abgrenzung und der eigene Standpunkt wollen gelernt sein.

Viel Zeit verbrachte ich nicht mit der Therapeutin, da sie ziemlich schnell anregte, dass ich in eine Klinik ging. Nach dem Klinikaufenthalt hatten wir zwar noch ein paar Sitzungen, bevor ich zum zweiten Mal in einer psychosomatischen Einrichtung verschwand, doch noch kurz davor wechselte ich zumindest auf dem Papier zu einem Therapeuten. Es war also kein nahtloser Übergang. Insgesamt, abzüglich der Klinikaufenthalte, erstreckte sich meine erste Therapie damit über gerade mal ein halbes bis dreiviertel Jahr.

... und die Fortsetzung noch viel mehr

Von meinem zweiten Therapeuten erwartete ich mir viel. Zum einen, weil er mir als Spezialist für Essgestörte empfohlen wurde und weil er ein Mann war.

Neben meinen hohen Erwartungen dachte ich, dass ich die Therapie schnell hinter mich bringen und als »gesund« herausspazieren würde. Der Therapeut holte mich jedoch gleich zu Beginn auf den Boden der Tatsachen zurück. In einer unserer ersten Sitzungen erklärte er mir, dass die Behandlung einer Essstörung sehr lange dauert und nur wenige den Absprung schaffen. Ich fühlte mich von dieser Ansage wie erschlagen. Im Nachhinein war es aber gut, dass er so ehrlich war. Denn dadurch wusste ich von vornherein, dass es ein langer Weg werden würde.

Und noch etwas machte mir mein Therapeut ziemlich schnell klar: dass es nicht um meine Symptomatik ging. Denn natürlich galten meine ersten verbalen Ergüsse entweder meinem Körper, dem Essen oder meinem Ex. Diese Ansage fühlte sich wie ein ganzer Zaun vor dem Kopf an, und ich wusste schlagartig nichts mehr zu erzählen. Erst recht fiel mir nichts mehr ein, als er auf das »Dahinter« verwies. Alle sprachen sie davon, nur ich wusste wieder nicht, was von mir erwartetet wurde.

Und noch etwas klärte er gleich zu Beginn. Vergleiche mit anderen zählten nicht. Er bezog sich damit auf meine Annahme, dass ich ja eigentlich gar keinen Grund für eine Magersucht hätte, weil meine Familie ganz »normal« sei. Er sagte, dass ich meine Geschichte, meine Auslöser und Ursachen habe, und dass es dabei kein weniger oder mehr »Schlimm-dran-Sein« gibt.

Ich startete die Therapie in der Erwartung, dass mich mein Therapeut versteht und mir sagt, was ich wie anders und richtig mache. Es hat eine Weile gebraucht, bis ich kapierte, dass das nicht Ziel einer Therapie ist. Dass es vielmehr darum geht zu lernen, mich selbst zu verstehen und ernst zu nehmen. Denn erst, wenn ich das tue, kann ich Bedürfnisse und Wünsche artikulieren. Und erst als ich dazu in der Lage war, konnte mir mein Therapeut auch helfen. Allerdings nicht, indem er mir etwas vorgab, wie, sondern, indem ich durch seine Hilfestellungen allein darauf kam. Eine Therapie dient dazu, sich Gedanken, Wünsche, Gefühle zunächst bewusst zu machen, um sie in einem nächsten Schritt zu artikulieren und um mit Unterstützung des Therapeuten Zusammenhänge zu erkennen, was dabei hilft, sich selbst zu verstehen. Das ist die Voraussetzung jeder Auseinandersetzung und jeder Änderung.

Ich weiß nicht, ob ich mit meiner Erwartung allein war, aber es war zunächst ernüchternd, dass der Therapieerfolg maßgeblich von mir abhing. Dass es kein Medikament und keinen empirisch erwiesenen Therapieplan gibt, der die Heilung einer Essstörung garantiert. Das ist auch der Grund, weshalb Essstörungen so schwer heilbar sind. Man kann eben keine Tabletten nehmen und dann wird es schon wieder. Medikamente können lediglich unterstützend wirken. Mein Therapeut sprach mit mir über eine Medikamentierung, doch ich entschied mich dagegen. Ich wollte es allein schaffen.

Was meine zweite Therapiesituation anfangs erschwerte, war mein mangelndes Vertrauen. Ich war zwar etwas aufgeschlossener als bei der ersten Therapeutin, weil ich inzwischen für das Prozedere sensibilisiert war und wusste, dass ich ein ernst zu nehmendes Problem hatte, das ich allein nicht würde behandeln können, dennoch traute ich meinem Therapeuten nicht.

Eine Freundin, die therapeutische Erfahrungen hatte, sagte damals, dass ich sehr misstrauisch bin. Dass mir mein Therapeut erst einmal beweisen müsse, dass er mir überhaupt helfen könne. Und damit hatte sie recht. Vertrauen war eines meiner Hauptthemen. Eigentlich vertraute ich erst mal niemandem mehr, aus Angst, verletzt zu werden. Ich vertraute ja noch nicht mal mir selbst. Wie sollte ich da einem mir völlig fremden Menschen vertrauen, der auch noch über Dinge mit mir sprechen wollte, über die ich mit niemandem sonst sprach. Die ich noch nicht einmal denken wollte, weil sie mir peinlich waren, ich mich dafür schämte und verabscheute.

Dieser Hinweis meiner Freundin hat zumindest bewirkt, dass ich mich darauf einließ, auch wenn ich mich noch nicht komplett öffnete und dafür einen Gewinn einstreichen konnte. Das heißt nicht, dass mir die Therapie anfangs gar nichts brachte, aber sie war wie eine lange Treppe mit hohen Stufen. Die ich nur mühsam erklimmen konnte, weshalb ich nach dem Erreichen einer Stufe pausieren musste. Gefühlt besserte sich folglich anfangs nicht viel. Erst als die Stufen immer flacher wurden und ich bereit war, Ballast abzuwerfen, hatte ich mehr Luft und die Veränderung wurde spürbar.

Der Einstieg in meine zweite Therapie war ebenfalls zunächst eine tiefenpsychologische Behandlung, in der ich noch einmal von vorn begann und von meinem sozialen und familiären Hintergrund erzählte, denn sie bildet im Leben eines Menschen nun einmal die Basis eigener Denkmuster und Handlungsweisen. Das erneute Erzählen warf viele Themen innerhalb meines familiären Kontextes auf, die es in der Folge anzugehen galt.

Wie viele Sitzungen diese »Bestandsaufnahme« in Anspruch nahm, weiß ich nicht mehr. Ich weiß nur noch, dass mir die Auseinandersetzung mit meiner Familie sehr schwerfiel.

Doch erst nachdem wir im therapeutischen Kontext meine familiäre Sozialisation aufgedröselt hatten und ich ansatzweise verstand, weshalb ich wann, wo und wie agierte, konnten wir den nächsten Schritt machen und uns dem Hier und Jetzt zuwenden. Das hieß aber nicht, dass das Thema Familie damit für mich erledigt war. Es hat noch über meine Therapiezeit hinaus gebraucht, bis mir alle Zusammenhänge klar waren und bis ich mit einigen restlichen Punkten meinen Frieden schloss.

Mit dem Wechsel von der Vergangenheit in die Gegenwart änderten wir auch das Setting und gingen in die Analyse über. Sie setzt eine gewisse Selbstreflexion voraus. Leider musste ich damals schnell feststellen, dass ich davon noch weit entfernt war.

Anders als bei der Tiefenpsychologie saß ich meinem Therapeuten nun nicht mehr gegenüber. Ich lag auf einer Liege und er saß hinter mir, außerhalb meines Sichtfeldes. Meine Aufgabe war es nun, in mich hineinzuhören und zu erzählen. Sinn und Zweck dieses Settings war es, dass mir durch das Erzählen bestimmte Zusammenhänge bewusst werden, aus denen ich wiederum Rückschlüsse ziehen und Situationen bewerten konnte. An diesen Punkt gelangte ich jedoch nicht, denn es fiel mir schwer, ganz ohne Einstieg zu erzählen. Und so lag ich entweder da und starrte stumm an die Decke, oder ich redete wie ein Wasserfall. Wie mir allerdings mitgeteilt wurde, war nichts davon von Belang. Während ich überzeugt war, dass ich beim Reden wichtige Erkenntnisse hervorbrachte, sah das mein Therapeut anders. Irgendwann griff er ein und teilte mir mit, dass ich den Sinn der Übung verfehlte. Denn ich erzählte wieder nur von meinem Ex und von meinen Symptomen, aber ich sagte nichts darüber, was mich im Innersten wirklich bewegte.

Diesen »Vorwurf« (es war ja keiner, aber ich interpretierte es damals so) kannte ich bereits von meinem zweiten Klinikaufenthalt. Immerhin wusste ich inzwischen, was mir mein Therapeut damit sagen wollte, was jedoch nicht bedeutet, dass ich es diesmal umsetzen konnte. In meiner Wahrnehmung erzählte ich doch über mich. Denn in meinem Kopf und in meinem Leben drehte sich nun mal alles um die Essstörung und um meinen Ex. Nicht zuletzt deshalb kränkte mich die Rückmeldung meines Therapeuten. Sie gab mir das vertraute Gefühl, etwas falsch zu machen. Das verunsicherte mich und die Analyse funktionierte nun gar nicht mehr. Ich verstockte immer mehr.

Deshalb sind wir dann von der Analyse abgekommen und mein Therapeut fragte mich, ob ich einer Gruppentherapie zustimme. Das tat ich, denn diese Art Setting kannte ich bereits aus der Klinik. Dass allerdings in dieser Gruppe nicht nur Essgestörte waren, sondern auch Menschen mit Bindungsproblemen, Angstzuständen, psychosomatisch basierten Darmerkrankungen et cetera, betrachtete ich anfangs etwas kritisch. Ich dachte, dass ich meine Problematik dort gar nicht besprechen könne. Ich ließ mich, zu meinem eigenen Glück, dennoch darauf ein.

Wie bei jeder Gruppe (Partys, neue Leute) brauchte ich eine kleine Anlaufzeit, ehe ich überhaupt etwas Persönliches mitteilte. Als ich schließlich zu erzählen begann, verhielt es sich zunächst wie bei der Einzelsitzung. Ich drehte mich im Kreis. Auch wenn mein Ex-Freund irgendwann passé war und ich auch nicht mehr das Bedürfnis hatte, ständig über meine Symptomatik zu sprechen (interessant ist, dass es zum Ende meiner Therapie eher andersherum war und mein Therapeut gelegentlich darum bat, dass ich auch mal das Thema Essen aufgreife), ging es mir nicht schnell genug. Auch das war ein wichtiger Punkt, den ich in der

Auseinandersetzung mit mir lernen musste: nicht alles auf einmal. Alles zu gegebener Zeit. Dranbleiben ist die Hauptsache. Neben der Bereitwilligkeit natürlich.

Anfangs drehte es sich auch in der Gruppe vor allem um meine Stellung innerhalb meines sozialen Kontextes, das Loslassen von übernommenen Werten und Rollenvorstellungen, mein nicht in die Gänge kommendes Berufsleben und die sich daraus ergebenden Handlungen und Gedanken meinerseits. Ich konnte weitere Knoten in meiner Sozialisation und den daraus resultierenden Verhaltensweisen lösen. Was das Thema zwischenmenschliche Kommunikation betraf, trat ich zunächst leider nach wie vor auf der Stelle. Und deshalb hatte ich in meinem Alltag immer noch häufig das Gefühl, die Fäden nicht selbst in der Hand zu halten.

Während ich in der Gruppenarbeit anfangs also weiterhin mit meiner Vergangenheit aufräumte, rückte später auch hier immer mehr die Gegenwart in den Fokus. Und während es zunächst oft größere Zusammenhänge waren, an denen ich mich abarbeitete, waren es später konkrete Situationen. Dabei ging es oft um neue Liebschaften, die scheiterten. Im Detail ging es deshalb dann um meine Erwartungen, Verhaltensweisen und Reaktionen.

Bei meinen Beziehungen war ich beispielsweise lange der Annahme, dass es an den Männern lag, warum es nicht klappte. So transportierte ich das auch in die Gruppe. Ich erzählte nicht, was ich von einem Mann dachte und ihm stattdessen sagte, ich erzählte auch nicht, wie ich mich verhielt, sondern ausschließlich davon, was der Mann tat. Das ergab natürlich ein einseitiges und verzerrtes Bild. Und deshalb änderte sich auch nichts. Später, je mehr Details ich in der Gruppe besprach, begriff ich dann, dass das Scheitern oft an mir lag. Mein Wunsch nach einer Beziehung war einfach zu unsicher. Eine Beziehung konnte ich nicht einschätzen, planen und kontrollieren. Meine Essstörung hingegen schon. Und so blieb ich lange bei dem, was ich kannte, anstatt mich auf etwas Neues einzulassen.

Lieb sein ist schwer

Besonders erinnere ich mich an die späteren Gesprächsrunden und Erkenntnisse. Ein paar Teilnehmende und ich waren nun schon länger dabei und wir hatten ein gewisses Vertrauen zueinander aufgebaut. Das führte auch dazu, dass häufiger schonungslos die Wahrheit ausgesprochen wurde. Wir spiegelten uns Sachen zurück, die wir uns anfangs nicht trauten auszusprechen. Natürlich alles respektvoll.

Was ich ab einem gewissen Punkt zurückgespiegelt bekam, war, dass ich sehr gut auf andere eingehen und ihnen konstruktives Feedback geben könne, selbst hingegen überhaupt nicht kritikfähig sei. Das war etwas, das man mir bereits in der Klinik rückgemeldet hatte. Das war besonders hart. Hatte ich denn in der Zwischenzeit nicht dazugelernt? Und trotzdem reagierte ich ganz in alter Manier mit Verweigerung und sagte gar nichts mehr. Was mir wiederum als bockig zur Last gelegt wurde und mich ebenfalls sehr traf. Manche Themen kamen eben immer wieder auf den Tisch und verdeutlichen, wie schwer es ist, alte Verhaltensmuster zu ändern. Wenn ich heute von meiner Therapie berichte, denke ich, dass meine Leser*innen eine anstrengende, infantile Person vor Augen haben. Ich weiß, mit solchen Vorstellungen zerbreche ich mir unnötig den Kopf anderer. Letztlich ist es egal, was andere denken, ich kann ohnehin nichts daran ändern. Außerdem verhielt ich mich tatsächlich nur im Therapiekontext so. Im realen Leben erlaubte ich mir weder Zicken noch bockig sein. Im Therapiekontext funktionierte das nicht, die konfrontativen Gesprächssituationen waren auch nicht vergleichbar mit meinem Alltag. Und das war gut! Sonst hätte sich nichts für mich ändern können.

Ich will aber nichts schönreden, ich legte für eine erwachsene Frau innerhalb der Gruppe anfangs durchaus kindliche Reaktionen an den Tag. Ich war zutiefst verunsichert, mit Kritik hatte ich nie gelernt umzugehen. Kein Wunder also, dass ich zwar in diesem geschützten Raum, doch in einer geballten, ehrlichen Auseinandersetzung wie ein angestochenes Reh reagierte. Ich versuchte ja, endlich für mich einzustehen. Dass dies nicht auf Anhieb klappte, kratzte an meinem Selbstbild.

So erlangte ich innerhalb der Gruppe einen Punkt, an dem ich in der Klinik schon einmal war. Nämlich, dass ich bestimmte Charaktereigenschaften verachtete und deshalb negativ besetzte. Beispielsweise zickig sein, wütend sein, bockig sein. Mal abgesehen davon, dass auch anderen solche Verhaltensweisen missfallen, besteht ein Mensch ja nicht nur aus diesen Reaktionsmustern. Ich sah das jedoch anders, wenn mir jemand eine dieser Reaktionsweisen vorwarf, sah ich mich insgesamt als Person infrage gestellt.

Ich dachte zu sehr in Schubladen, zu schwarz-weiß, für mich gab es nur gut oder schlecht. Ich konnte nicht unterscheiden zwischen »das ist scheiße« und »du bist scheiße«.

Mein Therapeut spiegelte mir nicht nur einmal, dass egal, was man zu mir sagte, ich gekränkt und frustriert reagierte und eine große Bedürftigkeit ausstrahlte. Wer will das schon über sich hören? Klar haben mich diese Aussagen betroffen gemacht. Aber er hatte recht. Ich war extrem bedürftig, weil ich mir Liebe, Zuspruch und Anerkennung nicht selbst geben konnte. Einen liebevollen Umgang mit mir selbst kannte ich nicht. Deshalb schrie ich förmlich in die Welt: »Ich brauche …« Und anstatt selbst dafür zu sorgen, dass meine Sehnsüchte erfüllt werden, verharrte ich in einer passiven Erwartungshaltung und hoffte darauf, dass jemand meine Wünsche und Bedürfnisse telepathisch erkannte und erfüllte.

Das Schlimme daran war, dass ich mir meinem sehnlichsten Wunsch nach einer lebendigen Partnerschaft, einer guten zwischenmenschlichen Kommunikation und nach inspirierenden Freundschaften ständig selbst im Weg stand. Die Maßstäbe, die ich an mich und andere legte, konnte einfach niemand erfüllen. Folglich war ich immerzu frustriert. Und wer will schon das Gefühl haben, jemandem nie zu genügen? Ich empfinde es ja selbst als wahnsinnig kräftezehrend, mit Menschen zu tun zu haben, die mir das Gefühl vermitteln, sie immer nur zu enttäuschen oder zu verletzen.

In der Gruppentherapie habe ich gelernt, dass kein Mensch perfekt ist, dass weder ich noch andere Maschinen sind. Zu erkennen, wie viele Grautöne es gibt, war eine langwierige Aufgabe. Aber einmal damit begonnen, war es wie eine Kettenreaktion, befeuert von den Momenten und Erkenntnissen, die am meisten wehtaten.

Die Augenblicke und Aussagen in der Gruppe, die mich zutiefst empörten, waren am Ende die Türöffner. Sie führten dazu, dass ich über das Gesagte nachdachte und irgendwann einsah, dass etwas Wahres darin steckte. Das funktionierte nur, nachdem ich endlich verinnerlicht hatte, dass die Rückmeldungen innerhalb der Gruppe nicht erfolgten, um mir eine reinzuwürgen, sondern um mir zu helfen. Mir die Augen zu öffnen, um etwas zu erkennen und verändern zu können. Was ja mein dringlichster Wunsch war. Ich wollte Veränderung. Ich wollte frei agieren können. Ich wollte nicht ständig etwas interpretieren müssen und danach lechzen, dass mein Umfeld richtig las, was bei mir zwischen den Zeilen stand. Ich wollte endlich eigenverantwortlich handeln.

Das Tolle an den Erkenntnissen innerhalb des Therapiesettings war, dass sich mir nicht nur Türen, sondern ganze Häuser öffneten. Wenn ich einen Zusammenhang erst einmal für mich erkannt hatte, sind mir entsprechende Dinge auch in meinem Alltag aufgefallen. Und Einsicht ist bekanntermaßen der erste Schritt in Richtung Besserung. Ich habe viel über mich nachgedacht, denn durch die Therapie kam ich, nun wo ich es gelernt hatte, aus dem Reflektieren gar nicht mehr heraus. Gefühlt dachte ich doppelt so viel wie zuvor, denn die Gedanken meine Figur, das Essen, die Kalorien, den Sport betreffend verschwanden nicht automatisch, nur weil ich mich jetzt intensiver mit dem »Dahinter« beschäftigte. Da ich mir nun um viele Sachverhalte gleichzeitig Gedanken machte, habe ich diese Jahre auch als wahnsinnig anstrengend in Erinnerung. Ja, Therapie ist anstrengend, weil sie gefühlt kein Ende nimmt. Denn es gab nicht nur sich öffnende Türen und Häuser, sondern auch immer wieder sich plötzlich auftuende Keller. Immer wenn ich erfolgreich einen Knoten hatte lösen können, tauchte mit Gewissheit schon das nächste Knäuel auf.

Auch heute, wo ich austherapiert bin, hört die Auseinandersetzung mit mir selbst nicht auf. Jeder »normale« Mensch setzt sich im Laufe seines Lebens mal mit den unterschiedlichen Facetten seiner Persönlichkeit auseinander. Inzwischen finde ich diese Reflexionen nicht mehr so strapazierend, denn ich habe mir eine gute Basis geschaffen und denke durch die Therapie nicht mehr nur in Schleifen, sondern über den Tellerrand hinaus. Das verschafft mir anderen gegenüber vielleicht sogar einen Vorteil. Und heute empfinde ich es als große Bereicherung, dass man nie auslernt. Denn gerade die Konfrontation mit Dingen, auf die man lange nicht blicken wollte, fördert die eigene Entwicklung und birgt Möglichkeiten der Veränderung. Für mich schließt das auch ein, Unkonventionelles zuzulassen, im Denken wie im Handeln. Ich breche nicht mehr in Panik aus, wenn sich mir eine Hürde in den Weg stellt, denn ich weiß, wie ich sie zu nehmen habe. Ich scheue auch weniger vor unsicheren Entscheidungen zurück als früher. Das bedeutet selbstverständlich nicht, dass ich heute unangreifbar bin und jede Herausforderung mit links angehe. Dann wäre ich ja besagte Maschine, die ich früher immer sein wollte, heute aber nicht mehr als erstrebenswert betrachte. Klar fühle ich mich auch heute noch von manchen Situationen überrumpelt. Und ich brauche wie jeder Mensch auch mal ein offenes Ohr und Hilfe. Ich bin also nicht völlig losgelöst und schwebe über den Dingen, aber das möchte ich auch gar nicht. Das stelle ich mir einsam vor.

In diesem Zusammenhang fällt mir noch eine Verhaltensweise ein, auf die mich mein Therapeut aufmerksam machte: das Abspalten von der eigenen Person. Was sich bei mir darin bemerkbar machte, wie ich etwas erzählte. Mir war nie aufgefallen, dass ich, wenn ich von mir erzählte, von »man« sprach. Ich erzählte oft in der dritten Person oder formulierte noch allgemeiner wie »Man hat das Gefühl, dass …« oder »Man macht das, weil …« anstatt zu sagen: »Ich habe das Gefühl, dass …« und »Ich mache das, weil …«. Erst als mich mein Therapeut darauf hinwies, wurde mir das bewusst. Durch das »man« distanzierte ich mich von mir selbst und wirkte so unbeteiligt an der Situation, über die ich gerade berichtete. Oder aber ich machte mich unsichtbar, indem ich eine imaginäre Allgemeinheit behauptete. Durch diese Ausdrucksweise wurde ich von der Betroffenen zu einer entfernten Beobachterin, die Situation ging mich nichts an und ich musste folglich auch nicht eingreifen. Ich habe mich zwar in den Situationen gesehen, wenn ich davon erzählte, doch meine Erzählweise ließ mich völlig unbeteiligt wirken. Das erschwerte es meinem Gegenüber herauszufinden, was ich tatsächlich fühlte oder dachte.

Meine Art zu reden betraf nicht nur die Therapiesituation, einmal darauf aufmerksam gemacht, fiel mir auf, dass ich überall und ständig so sprach. Mit der Zeit stellte sich mir selbst die Frage: Wie soll jemand bei dir andocken, wenn du die ganze Zeit so sprichst, als gäbe es dich gar nicht? Und noch etwas wurde mir klar. Ich versuchte, mich dadurch zu schützen. Ein »man« macht in gewisser Weise weniger angreifbar, als wenn ich klar und deutlich von mir spreche.

Es hat eine ganze Weile gedauert, bis ich diese Art zu formulieren überwinden konnte, und es passiert mir auch heute noch gelegentlich. Aber wie ich beobachtet habe, passiert es jedem mal. Vor allem, wenn »man« annimmt, dass mehrere Leute eine Ansicht teilen. Das »man« ist jedoch ein Verallgemeinern und das kam mir in meiner damaligen Situation natürlich sehr recht. Heute habe ich keine Probleme mehr damit, eindeutig Stellung zu beziehen. Und damit erachte ich mich endlich selbst als wichtig.

Inzwischen fällt mir diese Eigenart sogar extrem bei anderen auf. Eine mir nahestehende Person beispielsweise redet immer von »man« und nie von »ich«, und ich frage mich dann, wie sie so entfernt von sich selbst sein kann. Ich verurteile das nicht, ich habe auch gar nicht das Recht dazu. Ich frage mich dann nur: Wie lange hast du gebraucht, um das abzustellen? Und was hat dir dabei geholfen? Ich merke jedoch, wie schwer es fällt, durch diese distanzierte Ausdrucksweise eine Emotion zu dem Erzählten aufzubauen. Und dann fällt es mir jedes Mal wie Schuppen von den Augen, wie es anderen mit mir ergangen sein muss.

Trotz all dieser Erkenntnisse und Fortschritte ging mir vieles nicht schnell genug und es gab eine Phase, die mich erschöpfte, weil ich stagnierte. Inzwischen wollte ich die Essstörung wirklich loswerden, schaffte es aber noch immer nicht, auch die Symptome in die ewigen Jagdgründe zu schicken. Weil ich alles zu schnell und auf einmal wollte. Mir fehlte die Puste, mein Geist kam meinem Drang nicht hinterher. Aber anstatt es zu akzeptieren, deprimierte es mich, weil ich immer mehr spürte, wie sehr mich die Essstörung in ein Korsett zwang und mir damit jegliche Unbeschwertheit und Spontanität nahm. Ich presste mich in Strukturen, die dazu führten, dass mein Leben nach starren Regeln verlief und ich unerwarteten Ereignissen hilflos gegenüberstand. Ich fühlte mich durch meine Essstörung und die damit verbundenen Zwänge ausgebremst. Ich verpasste mein Leben. Und deshalb war es frustrierend, dass ich meine Gewohnheiten und oft immer noch falschen Gedankenstrudel nicht mit einem Schnipsen ändern konnte. Das war auch ein Moment, in dem ich kurzzeitig verteufelte, überhaupt eine Therapie begonnen zu haben. Ich dachte, dass ich ohne die Selbstreflexion nicht so desillusioniert wäre, weil mir all diese Sachen nie aufgefallen wären. Zum Glück war das nur eine Phase. Denn einmal mit dem Hinterfragen angefangen, konnte ich nicht mehr damit aufhören. Ich wollte diesen brennenden, drückenden Klumpen auf meinem Herzen endlich von mir schütteln.

Bis die Therapie also wirklich etwas bei mir in Gang setzte, verging viel Zeit. Weil es natürlich schwierig ist, von Dingen zu erzählen, für die man sich schämt, und von Gewohnheiten abzulassen, die so lange eine tragende Säule waren. Deshalb kam ich erst relativ spät, zum Ende meiner Therapiezeit, ins Handeln, als ich genügend Vertrauen hatte, alles zu erzählen. Das war ein Wendepunkt. Lange habe ich beim Erzählen viele Details ausgespart. Manchmal auch, weil ich dachte, ich hätte sie schon erzählt. Mein Therapeut und ich hatten anfangs öfter diese Situation. Ich hatte mich dann getäuscht, weil ich die Sachen bereits zehn Mal für mich durchgegangen war, während er sie zum ersten Mal hörte.

Später erzählte ich dann nicht alles, weil ich für andere mitdachte. Ein weiteres Hindernis für eine funktionierende Kommunikation mit anderen. Ich dachte nach wie vor, dass andere schlecht über mich denken könnten, wenn ich in meinen Augen peinliche Gedanken oder Aktionen mitteilte. Dass es aber oft auf diese Kleinigkeiten ankam, warum Dinge – zum Beispiel der Versuch, eine Beziehung aufzubauen – nicht funktionierten, wollte ich lange nicht wahrhaben. Ich dachte, dass ich auch mit der halben Wahrheit vorankomme. Erst als ich bereit war, auf jedes verletzende, kränkende Detail zu gucken und es auszusprechen, fügten sich die einzelnen Puzzleteile zusammen. Und letztlich waren es diese Details, die zum Erfolg führten, die mein Puzzle komplettierten und mir so den Blick für das große Ganze öffneten. Erst als es mir egal war, wie die anderen über mich dachten, ging es weiter voran. Es hat einige Anläufe benötigt, bis ich mir sagen konnte: »Diese Therapie soll dir helfen und wenn das bedeutet, dass du dich nackig machen musst, dann mach es. Du siehst die Leute nur hier, nicht in deinem Alltag. Hier ist ein geschützter Raum. Niemand darf weitererzählen, was du hier berichtest, also wovor hast du Angst?«

Das Tolle daran, die ganze Wahrheit zu erzählen, war, dass meine Bedenken völlig unbegründet waren. Niemand lachte mich aus oder dachte schlecht über mich. Im Gegenteil, die Gruppe rückte näher an mich heran. Sie suchte mit mir zusammen nach Erklärungen und Lösungen. Eine befreiende Erfahrung und wenn ich meine Therapie heute rückblickend betrachte, war dies tatsächlich der größte Knackpunkt. Der Moment, in dem ich begriffen habe, dass ein Mensch, also auch ich, nicht immer alles richtig machen kann und auch nicht muss, dass es ganz natürlich ist, Fehler und Schwächen zu haben, dass er sie nicht verstecken muss, denn erst dann kann ihm auch geholfen werden, markierte die Wende, als ich in meiner Arbeit mit mir spürbar vorankam und nicht mehr das Gefühl hatte zu stagnieren.

Zum Ende meiner Therapiezeit lernte ich meinen heutigen Freund kennen. Wir waren circa ein halbes Jahr zusammen, bevor ich die Therapie beendete. Es war hilfreich, dass meine Therapie die Anfänge unserer Beziehung noch mitgetragen hat. Weil ich einige Situationen, in denen ich wieder in alten Mustern agierte, in der Gruppe besprechen konnte und mir mein destruktives Verhalten dadurch schnell bewusst wurde. Diesmal funktionierte das wunderbar, weil ich keine »peinlichen Details« mehr aussparte. Weil ich nicht mehr dachte, dass sie ein unschönes Licht auf mich warfen.

Break free

Kurz bevor ich mit der Therapie aufhörte, fragte mich der Therapeut, ob ich bereit wäre, an einer Sitzung mit seinen Studenten zum Thema Essstörungen teilzunehmen. Zu einem früheren Zeitpunkt hätte ich das abgelehnt, weil es mir zu heikel gewesen wäre, darüber zu sprechen. Nun fand ich den Vorschlag spannend und es stellte sich als eine weitere heilsame Erfahrung heraus. Dadurch, dass ich erstmalig vor Publikum so offen darüber sprach, hatte ich das Gefühl, nun endlich ein längeres Kapitel meines Lebens abschließen zu können.

Und ich sehe mich noch neben einem anderen Gruppenmitglied auf der Couch sitzen, um uns herum die Studenten und der Therapeut. Alle Augenpaare waren auf uns gerichtet. Ich fühlte mich in der Situation zu keinem Zeitpunkt eingeschüchtert und hatte zudem kein bisschen das Bedürfnis, etwas zu verschleiern. Ich fand es erleichternd, offen über mich und meine Erkrankung zu sprechen, ohne dass jemand mich bedauerte. Die Abkehr von meinem jahrelangen Versteckspiel war ein wichtiger Schritt im Prozess des Loslassens. Sicherlich hätte es damals nicht funktioniert, gleich vor einer ungefilterten Öffentlichkeit zu sprechen, wie mit diesem Buch. Dass mir Menschen gegenübersaßen, die verstehen wollten, was eine Essstörung bedeutete, hat mir geholfen.

Die Studenten fragten zunächst zaghaft. Als sie merkten, dass ich keine Scheu hatte zu erzählen, wurden ihre Fragen lebhafter. Ich hatte zum ersten Mal das Gefühl, mich nicht für meine Erkrankung schämen zu müssen. Stattdessen spürte ich plötzlich Stolz, dass ich es geschafft hatte, die Fesseln der Heimlichkeit zu sprengen und damit einen weiteren Schritt aus der Symptomatik heraus zu machen. Denn ich erwähnte ja bereits, dass eine Essstörung wie fast alle Suchterkrankungen und psychosomatische Krankheiten viel mit Heimlichkeiten zu tun haben. Hier hatte ich jedoch den Eindruck, dass ich den Studenten etwas geben konnte. Einen Einblick in die Welt einer Essgestörten, was ihnen vielleicht später bei ihrer Arbeit mit Klienten helfen würde.

Diese Erfahrung führte mich auf die nächste Stufe, der Versuch, nun ohne therapeutischen Beistand auszukommen. Ich beendete meine Therapie. Und zwar nicht, weil ich das Handtuch warf, sondern weil ich mich bereit fühlte, den »Rest« allein zu bewältigen. Die Essstörung, vor allem auch die Symptomatik, war ich deshalb aber noch nicht komplett los.

Ich habe den Entschluss zu gehen zunächst in einem Einzelgespräch mit meinem Therapeuten besprochen. Er fand den Zeitpunkt richtig und hat mich in meiner Entscheidung bestärkt.

Der Abschied von der Gruppe war emotional. Mein Entschluss zu gehen wurde bedauert und gleichzeitig getragen. Ich bekam viele gute Wünsche mit auf den Weg und was mich noch mehr freute: Mir wurde herzlichst gedankt! Für meinen Part und meine Wortmeldungen in der Gruppe. Das bedeutete mir ziemlich viel und inzwischen war ich auch so weit, es anzunehmen.

Rückblickend erachte ich die Zeit in der Gruppe als sehr bedeutsam. Vor allem, weil wir nicht nur Essgestörte waren. Ich hatte es ja in der Klinik erlebt, dass sich eine Gruppe aus nur Essgestörten oft auch nur um ein Thema dreht. Die gemischte Gruppe war hilfreich, weil ich eben auch das Feedback von Leuten bekam, die nicht in meiner Welt steckten. Dieser Perspektivwechsel hat mir an vielen Stellen geholfen.

Man lernt nie aus

Das Ende der wöchentlichen Therapie bedeutete nicht das Ende des Weges zu mir selbst. Natürlich stellte mich mein Alltag immer wieder auf die Probe, und ich verfing mich hier und da zunächst noch in alten Denkmustern und Verhaltensweisen.

Auch mein Therapeut war für mich nicht aus den Augen, aus dem Sinn. Ich habe ihm nach Beendigung der Therapie ungefähr halbjährig eine Wasserstandsmeldung zukommen lassen. Nicht, weil ich Lob oder Anerkennung einheimsen wollte, sondern weil es mir wichtig war. Er hat mich so viele Jahre und durch so viele unterschiedliche Phasen begleitet, dass es mir eine Herzensangelegenheit war, diese lange Zusammenarbeit nicht einfach abrupt enden zu lassen. Auch er hatte viel Geduld in der Arbeit mit mir bewiesen, für die ich ihm dankbar bin. Es freute mich deshalb ganz besonders, als er mir zurückschrieb, dass solche Momente die schönen Seiten seiner Arbeit sind. Weil es toll ist, miterleben zu dürfen, wenn Menschen es schaffen, sich Stück für Stück ein neues, in Eigenregie geführtes Leben aufzubauen.

Drei Jahre nach Beendigung der Therapie habe ich meinen Therapeuten gefragt, ob ich noch einmal ein paar Stunden bei ihm nehmen könnte. Ich war damals in einem Arbeitsverhältnis, in dem mir viele meiner alten Muster – wenn auch in deutlich abgeschwächter Form – erneut zu schaffen machten. Mir gelang es, anders zu agieren, doch ich tat dies für mein Empfinden noch viel zu verhalten, sodass ich unzufrieden aus Situationen herausging und mich nach wie vor sehr unter Druck setzte. Ich konnte mich immer noch nicht genug abgrenzen, und mir fiel auf, dass mein Verhalten Männern gegenüber immer noch anders war als Frauen gegenüber. Eine unangenehme Einsicht und trotzdem ein Erfolg, weil es mir bewusst war und ich somit etwas daran ändern konnte. Deshalb empfand ich den Schritt, erneut um ein paar Sitzungen zu bitten, nicht als Schwäche oder Akt der Hilflosigkeit, sondern als eigenverantwortliches Handeln. Ich tat etwas, anstatt meine Situation einfach hinzunehmen. Und warum sollte ich mich langwierig allein durch all das quälen, wenn ich es mit professioneller Unterstützung auch etwas schneller schaffen konnte. Ich sorgte für mich.

Mein Therapeut freute sich über die Eigeninitiative und beantragte ein neues Stundenkontingent. Mit dem Abstand zwischen den beiden Therapien konnten wir neben meinem eigentlichen Anliegen alte Sachverhalte noch einmal neu aufarbeiten. Unsere Zusammenarbeit bekam dadurch noch einmal eine andere Qualität. Anfangs fuchste mich das Gefühl, sogar bei meinem Therapeuten in einer Schublade zu stecken. Meines Erachtens interpretierte er zu Beginn viele meiner Aussagen aus alten Blickwinkeln. Umso schöner war es, dass ich mich dann aus dieser Schublade herausbugsieren konnte. Als ich ihm zum Beispiel von meinem Entschluss erzählte, die Festanstellung aufzugeben und es erneut freiberuflich zu probieren, hatte mein Therapeut Bedenken, dass mir die Unsicherheit, die eine Freiberuflichkeit mit sich bringt, schaden könnte. Heute kann ich sagen: Es war eine meiner besten Entscheidungen. Weil ich meinen Gefühlen und Bedürfnissen gefolgt bin. Und selbst wenn es eines Tages so kommen sollte, dass ich die Freiberuflichkeit wieder aufgeben muss, war es für meinen Heilungsprozess und mein Selbstwertgefühl so viel mehr wert als die vielen Entscheidungen aus Sicherheitserwägungen heraus, die ich in meinem Leben getroffen habe.

Auch in diesem Setting kam ich nach ein paar Monaten an den Punkt, dass ich ausreichend Hilfestellung erhalten hatte. Mein Therapeut entließ mich mit größtem Wohlwollen und einer sehr wertschätzenden und anerkennenden Abschlussfrage. Er fragte mich, ob ich mir vorstellen könnte, mit Betroffenen zu arbeiten. In Deutschland ist diese Art der therapeutischen Arbeit noch wenig vertreten. In anderen Ländern ist es ein erfolgreiches Modell.

Früher hätte ich zugestimmt, ohne groß über die Konsequenzen für mich nachzudenken. Jetzt freute ich mich über das mir entgegengebrachte Vertrauen in meine Fähigkeiten, allerdings konnte ich mir diese Arbeit zum damaligen Zeitpunkt nicht vorstellen. Es passierten gerade zu viele Dinge in meinem Leben, denen ich nachgehen wollte. Und ich wollte jetzt, wo ich mich endlich nicht mehr nur mit der Essstörung beschäftigte, nicht schon wieder den Fokus darauf legen. Früher hätte ich mir tagelang den Kopf zerbrochen, ob es die richtige Entscheidung gewesen war. Das war nicht mehr so. Ich wusste, ich hatte mich richtig entschieden. Heute fände ich die Vorstellung, mit akut Betroffenen zu arbeiten, reizvoll. Mal sehen, vielleicht ergibt sich noch mal die Möglichkeit.

Nimm dich wichtig

Was ich mir auf dem Weg aus der Essstörung für die Auseinandersetzung mit mir selbst gewünscht hätte, kann ich klar benennen. Ich hätte mir gewünscht, dass es weniger schmerzhaft ist und schneller vonstattengeht. Diese Wünsche sind sicher nachvollziehbar, aber leider nicht zu erfüllen.

Ich glaube, dass jeder Angehörige, Freund oder Bekannte, der noch so viel helfen möchte, eine Therapie nicht ersetzen kann. Voraussetzung für jede Bemühung ist der ehrliche Wunsch des Betroffenen, gesund werden zu wollen. Ferner nie den Mut zu verlieren, nicht zu viel von sich selbst zu erwarten, immer einen Schritt nach dem anderen machen und sich jeden Erfolg – und sei er noch so klein, und egal, ob es danach erst mal wieder drei Schritte zurückgeht – vergegenwärtigen. Man sollte sich bewusst sein, welche Arbeit man in einer Therapie leistet. Es ist kein Manko, wenn man eine Therapie macht, sondern es erfordert Mut, Ausdauer und Kraft, sich so extrem mit sich selbst auseinanderzusetzen. Um auf halber Strecke nicht aufzugeben, habe ich meine Schritte und Erkenntnisse noch mal geordnet.

In der ersten Phase ging es darum, Dinge zu erkennen. Der nächste Schritt bedeutete, die Erkenntnisse zu akzeptieren. In der dritten Phase ging es darum, die Dinge auszusprechen, auch wenn ich bereits viele Schlussfolgerungen für mich ziehen konnte, war es noch einmal etwas ganz anderes, Dinge klar zu benennen und mit anderen darüber zu sprechen. Der letzte Schritt, der noch einmal viel Zeit und Geduld erforderte, bedeutete, sein Handeln zu ändern und mit den Reaktionen lernen umzugehen. Denn auch mein Gegenüber ist ein Individuum mit Wünschen und Bedürfnissen und manchmal kommt man eben einfach nicht zusammen. Zu lernen, welche Wünsche ich mir selbst erfüllen konnte, bedeutete nochmals harte Arbeit. Auch die Möglichkeit in Betracht zu ziehen, dass bestimmte Sehnsüchte nicht befriedigen werden, gehörte dazu und war letztendlich die Kür des ganzen Lernprozesses.

Heute bin ich wahnsinnig glücklich darüber, dass ich die vielen Sprossen der Therapieleiter erklommen habe und nicht vorher abgesprungen bin, dabei war ich nicht nur einmal kurz davor. Es gab immer wieder Phasen, in denen ich genug von der ganzen Auseinandersetzung mit mir hatte, die scheinbar kein Ende nahm. Ich kann nur sagen: Es half mir daran zu denken, wo ich hinwollte, und mir zu vergegenwärtigen, woher ich kam und dass ich auf dem Weg zu meinem Ziel schon weit vorangekommen war. Und an diesem Punkt umdrehen wollte ich nicht.

Die Gründe hinter den Gründen

Zum Schluss möchte ich der Vollständigkeit halber noch darauf eingehen, woher das fehlende Selbstbewusstsein, das mangelnde Selbstvertrauen und der überambitionierte Perfektionismus kamen. Ich setze dieses Kapitel bewusst ans Ende, denn es geht in diesem Buch um meine Krankheit und meinen Umgang damit und nicht um die Zeit davor. Ich will nicht abschweifen. Aber diesen Teil meines Lebens kann ich nicht ausklammern, denn er hat letztlich dazu geführt, dass ich irgendwann an meinen eigenen Idealen und Rollenbildern scheiterte.

Die Grundsteine liegen in meiner Kindheit und Jugend. Der Zeitraum, in dem wir instinktiv für unser zukünftiges Leben lernen. In dem die Weichen gestellt werden. In dem Rollenbilder übernommen werden und Charakterzüge sich ausprägen.

Da, wo ich herkomme

Wenn ich zurückblicke, kann ich sagen, ich hatte eine schöne Kindheit. Mit Einschränkungen. Meine Eltern haben viel mit uns unternommen. Wir waren oft draußen, und ich bin dankbar dafür, dass wir lernten, uns mit uns selbst zu beschäftigen, anstatt den ganzen Tag vor dem Fernseher zu sitzen. Das klingt idyllisch und das war es lange Zeit auch. Es gab aber auch die andere Seite der Medaille, die sich mit fortschreitendem Alter stärker bemerkbar machte.

Eines ist mir dabei heute klar: Wie fast jeder Mensch übertrugen auch meine Eltern die Werte, Regeln und Gepflogenheiten ihrer Elternhäuser unbewusst auf unsere Familie. Deshalb möchte ich an dieser Stelle vorwegnehmen: Auch wenn ich gleich von den weniger schönen Erfahrungen innerhalb meiner Familie erzähle, machen diese nur einen Teil meiner Geschichte aus. Meine Eltern haben nicht nur die Eigenschaften, die hier zur Sprache kommen. Sie sind so viel mehr als das und das macht sie zu den tollen Menschen, die sie sind. Ich liebe sie!

Durch das Miteinander meiner Eltern lernte ich, dass der Mann der Tonangebende ist. Meine Eltern sagen heute beide, dass das zwischen ihnen nicht immer so war, können jedoch nicht mehr sagen, wann genau es sich änderte.

Ich verinnerlichte, dass es sich als Frau nicht lohnt, gegen seinen Partner aufzubegehren, wenn man ein harmonisches Leben führen möchte. Ich lernte von meiner Mutter, dass die Bedürfnisse anderer wichtiger sind als meine eigenen und kopierte das mit meinem späteren Verhalten gerade Männern gegenüber eins zu eins.

Meinen Vater nahm ich als einen starken, stolzen, strahlenden Mann wahr. So wollte ich auch sein und doch war ich von meinem Naturell her ganz anders. Deshalb bemühte ich mich, mein sensibles Wesen zu verstecken. Ich ging dazu über, meine Gefühle nicht mehr zu zeigen und am besten auch gar nicht mehr auf sie zu vertrauen.

In dem Wunsch, zu gefallen und geliebt zu werden, wurde ich zu einem sehr angepassten und angestrengten Kind. Ich habe alles Mögliche versucht, damit er stolz auf mich ist. Leider hat das nie so geklappt, wie ich mir das vorstellte. Ich hatte nie das Gefühl, dass es reicht.

Rückwirkend betrachtet, erwartete mein Vater von uns Kindern, dass wir uns wie kleine Erwachsene benahmen, wir jedoch wollten natürlich einfach Kinder sein. Das führte zu Auseinandersetzungen zwischen uns und auch zwischen meinen Eltern, und weil ich die Art, wie Streit in unserer Familie ausgetragen wurde, nicht mochte, versuchte ich, mich lieber von vornherein anzupassen.

Mit der Zeit lernte ich also möglichst schnell herauszufinden, in welcher Stimmung meine Eltern waren und mich ihrer Stimmung anzupassen. Wenn es mir notwendig erschien, machte ich mich unsichtbar. Wenn ich merkte, dass Unterstützung und ein offenes Ohr vonnöten war, dann war ich da. Und wenn ich dachte, dass ich vermitteln könnte, dann gab ich alles.

Ich schlüpfte dafür in Rollen, denen ich damals noch gar nicht gewachsen war. Ich war nicht mehr nur Tochter, ich war Freundin, Vermittlerin und Seelsorgerin. Ich bezweifle, dass dies alles je wirklich von mir erwartet wurde, ich glaubte damals allerdings, dass es an mir war, den Familienfrieden wiederherzustellen. Und weil mir auch das nicht gelang, fühlte ich mich schlecht und zu nichts zu gebrauchen.

Neben einer sehr strengen, leistungsorientierten Erziehung und den erlernten Rollenbildern hatten auch meine Erfahrungen in Sachen Freundschaft und Schule einen großen Einfluss auf die Entstehung meines verqueren Selbstbilds.

Einmal besonders sein

Leider war es auch in der Schule und bei Freundschaften so, dass ich nicht das erreichte, was ich mir wünschte und brauchte. Aufgrund meiner »komischen Klamotten« galt ich schon in der

Grundschule eher als Außenseiter. Innerlich speicherte ich wohl bereits damals ab, dass es mehr darauf ankommt, mit dem Äußeren zu glänzen als mit dem Wesen. Es war ein erster kleiner Riss in meinem Lack. Viel stärker hatte ich jedoch schon in der Grundschule das Gefühl, mich für meine Leistungen und der daraus resultierenden Anerkennung anstrengen zu müssen. Es gelang mir nicht, mir alles wie meine jüngeren Geschwister aus dem Ärmel zu schütteln. Ich wurde weder als Klassenbeste ausgezeichnet, noch habe ich Matheolympiaden gewonnen. Das Gefühl, nicht mithalten zu können, schob ich damals zwar weg, aber es nagte dennoch an mir. Vor allem, weil meine Stärken und Talente – Tierliebe, Hilfsbereitschaft und Kreativität – gefühlt weder in der Schule noch zu Hause Auszeichnungen oder Stolz einbrachten. Ich habe meine Geschwister nie als Konkurrenten empfunden, aber im Nachhinein grämte es mich, dass ich nie die Anerkennung erhielt, die ich mir so sehr wünschte.

Am Ende der sechsten Klasse hatte ich einen Durchschnitt von 1,4, bekam allerdings keine Gymnasialempfehlung. Ich war am Ende die Einzige unter uns Geschwistern, die nicht aufs Gymnasium ging.

Ich kam stattdessen auf eine Gesamtschule mit gymnasialer Oberstufe. Die erste Schule in unserem Ort, die sich auf Informatik spezialisierte. Mein Vater war begeistert, ich jedoch an der falschen Adresse. Das brachte mir neben Mathematik vergleichsweise schlechte Noten ein. Damals zeigte sich bereits im Informatikunterricht, wie sehr ich mich inzwischen davor fürchtete, Fehler zu machen. Während andere in »Info« wild drauflosklickten, hatte ich immer die Befürchtung, etwas falsch oder gar kaputt zu machen, und probierte dann lieber nichts aus. So kam ich nur beschwerlich zum Ziel und das Gefühl, den Anforderungen nicht gewachsen zu sein, setzte sich fest.

Wie schon in der Grundschule galt ich bis zu meinem Abitur als unauffällig. Ich trug mit Stolz die alten Holzfällerhemden meines Vaters und verhielt mich noch lange sehr angepasst. Ich hatte wenige Freunde und diese waren so gut wie nie bei uns zu Hause.

In der neunten Klasse kam eine neue Freundin hinzu, mit der ich ein wenig die Teenagerzeit nachholte. Wir sind in Abrisshäuser eingestiegen und haben Leute am Telefon verarscht. Das fühlte sich wie ein kleiner Befreiungsschlag an, was dazu führte, dass ich mehr von dieser Selbstbestimmung wollte. Leider ging diese Freundin nach der zehnten Klasse ab und war dann auch nicht mehr in der Stadt. Allein gelang es mir nicht, mein Rebellentum weiter auszubauen.

In der Sekundarstufe II wurden unsere Klassen aufgrund des Kurssystems ordentlich durchmischt und ich fand andere Freunde. Und mein Bedürfnis, gesehen zu werden, wuchs. Ich schrieb für die Schülerzeitung über Musik, moderierte das Schülerradio und sang in der Schulband.

Allerdings wurde zum Ende der Schulzeit mein Glauben an Freundschaft tief erschüttert. Es war ein einziger Konkurrenzkampf, bei dem ich damals noch nicht mitzog. Ich war dem nicht gewachsen und gab die Musik auf.

Die weggebrochene Musik, die gescheiterten Freundschaften und die Tatsache, dass kein Junge, für den ich mich interessierte, auf mich stand, waren herbe Schläge für mein Selbstbewusstsein. Meine Fassade erhielt weitere Risse.

Mit meinem Abiturdurchschnitt von 2,1 war ich todunglücklich. Ich konnte mich zwar wegen der zunehmend schlechten Stimmung zu Hause nicht auf das Lernen konzentrieren, aber das galt für mich nicht als Ausrede. Ich hatte mich angestrengt, ich erwartete mehr von mir und ich schaffte es nicht, meine Ziele zu erreichen.

Übergang

Meine Leistungen genügten in meinen Augen nicht, um diesen Abschluss zu feiern. Ich schob es weg und freute mich auf meine Freiheit. Denn ich ging nach dem Abitur für ein Freiwilliges Soziales Jahr in eine andere Stadt. Eine gute Erfahrung, jedoch nicht ausreichend, um meine bereits wachsenden Selbstzweifel auszuräumen. In dieser Zeit lernte ich meinen ersten festen Freund kennen. Ein junger Mann, der mir so zugewandt war, dass ich es gar nicht begreifen konnte. Ich kannte das nicht und deshalb wusste ich es damals nicht zu schätzen. Nach meinem Freiwilligen Sozialen Jahr und seinem Zivildienst zogen wir fürs Studium zusammen nach Berlin. Als er sich nach dreieinhalb Jahren von mir trennte, war das ein böser Schlag. Ich war zwar in unserer Beziehung auch nicht mehr so glücklich gewesen, aber es traf mich, denn er, der einst so verliebt in mich war, wollte mich nicht mehr. Es musste an mir liegen.

Parallel dazu schloss ich mein Bachelorstudium mit 2,0 ab. Ein Ergebnis, mit dem ich keinesfalls zufrieden war und worüber ich mich zutiefst ärgerte.

Und jetzt?

Heute blicke ich mit einem lachenden und einem weinenden Auge auf die Jahre meiner Essstörung zurück. Ich weine um die verlorene Zeit und beweine die Kämpfe, die ich ausgetragen habe. Ich lache, weil ich es geschafft habe, ade zu sagen. Dadurch kann ich heute das Ziel meiner Reise selbst bestimmen. Mein Gepäck habe ich ordentlich ausgemistet, was mir das Reisen enorm erleichtert.

Positive Errungenschaften

Es mag vielleicht verwunderlich klingen, wenn ich sage, dass ich auch Positives aus meiner Essstörung mitgenommen habe. Ich bin dankbar für die Chance, dass ich mich so intensiv mit mir selbst auseinandersetzen konnte. Nicht jeder Mensch schafft es, sich nachhaltig mit sich und seiner Umwelt zu befassen. Selbstverständlich war und ist das kein leichter Weg und nicht jeder wird ihn als erstrebenswert erachten, aber er birgt so viel Potenzial.

Außerdem bin ich sehr froh darüber, dass ich weitgehend unbeschadet aus der Magersucht herausgekommen bin. Dass mein Körper bereit war, mir zu verzeihen, auch wenn ich ihn lange vernachlässigt habe. Freilich habe ich das zunächst nicht so sehen können und war anfangs sehr ungeduldig, dass mein Körper nicht gleich so wollte wie ich. Und ich war nicht selten kurz davor, wieder aufzugeben, weil immer mehr Herausforderungen und

Schmerzen eintraten. Dadurch habe ich einen anderen Blick auf mich gewonnen. Ich bin nachgiebiger mit mir und meiner Umwelt geworden. Und ich habe so viel Energie und Kraft aus den bitteren Erfahrungen gezogen, dass ich Dinge heute anders sehe und angehe. Abwärtsfahrten machen mir nach wie vor keinen Spaß, aber sie gehören dazu und ich weiß, dass ich es auch wieder den Berg hinaufschaffen werde. Weil ich die körperlichen und geistigen Voraussetzungen dafür habe.

Große Dankbarkeit erfüllt mich auch, dass mir nach der inneren Leere und den negativen Gefühlen heute wieder die ganze Palette an Emotionen zur Verfügung steht. Durch das Neuentdecken meiner Sinne habe ich wieder ein Gespür für die kleinen Dinge im Leben bekommen. So können heute kleine Momente der Zufriedenheit großes Glück in mir auslösen. Mit solchen angenehmen Empfindungen konnte ich in Zeiten meiner Essstörung nicht umgehen.

Ich habe einen starken Willen bewiesen, um aus dieser Krankheit auszubrechen, und mein Wille hilft mir heute, meine Ziele nicht aus den Augen zu verlieren, auch wenn ich nicht immer den direkten Weg wähle. Ich bin eine Kämpferin. Diese Bezeichnung mag ich zwar nicht, weil es in der Therapie immer hieß: »Wer gegen sich selbst und die Essstörung ankämpft, kann nur verlieren.« Das ist richtig, denn wer gegen sich selbst kämpft, verliert immer zumindest zum Teil. Aber was eigentlich gemeint ist: dass man sich und seine Essstörung zunächst akzeptieren muss. Denn erst, wenn man sie als Teil von sich annimmt, muss man sie nicht mehr bekämpfen, sondern kann dafür kämpfen, dass sie nicht mehr so viel Raum einnimmt. Ich habe also gelernt, dass alles im Leben zwei Seiten hat, was mir heute in vielen Situationen hilft.

Mit Ende dreißig habe ich nun eine Vorstellung von meinem Leben, ich weiß, worauf ich bei Beziehungen Wert lege, wie ich behandelt werden und wie ich anderen Menschen gegenübertreten möchte. Ich weiß, wie ich mir ein Zusammenleben wünsche, ein Miteinander. Ich bin mir nun sicher zu wissen, was ich kann und wer ich bin, wo meine Stärken und meine Schwächen liegen. Ich habe die Freiheit erlangt, zu meinen Fehlern zu stehen und an ihnen zu arbeiten. Ich bin nachgiebiger mit mir und anderen geworden, was das Zusammenleben enorm entspannt. Es stört mich nicht mehr, nicht alles zu können und nicht perfekt zu sein. Ich strebe nach dem kleinen Glück, denn viele kleine Glücksmomente sind so viel mehr als das Streben nach dem einen großen, unerreichbaren Glück. Das macht mich frei und ungezwungen.

Klar bin ich deshalb nicht frei von negativen Gefühlen. Ein nicht erreichtes Ziel frustriert mich nach wie vor. Aber dieser Frust brennt nicht mehr so wie einst. Ich kann mich mit ihm auseinandersetzen. Ich ärgere mich, schließe ab und starte den nächsten Versuch. Denn was ist schon ein perfektes Leben? Wer keine Tiefen kennt, wird sich auch über Höhen nicht freuen können.

Auch beruflich profitiere ich von der Auseinandersetzung mit mir selbst. Da ich mich gut in andere Personen hineinversetzen kann, hilft mir das als Autorin beim Entwickeln von Figuren und natürlich auch bei der Zusammenarbeit mit anderen.

Positiv bewerte ich ebenfalls die Qualität meiner Beziehungen. Es erfüllt mich mit großer Dankbarkeit, dass ich trotz dieser schweren Zeit (noch) Freunde und Familie habe.

Mir ist bewusst, dass alle meine Beziehungen unter meiner Essstörung litten. Die Bereitschaft meines Umfeldes, mit mir durch diese Zeit zu gehen und meinen Entschluss, mich zu verändern, zu tolerieren, hat dazu geführt, dass wir enger aneinandergerückt sind, ohne uns einzuengen. Dass wir uns Dinge sagen können, ohne den anderen zu verletzen oder selbst darunter zu leiden.

Ich weiß, dass meine Freunde und meine Familie eine anstrengende Variante meines Ichs erleben mussten, dennoch mache ich mich selbst mit diesem Wissen nicht mehr klein. Alles hat seinen Grund. Und es war so gewinnbringend, dass Freunde und Familie bereit waren, mit mir nach den Gründen zu suchen. Außerdem weiß ich heute, dass ich niemals nur anstrengend war, sondern auch liebenswerte Charakterzüge habe, die ich durch die therapeutische Auseinandersetzung mit mir selbst endlich erkennen konnte. Und ich bin sehr froh, dass mein Umfeld meine positiven Eigenschaften auch in meiner schlimmsten Phase weiterhin gesehen hat. Außerdem weiß ich aus Gesprächen, dass der eine oder andere durch meine Auseinandersetzung mit mir auch neue, gewinnbringende Erkenntnisse über sich gewinnen konnte. Ja, ich habe das Feedback bekommen, dass ich ein positives Beispiel für Mut und Veränderung bin. Das macht mich stolz. Und heute kann ich dieses Kompliment ganz einfach annehmen.

Eine neue Sichtweise, die ich ebenfalls gelernt habe: Ich muss meinen Körper und mein Können nicht ständig vergleichen und messen. Inzwischen ist es nicht mehr mein oberstes Ziel, besser zu sein als alle anderen. Natürlich vergleicht sich fast jeder mit anderen, denn in unserer Gesellschaft wird man oft dazu gedrängt. Doch ich habe keine Lust mehr, den Perfektionswahn zu unterstützen. Ich finde es wichtig, meine Grenzen zu kennen und sie nicht ständig zu überschreiten. Ich finde es wichtig, realistische Ziele zu haben.

Meine Abkehr von meinem einstigen Idealzustand bedeutet allerdings nicht, dass ich weniger leiste als andere und mich damit zufriedengebe. Es bedeutet auch nicht, dass ich frei von Vergleichen bin und nicht auch mal neidisch auf die Schönen und Erfolgreichen schaue. Aber ich weiß inzwischen, wie weit meine Leistungsbereitschaft geht und welche Freiräume ich mir erhalten möchte. Dabei hilft mir mein Glaube an mein Können und natürlich, dass es Leute gibt, die toll finden, was ich mache. Mir hilft es andersherum zu wissen, dass es auch immer Leute geben wird, die nicht von meiner Arbeit überzeugt sind. Man kann es eben nicht allen recht machen und auch nicht allen gefallen. Mir gefällt schließlich auch nicht alles, was andere machen. Allein diese Einsicht nahm eine Riesenlast von meinen Schultern und lässt ganze Lawinen von meinem Herzen purzeln. Sie schenkt mir das unglaubliche Gefühl von Selbstbestimmung, Freiheit und Leichtigkeit. Ein Gefühl, das ich früher nie hatte.

Und noch etwas Wichtiges habe ich durch die Essstörung gelernt: Wer alles zu ernst nimmt, leidet darunter. Es nimmt die Leichtigkeit und hat mir in der Vergangenheit oft die Chance verbaut, mir selbst zu helfen. Ich betrachte es deshalb als große Errungenschaft, inzwischen auch über mich selbst lachen zu können. Das hat zudem den Vorteil, dass ich versöhnlich mit mir selbst, mit anderen und auch mit meinem einstigen Ich bin.

Wachsamkeit ist oberstes Gebot

Das alles heißt jedoch nicht, dass ich nun die Weisheit für mich gepachtet habe. Selbstverständlich sehe ich mich immer wieder mit Situationen konfrontiert, in denen ich merke, dass Kommunikation große Kunst ist. Man redet so schnell aneinander vorbei.

Jeder Mensch interpretiert Dinge vor dem eigenen Erfahrungshintergrund sowie der aktuellen Gefühlslage. Da bin auch ich trotz jahrelanger Therapie nicht von frei. Aber ich erkenne Fehlkommunikation und interpretativen Spielraum schneller und kann deshalb heute ganz anders mit Situationen umgehen und damit auch mein Seelenheil schützen. Ich habe gelernt, Dinge aus- und anzusprechen, und wenn es wirklich nötig ist, auch mal die Klappe zu halten.

Mir ist dennoch klar, dass mir das bewusste Wahrnehmen und Genießen nicht immer gelingen wird, denn ich habe begriffen, dass auch ich nur ein Mensch bin und ich weiß, dass ich in meinem Leben immer wieder vor Herausforderungen stehen werde, bei denen all das, was ich gelernt habe, ins Wanken geraten kann. Situationen und Phasen, in denen ich hart daran arbeiten muss, bei mir zu bleiben, um mir nicht wieder verloren zu gehen. Aber ich fühle mich gut für diese Momente gewappnet, und ich weiß, dass ich stark bin und nicht untergehen werde.

Überreste

Neben den positiven Errungenschaften, die mich zuversichtlich und befreit in die Zukunft blicken lassen, und dem Wissen, dass ich die Achtsamkeit nicht vernachlässigen darf, gibt es zweifellos ein paar negative Überreste der Essstörung, die ich nicht unter den Tisch kehren möchte.

Selbst jetzt, wo ich sagen kann, dass ich fast symptomfrei lebe, gibt es immer noch Momente, in denen das krankhafte Gedankengut versucht, sich noch einmal anzuschleichen. Augenblicke, in denen ich an mir zweifle und geneigt bin, alles auf mich abzuwälzen. Klar bin ich nicht der einzige Mensch, der sich mit Gedanken dieser Art herumschlägt. Wohl die meisten sind auf der Suche nach ihrem ganz persönlichen Glück und dazu zählt auch das körperliche Wohlbefinden.

Leider sind auch ein paar negative Überreste in Form von körperlichen Beschwerden geblieben. Noch heute vertrage ich nicht alle Lebensmittel. Der Verzehr bestimmter Nahrungsmittel führt bei mir nach wie vor zu Schmerzen, so zum Beispiel bei Brot und Backwaren. Ich esse sie wieder gern, mein Darm hat jedoch seine Mühe damit, sie anständig zu verdauen. Den daraus folgenden Druck und Schmerz kann ich heute besser ertragen, aber wenn ich früher begeistert war, nicht auf Toilette zu müssen, habe ich damit jetzt durchaus ein Problem. Auch das Thema Aufstoßen ist noch nicht ganz abgeklungen. Und genauso verhält es sich mit meinem Blähbauch. Mein Körper ist also inzwischen ein guter Gefühlsanzeiger. Durch ihn merke ich schnell, wenn es mir nicht gut geht. Sobald ich mir Stress mache, reagiert er. Je nach Intensität der Anspannung verschafft sich mein Körper also gewaltsam Gehör. Dann weiß ich: Alarmstufe rot! Du solltest mal genau hingucken, was gerade dein Problem ist. Da bekommt das bekannte Bauchgefühl noch mal eine ganz andere Bedeutung.

Und auch das Thema kribbelnde Hände und Füße ist noch nicht abschließend geklärt. Eine Polyneuropathie hat der Neurologe glücklicherweise ausgeschlossen. Denn die noch immer anhaltenden Taubheitsgefühle in meinen Extremitäten und die Hitzewallungen hätten ein Anzeichen dafür sein können, dass durch die jahrelange Mangeldurchblutung bestimmte Nerven beschädigt wurden. Was genau es ist, haben wir noch nicht herausgefunden.

Eine körperliche wie emotionale Angelegenheit, welche aufgrund der Essstörung immer noch nicht richtig funktioniert, ist mein Zyklus, was einen Kinderwunsch schwierig macht.

Ich bekomme meine Tage nach wie vor sehr unregelmäßig und wenn, dann sehr schwach. In stressigen Phasen auch mal gar nicht. Ich bin mir deshalb nicht sicher, ob ich überhaupt schwanger werden kann. Ich habe es allerdings auch noch nicht darauf ankommen lassen.

Früher stand für mich immer fest, dass ich heiraten und Kinder kriegen würde. Irgendwann geriet dieses Bild ins Wanken und während meiner Essstörung verkehrte es sich ins Gegenteil. Mal abgesehen davon, dass ich während meiner Essstörung keine Kinder hätte haben wollen, weil ich Angst um meine Figur hatte, wäre ich emotional einer Schwangerschaft und der anschließenden Mutterrolle nicht gewachsen gewesen.

Heute ist der Kinderwunsch noch eines der wenigen Themen, bei dem ich nicht weiß, was ich will. Mir ist bewusst, dass es irgendwann zu spät ist, aber ich habe (leider) noch nicht den Punkt erreicht, an dem der Kinderwunsch wirklich brennend wird. Bei diesem Thema fällt es mir nach wie vor schwer, mich gegen gesellschaftliche Erwartungen zu behaupten. Ich weiß, dass sich meine Eltern und Schwiegereltern Enkel wünschen und die Vorstellung, dass ich ihnen diesen Wunsch vielleicht nie erfülle, belastet mich. Ich weiß auch, dass mich niemand aus meiner Familie drängen wird, es also größtenteils meine eigenen Annahmen sind, die mich unter Druck setzen. Dennoch kann und will ich heute keine Entscheidung treffen, nur weil ich denke, dass sie gesellschaftlich von mir erwartet wird. Tief in mir habe ich deshalb immer noch Angst, dass man mich weniger wertschätzen könnte, wenn ich keine Kinder bekomme.

Mein Partner scheint sich weniger unter Druck zu setzen, aber vielleicht spricht er auch nur nicht darüber. Denn natürlich ist es eine gemeinsame Entscheidung, ein Kind zu bekommen. Als wir uns kennenlernten, wussten wir beide nicht, ob wir je Kinder in diese Welt würden setzen wollen. Wir teilen auch heute noch diese Meinung und gehen doch beide anders damit um. Mich beschäftigt das Thema mehr, als ich anfangs annahm. Eine Zeit lang hat es mich sogar so sehr beschäftigt, dass ich eine Ausbildung zur Kursleiterin in Babymassage gemacht und danach eine Weile in diesem Bereich gearbeitet habe. Auch wenn mir das leider nicht die Klarheit gebracht hat, ob ich eine eigene Familie gründen möchte, habe ich dadurch noch einmal einen anderen Blick auf meine eigene Kindheit erlangt.

Ich spüre, dass ich mir aktuell nicht vorstellen kann, ein Baby zu bekommen. Nicht nur, weil ich nicht weiß, ob ich in dieser Welt und ihren Herausforderungen überhaupt ein Kind großziehen möchte. Hinzu kommt, dass ich mich gerade erst neu kennengelernt habe und meine Partnerschaft zunächst noch ohne Verantwortung für ein weiteres Wesen genießen möchte. Ich möchte mir endlich das aufbauen, was ich so viele Jahre vermisst habe. Beruflich und privat. Der Wunsch, erst einmal ich selbst zu sein, ist groß und ich versuche, mich nicht von meinen eigenen Gedanken und den gesellschaftlichen Erwartungen unter Druck setzen zu lassen. Denn wenn ich Mutter werde, möchte ich mich auf diese Rolle von Herzen und ohne Angst, keine gute Mutter zu sein, freuen. Deshalb ist die Unschlüssigkeit für mich noch ein Überbleibsel meiner Essstörung. Ein emotionales Thema, das einfach noch Zeit braucht, um ein klares Gefühl dafür zu entwickeln. Diese Sache wird mich also noch eine Weile an meine Essstörung erinnern und immer wieder wachrütteln.

Ebenso wird mich das Thema Sport noch eine Weile beschäftigen. Sport brauche ich nach wie vor. Sport ist gesund, wenn er jedoch zum Zwang wird, nicht mehr. Dass Sporttreiben noch immer ein Muss ist, merke ich schnell. Sobald ich nicht regelmäßig schwimmen gehen oder anderweitig Sport treiben kann, werde ich unruhig und meine Verdauung funktioniert schlechter. Wenn ich lange keinen Sport machen kann, werde ich gar launisch und reagiere übersensibel. Und doch verzeichne ich erste Erfolge. Durch Corona musste ich auch, was den Sport betrifft, umdenken.

Rette dich selbst

Letztlich kann ich keinem Essgestörten und keinem Angehörigen oder Freund eines Betroffenen die Hoffnung machen, dass man gerettet werden beziehungsweise retten kann. Den Willen und die Kraft muss der oder die Betroffene selbst aufbringen. Es wird niemand kommen und dir die Essstörung nehmen.

Ich gebe zu, es war lange auch meine Hoffnung, dass mich jemand rettet. Und deshalb habe ich so lange an der Essstörung festgehalten. Aber das war genau die verkehrte Herangehensweise. Ich musste mich erst von dem alten Ballast trennen, bevor ich überhaupt in der Lage war, etwas Neues an mich heranzulassen. Eine Essstörung ist aber wie eine Freundin, ein Partner, und deshalb ist es so schwer, von ihr wegzukommen. Gerade deshalb schaffen es leider auch so viele Betroffene nicht. Und das ist nicht wertend gemeint, denn ich habe ja am eigenen Leib erfahren, wie schwierig es ist. Es ist ein bisschen wie bei Frauen oder Männern, die von ihren Partnern geschlagen werden. Sie wissen, dass sie die Beziehung beenden müssen, um nicht vor die Hunde zu gehen, und trotzdem kehren sie immer wieder zu ihrem Peiniger zurück.

Bei mir jedenfalls war es so, dass ich die Essstörung lange Zeit brauchte, um überhaupt leben zu können, obwohl sie mir im Grunde alles Lebenswerte nahm.

Aus diesen Gründen kann ich keinen Masterplan anbieten, in dem die einzelnen Schritte aufgelistet sind, die eine essgestörte Person gehen muss, um ihrer Symptomatik Lebewohl zu sagen. Da Essstörungen so unterschiedlich sind wie die Betroffenen selbst, sind die Genesungswege genauso individuell. Ich hoffe natürlich dennoch, dass einzelnen Betroffenen oder Angehörigen meine ganz persönlichen Erfahrungen weiterhelfen. Und wenn es nur fürs Verständnis ist. Denn wie bereits gesagt: Der größte Schritt ist, es wirklich selbst zu wollen, und das mit allen Konsequenzen. Es muss im Hirn und im Herzen klick machen. Und auch das passiert bei jeder Person unterschiedlich schnell. Bei mir ging es nicht von jetzt auf gleich, sondern es war ein langer Prozess, bei dem ich lernte, dass mir die Essstörung mehr nahm, als sie mir geben konnte.

Ich merkte, wie Gleichaltrige an mir vorbeizogen und dann irgendwo ankamen, in einer Partnerschaft, in einem Beruf. Nur ich drückte mich gefühlt noch immer vor allem, was Verantwortung bedeutete. Während sie ihr Leben gestalteten, beschäftigte ich mich mit meiner Vergangenheit. Bis ich eines Tages mehr wollte. Ich wollte Verbindlichkeiten, und zwar nicht in Form der Essstörung, sondern Beziehungen, aus denen ich Lebensfreude schöpfen konnte. Dafür stand mir die Essstörung ständig im Weg. Sie hielt mich davon ab, spontan zu sein. Sie drängte sich zwischen mich und meine Freunde. Sie verhinderte eine Partnerschaft und sie erschwerte mir den Weg in den Beruf. Denn mit der Zeit hatte die Essstörung nicht mehr die Funktion, die sie für mich am Anfang hatte, sie war zu einem lästigen Automatismus geworden. Sie half mir nicht mehr dabei, Gefühle zu verdrängen, denn die holte ich in der Therapie eins nach dem anderen wieder hervor und setzte mich mit ihnen auseinander. Dadurch ergab sich zunächst eine Doppel- bis Dreifachbelastung: Gefühlschaos, Selbstzweifel und die Essstörung.

Motivation

Und noch eines ist mir einmal mehr durch die Auseinandersetzung mit meiner Essstörung für dieses Buch bewusst geworden: Der Mensch ist ein soziales Wesen. Er braucht Kontakte. Hat er die nicht, fühlt er sich einsam. Und trotzdem ist nicht allein das Umfeld für sein Glück verantwortlich. Das mag pathetisch klingen, es liegt jedoch an jedem selbst, was er aus seinem Leben macht. Natürlich ist das leichter gesagt als getan. Auch das habe ich selbst erfahren. Deshalb bin ich dankbar, dass ich nun die Verantwortung für mein Leben habe und ich werde sie auch nie mehr aus der Hand geben wollen.

In meinen schlimmsten Zeiten sah das leider anders aus. Damals legte ich mein Leben in die Hand des Schicksals und sagte: Entscheide du, ob ich weiterlebe oder nicht. Heute ist dies für mich unvorstellbar. Heute möchte ich bewusst leben und ein entspanntes Leben führen. Und das wünsche ich auch allen Betroffenen. Ihr schafft es!

Was auch hilft, sind unterstützende, höchst persönliche Maßnahmen. Ich beispielsweise hatte – nachdem ich Musik während meiner Essstörung aus meinem Leben verbannt hatte, denn Musik unterstützt bekanntlich Gefühle und die wollte ich ja nicht haben – ein paar Songs, die mich in bestimmten Phasen meiner Genesung und Weiterentwicklung begleitet und so richtig gepusht haben. »Lieb sein ist schwer« von Wanda war eines dieser Lieder. Dieser Song beflügelte mein Gefühl, mutig zu sein und endlich das zu tun, was ich für richtig hielt.

Einige mögen das belächeln, weil es für sie normal ist, für mich war es, als hätte ich einen lang verborgenen Schatz gefunden. Und das sollte man feiern! Sich über seine Fortschritte zu freuen, gibt enormen Auftrieb.

Als ich mich weitestgehend aus der Essstörung befreit hatte, habe ich mir ein Tattoo stechen lassen, das mich immer daran erinnern soll, dass ich die Kraft besitze, mich selbst aus der Scheiße herauszuziehen. Natürlich muss sich niemand ein Tattoo zulegen, um sich an bestimmte Dinge erinnern zu lassen. Für manche tun es auch Sprüche oder Bilder im täglichen Blickfeld, die immer wieder das Wesentliche bewusst werden lassen.

Adieu

Die lange Strecke der Entbehrungen empfinde ich trotzdem als Verlust. Ich habe viel Zeit verloren. Ich betrachte sie dennoch nicht nur als verschenkte Zeit. Denn durch sie habe ich gelernt, meine Gegenwart viel intensiver wahrzunehmen und zu genießen. All die Zeit und die Kraft, die ich früher dafür verwendet habe, mir Gedanken über meinen Körper und das Essen zu machen, habe ich heute für anderes. Für das Miteinander mit anderen, für meine Arbeit, für meine Ideen, für meine Träume und Projekte.

Während des Schreibens dieses Buchs spürte ich noch einmal sehr deutlich die Sehnsüchte, die damals nicht gestillt wurden. Ich sah mich in Situationen wieder, in denen ich mich oder auch mein Gegenüber nachträglich in den Arm nahm. Ich litt und freute mich noch einmal mit den Menschen, die mich während dieses Zeitraums begleiteten. Ich habe viel und wild geträumt und danach oft ein unbeschreibliches Kribbeln verspürt. Es fühlte sich an wie ein innerer Frühling, bei dem es unter der Oberfläche knistert, bis schließlich alles hervorbricht und seine ganze Schönheit präsentiert.

Alles in allem war der Schreibprozess eine kathartische Erfahrung und diese Rekapitulation ein weiterer Schritt zu mir und aus der Essstörung heraus. Ich habe während des Schreibens immer wieder gespürt, wie alle Fasern meines Körpers sich von den letzten klebrigen Resten der Essstörung befreiten. Ich habe mit jeder Zeile das Leben in meinen Adern gespürt. Und nun beende ich das Buch voller Vorfreude auf alles, was kommt. Natürlich mit einem wachsamen Auge. Aber das schüchtert mich nicht ein, denn ich weiß, dass ich gut gewappnet bin: mit Selbstvertrauen und dem Rückhalt von lieben Menschen, mit denen ich bereits ganz andere Erfahrungen gemeinsam durchgestanden habe. Denn heute gehe ich nicht nur offen mit meiner Erkrankung, sondern auch mit mir und meinen Mitmenschen um. Ich muss mich nicht mehr verstecken und das ist ein extrem befreiendes Gefühl.

Ja, ich bin froh, dass ich mir selbst die Hand gereicht und gesagt habe: Schau, das bist du, trau dich, du zu sein!

Tipps & Gedanken

Wie dieses Buch gezeigt hat, treten Essstörungen in allen Altersgruppen auf. Es gibt Parallelen, aber auch Unterschiede. Ich möchte jeder betroffenen Person Mut machen, dass es, egal, in welchem Alter die Essstörung auftritt, nie zu spät ist für den Entschluss, sie wieder gehen zu lassen. Deshalb möchte ich zum Schluss die Gedanken zum Thema Heilung, die ich in der einen oder anderen Form bereits themenspezifisch in den jeweiligen Kapiteln geäußert habe, hier noch einmal zusammenfassen und um weitere Gedanken ergänzen. Trotzdem an dieser Stelle noch einmal der Hinweis, dass alle Tipps ausschließlich auf meiner Erfahrung beruhen. Auch mögen die Handlungsmöglichkeiten an der einen oder anderen Stelle widersprüchlich klingen, aber sie sind nicht als Eins-zu-eins-Fahrplan zu sehen. Da es sich also um sehr persönliche Gedanken handelt, bin ich so frei und wähle in meiner Ansprache das »Du«.

Gedanken für Betroffene

Vielleicht drängt sich jetzt der Gedanke auf: Ach, noch jemand, der mir sagen will, was ich zu tun und zu lassen habe. Noch jemand, der weiß, wie es mir geht. Nein, das weiß ich natürlich nicht. Meine Tipps können eher als kleine Gedankenstütze verstanden werden. Es liegt mir fern, einen Weg vorgeben zu wollen. Es liegt allein bei dir, was du aus meinen persönlichen Erfahrungen herausziehen möchtest. Ich wünsche dir alles Gute und immer wieder neue Kraft und neuen Mut, egal, wohin der Weg dich führt.

1. Es ist deine eigene Entscheidung

Letztendlich kann niemand gezwungen werden, gesund zu werden, und es kann einen leider auch niemand retten. Es liegt an dir, ob du die erforderliche Kraft und den Mut aufbringst und aufbringen kannst, um diesen schweren Weg zu gehen.

2. Du musst da nicht allein durch!

Du kannst dir Hilfe holen. Zwar musst du da selbst durch, um gesund zu werden, aber du musst nicht allein durch. Vor allem professionelle Hilfe ist wichtig! Selbstverständlich kannst du dir auch Unterstützung von Freunden und Familie erbitten. Aber möglicherweise geht es genau darum, sich von ihnen und alten Verhaltensmustern zu lösen. Und: Freunde und Familie können keine Therapie ersetzen.

3. Schritt für Schritt

Ich weiß, hat man einmal den Entschluss gefasst, gesund werden zu wollen, ist es wahnsinnig frustrierend, wenn es nicht so läuft, wie man es sich vorstellt. Es hilft nicht, sich zu sehr unter Druck zu setzen. Es geht einfacher, wenn du dir kleine und vor allem realistische Ziele setzt. Ich habe selbst den Fehler gemacht, mir viel zu hohe Ziele zu setzen. Das konnte nur schiefgehen. Du kannst dir dafür bewusst machen, wie lange du schon bestimmte Gedanken und Verhaltensweisen, die mit der Essstörung in Verbindung stehen, mit dir herumträgst. Dann fällt es vielleicht leichter zu akzeptieren, dass du diese nicht von jetzt auf gleich ändern kannst. Du wirst auf deinem Weg zu dir selbst gute und schlechte Momente erleben und das ist vollkommen in Ordnung.

Auch Rückschritte sind okay. Hauptsache, du bleibst dran und gibst nicht auf! Auch wenn du das Gefühl hast, keine Kraft mehr zu haben.

4. Loslassen und Fokussieren

Loslassen ist eine der schwersten Aufgaben, aber ohne das geht es nicht. Eine Übung ist, sich wieder mehr auf sein soziales Umfeld, Hobbys und die schönen Dinge des Lebens zu konzentrieren, um der Essstörung so die Grundlage zu entziehen. Es hilft, wenn du dir dafür immer wieder bewusst machst, was du dir eigentlich im Leben wünschst, und dass die Essstörung dir all das nimmt. Denn eines kann die Essstörung nicht: lieben.

5. Der Körper ist nicht dein Feind

Auch wenn du ihn vielleicht gerade nicht magst, du hast nur diesen einen Körper. Und du kannst dir immer wieder bewusst machen, dass du ihn vermutlich anders siehst als andere. Und noch eines ist ganz wichtig: nicht gegen den eigenen Körper anzukämpfen, sondern versuchen, ihn zu akzeptieren, so wie er ist. Er ist kein Feind, sondern die eigene Behausung. Je schwerer man es ihm macht, desto heftiger wird er antworten.

6. Verantwortung für sich übernehmen

Sich Zeit nehmen, um sich selbst neu kennenzulernen. Sich Fragen stellen: Wer bin ich? Wer möchte ich sein? Wie reagiere ich auf bestimmte Situationen und Menschen, was soll anders werden? Darauf ehrliche Antworten zu finden, braucht Zeit. Es geht darum, dich zu trauen, der Mensch zu sein, der du bist. Es ist viel schöner, wenn du selbst die Gefühle und das Handeln kontrollierst, anstatt es der Essstörung zu überlassen. Wenn du zu dir stehst und bereit bist, Verantwortung für dich und dein

Handeln zu übernehmen, egal, welche Konsequenzen das hat, brauchst du die Essstörung nicht mehr.

7. Ehrlich zu sich selbst sein

Ich weiß, dass auch dies sehr schwer ist, weil du vermutlich keine besonders gute Meinung von dir selbst hast. Es hilft, sich immer wieder zu vergegenwärtigen, dass es überhaupt nicht schlimm ist, Schwächen und auch negative Eigenschaften zu haben. Jeder Mensch besitzt eine ganze Bandbreite an Charaktereigenschaften und Fähigkeiten, da sind die paar Schwächen nichts im Vergleich.

8. Stolz

So klein der eigene Fortschritt noch erscheinen mag, er hat bereits Tragweite. Denn jeder Schritt weg vom alten Ich und der Essstörung führt dahin, wo du hinmöchtest. Und deshalb ist jeder Schritt toll und wichtig. Darauf kannst du ruhig stolz sein. Denn das zeigt Mut, etwas zu verändern. Den haben nicht alle. Und für deine Erfolge kannst du dich ruhig belohnen, schließlich ist jeder noch so kleine Schritt harte Arbeit.

Denkanstöße für Angehörige, Partner und Freunde

Wer dieses Buch liest, weil er einer essgestörten Person seines Umfelds helfen möchte, hat eventuell auch schon andere Bücher zum Thema gelesen und meine Ratschläge erscheinen daher nicht neu. Vielleicht hast du auch bereits das ein oder andere ausprobiert und du bist enttäuscht, weil nichts Wirkung zeigte. Das kann passieren und das wird passieren, auch wenn dies schwer zu ertragen ist. Gerade von Personen, mit denen ein Essgestörter sehr verstrickt ist, wird er kaum Hilfe annehmen. Ich finde es jedoch großartig, wenn sich überhaupt jemand bemüht zu verstehen, was mit seinem Kind, Partner, Freund los ist. Allein damit hilfst du vermutlich. Und es ist ein guter Weg, sich Rat und Unterstützung zu suchen. Ich wünsche auch hier ganz viel Kraft im Umgang mit dieser schwierigen Situation.

1. Akzeptanz

Das Wichtigste und zugleich Schwierigste ist zu akzeptieren, dass die nahestehende Person eine Essstörung hat, du aber nichts dagegen tun kannst. Du kannst die betroffene Person nicht retten, sie muss es selbst wollen. Erst dann wird sie eventuelle Hilfestellungen von außen annehmen. Dennoch kannst du natürlich immer wieder versuchen, sie zu motivieren, ihre Erkrankung ernst zu nehmen und etwas dagegen zu tun.

2. Du bist mir wichtig

Ganz wichtig ist, einer essgestörten Person nicht das Gefühl zu geben, dass sie nur noch aus ihrer Essstörung besteht. Natürlich darfst du deine Sorgen äußern und auf die Veränderung hinweisen, aber dabei nicht das Gefühl vermitteln, dass die Essstörung die Persönlichkeit mindert. Ein Essgestörter möchte als Mensch wahrgenommen werden. Wenn der Fokus nur auf der Essstörung liegt, gibt ihm das das Gefühl, dass man sich letztlich nicht für ihn interessiert. Besser ist es, das Gefühl zu vermitteln, dass das Gewicht letztlich egal ist, weil es um die Person geht. Auch Mitleid ist für eine essgestörte Person nur schwer erträglich, weil es sie in ihrer Annahme bestätigt, bedauernswert zu sein. Deshalb ist es ratsam, Bedenken, Sorgen et cetera immer als eigene Wahrnehmung zu formulieren. Trotzdem kann es sein, dass die essgestörte Person ablehnend reagiert. Dann wird es schwer, am Ball zu bleiben. Dennoch nicht aufgeben! Denn die betroffene Person braucht Rückhalt und Unterstützung.

3. Unterstützung ohne Druck

Ruhig bleiben. Ich weiß, das ist viel verlangt, weil mitunter ein Leben auf dem Spiel steht, aber Druck bringt gar nichts außer Rückzug, denn Druck überfordert. Deshalb bei aller Hilfestellung darauf achten, dass dem Betroffenen nicht das Gefühl vermittelt wird, etwas machen zu müssen oder bestimmte Dinge in einer bestimmten Zeit schaffen zu müssen. Es ist ohnehin nicht leicht für einen Essgestörten, sich all den schlechten Gedanken und Zwängen zu stellen. Er macht sich selbst bereits genug Druck, weil ihm die Heilung nicht schnell genug geht. Deshalb ist Geduld gefragt, denn eine Essstörung ist keine Krankheit, bei der man ein paar Pillen einwirft und dann wird das wieder.

Sie mit gut gemeinten Ratschlägen und Forderungen selbst therapieren zu wollen, ist ebenfalls kontraproduktiv. Denn dadurch könnte sich die essgestörte Person nur darin bestätigt fühlen, dass sie ihren Gedanken und Gefühlen nicht trauen kann.

4. Fokus

Gewicht, Figur und Essverhalten nicht in den Mittelpunkt der gemeinsamen Zeit stellen, denn damit wird einer essgestörten Person nur ihre Wahrnehmung bestätigt, dass sich alles darum dreht. Deshalb ist es im Genesungsprozess auch nicht hilfreich, Komplimente wie »Schön, dass es dir besser geht« oder »Du siehst jetzt viel gesünder aus« zu machen. Denn bloß, weil eine Person mit Essstörung an Gewicht zugelegt hat, bedeutet das noch lange nicht, dass es ihr besser geht. Denn auch hier kann ich nur wiederholen: Es geht nicht wirklich ums Gewicht. Besser ist danach zu fragen, wie es ihr geht. Wenn eine essgestörte Person selbst sagt, dass es ihr besser geht, dann ist es natürlich schön, sich mit ihr zu freuen.

5. Essen

Zwinge eine essgestörte Person niemals zum Essen und versuche ihr nicht das Gefühl zu geben, dass ihr Essverhalten kontrolliert und sie dabei beobachtet wird. Essen vor anderen ist schon schwer genug für sie. Und auch wenn Essen offensichtlich ein Problem ist, ist es allein mit dem Essen längst nicht getan.

Und auch wenn es schwerfällt, bitte nicht unbewusst dem Essverhalten anpassen. Es hilft nicht, wenn auch das Gegenüber nur noch in seinem Essen herumstochert, gar nichts mehr vor der betroffenen Person isst. Das bestätigt der Person nur ihr Empfinden, dass Essen etwas Schlimmes ist. Es ist viel hilfreicher, als stummes Vorbild zu agieren. Auch wenn das schwerfällt. Einen Eiertanz um eine essgestörte Person herum aufzuführen, ist ihr nur peinlich und führt bei ihr zu noch mehr Selbstverachtung.

6. Eigenverantwortung versus Co-Abhängigkeit

Nicht nur was das Essen anbelangt, auch bei allem anderen darauf achten, nicht co-abhängig zu werden. Es hilft einem Essgestörten nicht, wenn er mit Fürsorge überhäuft und alles für ihn entschieden wird. Dadurch wird er nicht nur in die Passivität gedrängt, sondern ihm wird jeglicher Raum für seine Entwicklung genommen. Es ist jedoch wichtig, dass er lernt, eigene Entscheidungen zu treffen. Und auch wenn seine Entscheidungen nicht den eigenen Wünschen und Vorstellungen entsprechen: Es ist wichtig, dass sie ihm gelassen werden. Anderenfalls bestätigt ihn das nur in seiner Meinung, dass es egal ist, wie es ihm geht, was er denkt und was er will.

7. Offen sein für Veränderung

Wer einem Essgestörten wirklich helfen möchte, sollte ihm gegenüber offen sein. Offen für ein klärendes Gespräch, auch wenn dabei unschöne Dinge auf den Tisch kommen können. Offen sein für seine Veränderung und Weiterentwicklung, auch wenn das bedeutet, dass er anders ist und agiert als bislang. Es ist für einen Betroffenen sehr erleichternd, wenn er feststellt, dass er auf seinem Weg zu sich selbst begleitet wird.

8. Erfolge wahrnehmen

Du musst es gar nicht thematisieren, wenn du Angst hast, dass der Essgestörte es in den falschen Hals bekommen könnte, aber freu dich für ihn, wenn er einen nächsten kleinen Schritt getan hat. Auch wenn einem alles viel zu langsam erscheint, es geht nur so langsam! Sich das immer wieder bewusst zu machen und dem Essgestörten die Zeit zu lassen, die er braucht, hilft auch einem selbst. Denn jeder kleine Schritt raus aus der Essstörung und vielleicht hin zu einem neuen gemeinsamen Weg ist es wert.

9. Selbsthilfe

Auch Angehörige und Partner können sich Hilfe holen und müssen nicht allein durch diese Zeit, gerade wenn sie vielleicht eine Mitschuld empfinden. Beratungsstellen können eine Anlaufstelle sein. Einer essgestörten Person bringt es auch nichts, wenn Angehörige ihr Leben um ihre Essstörung herum bauen. Das gibt ihr im schlimmsten Fall eher noch das Gefühl, schuld an der schlechten Zeit des anderen zu sein. Man darf als Angehöriger oder Partner Grenzen setzen und weiterhin Spaß am Leben haben. Dabei kann sich ein Essgestörter nur was abschauen. Vielleicht wird ihm dadurch sogar bewusst, was ihm alles entgeht.

Nachwort von Michael Essers

Ich freue mich über die Möglichkeit, das Buch von Frau Bauer mit einigen Gedanken und Anmerkungen zu ergänzen.

Seit nahezu 20 Jahren bin ich als niedergelassener Internist, tiefenpsychologisch orientierter Psychotherapeut und Psychoanalytiker in eigener Praxis in Berlin tätig, die sogenannten Essstörungen bilden einen Schwerpunkt meiner therapeutischen Arbeit. Darüber hinaus konnte und wollte ich mich im Rahmen wissenschaftlicher Tätigkeiten und Dozenturen mit Fragestellungen der Versorgung psychisch kranker Patienten befassen. Meist motivierte mich tatsächlich die Frage, wie wir die Versorgung bestimmter Patientengruppen verbessern können.

In einer ersten Rückmeldung habe ich der Autorin meine positive Wahrnehmung und Wertschätzung zum Buch übermittelt. »… ein tolles Buch, der Leser leidet mit Ihnen und löst sich mit Ihnen sukzessive aus einer quälerischen, inneren Verstrickung«. Ich habe meinen Respekt vor der Offenheit und meine Freude an der lebendigen Sprache zum Ausdruck gebracht.

Im Duktus dieser Offenheit und Praxisbezogenheit versuche auch ich meine Anmerkungen vorzutragen. Über die Therapie kann ich aus Gründen der ärztlichen Schweigepflicht keine detaillierten Angaben machen, insofern werde ich mich in meinen Ausführungen auf einige grundsätzliche Besonderheiten in der Behandlung einer anorektischen Essproblematik fokussieren, die mir wichtig erscheinen und in der Behandlung mehr Beachtung finden sollten.

Nach wie vor irritiert es mich, wenn ich den Begriff »Essstörung« oder auch »Essgestörte« zur Kenntnis nehme. Hier beginnt oft schon die »gestörte« Wahrnehmung nicht nur der Betroffenen, sondern auch der sogenannten Experten. Der Begriff mag noch aus Gründen der Vereinfachung oder Arbeitshypothetik eine gewisse Berechtigung haben, assoziativ und affektiv löst er unweigerlich eine negative, in der gesellschaftlichen Rezeption stigmatisierende und im Kontext therapeutischer Reflexionen verengende Reaktion aus.

Menschen mit sogenannten Essstörungen leiden per se unter erheblichen Selbststigmatisierungen und Selbstentwertungen, ebenso unter gedanklichen und affektiven Reduzierungen und Redundanzen. Schließlich ist die gesellschaftliche Akzeptanz für dieses »abartige« oder zumindest anstößige oder abstoßende Verhalten kaum vorhanden. Dabei ist es nicht von Bedeutung, ob ich nichts oder kaum esse, ob ich das Gegessene erbreche oder große Mahlzeiten gierig verschlinge. Hier wuchert nahezu regelhaft der Nährboden für Scham, für Selbst-Ekel, für Heimlichkeit, Maskerade und Vermeidungs-Verhalten. Ich empfehle Betroffenen insofern zunächst den Selbstschutz durch nicht ausdrückliche Benennung ihres Problems, das schützt vor Ablehnung, Entwertung und Enttäuschung, Reaktionsmuster, die den Betroffenen ohnehin recht vertraut sind.

Die soziale und persönliche Stigmatisierung macht auch vor der eigenen Kaste nicht halt. Psychotherapeuten tun sich – sehr zurückhaltend formuliert – schwer mit der Behandlung der Anorexie. Nicht selten wird die mangelhafte Zugänglichkeit, Einsichtsfähigkeit oder auch grundsätzlich die Therapierbarkeit dieser Klienten infrage gestellt. Allenfalls sogenannte »Borderliner« oder »Psychotiker« schneiden im Patientenranking von Psychotherapeuten vergleichbar oder noch schlechter ab.

Entsprechend sind die Ergebnisse der psychotherapeutischen Evaluation eher ernüchternd, hier finden sich empirisch-statistisch und wissenschaftlich belegt eine hohe Anzahl an Therapieabbrüchen oder unzureichenden Therapieergebnissen. Es ist schwer nachvollziehbar, wenn über Jahre in aufwendig ausgearbeiteten Leitlinien und Therapieevaluationen der wissenschaftlichen Fachgesellschaften dieses Ergebnis resümiert wird, ohne grundsätzlicher die therapeutischen Methoden und Betrachtungsweisen zu hinterfragen. In ihrem Bericht markiert die Autorin an verschiedenen Stellen diese versorgungsimmanenten und Behandler-abhängigen Probleme, hieraus können wir wichtige Lehren ziehen.

Den Behandlern empfehle ich die Selbst-Hinterfragung, ob sie tatsächlich mit der notwendigen Offenheit und Unvoreingenommenheit das schwierige Terrain der Behandlung betreten wollen. Behandlungen mit zu hohen oder falschen Erwartungen oder die Reduzierung auf das Symptom mit unzureichender emotionaler Wertschätzung können die Abwehr der Klienten mobilisieren respektive die psychosoziale oder interaktive Situation re-inszenieren, die zur Entstehung der Störung führte.

Das Besondere an dem vorliegenden Bericht über eine chronifizierte Anorexia ist zweifelsohne, dass er von einer ehemaligen Patientin verfasst wurde. Die Sicht auf das Phänomen aus der Perspektive der Selbst-Betroffenheit vermittelt uns wesentliche Erkenntnisse zum Erleben und Verarbeiten einer seelischen Vulnerabilität und Persönlichkeitsdeformierung durch eine Anorexie. Die Patientin selbst vertieft und erweitert unser eingeschränktes und Theorie-geleitetes Verstehen und Interpretieren ihrer Erkrankung. Wer könnte besser, zutreffender, authentischer und problemfokussierter das komplexe Phänomen einer Essproblematik reflektieren als der Betroffene selbst? Wer könnte differenzierter den Prozess der Durcharbeitung und therapeutischen Transformation beschreiben als derjenige, der all das mit seinen Zweifeln, Widerständen und Abwägungen an sich selbst erfahren hat?

Das Buch beweist viel Mut, eine hohe Bereitschaft zur offenen und kritischen Selbstreflexion, als Leser werden wir mitgenommen auf einen interessanten und leidvollen, oft auch selbstquälerischen Weg der Autorin zu sich selbst. Aus der kognitiven Verengung und Verstiegenheit, aus den rigiden Zwängen und Beschränkungen, aus den Unsicherheiten und dem Schmerz, der Scham und dem Ekel entwickelt sich ein reiferes, selbstbestimmteres, erwachseneres Selbst.

Insofern trägt dieses Buch in erfreulicher und überzeugender Weise zu einem notwendigen und überfälligen Paradigmenwechsel bei: in der psychiatrisch-psychotherapeutischen Betrachtung und Erkenntnisgenerierung sollte die Perspektive der Betroffenen erheblich mehr berücksichtigt werden. Ihr Wissen kann und wird uns helfen, Probleme, die wir psychopathologisch und psychodynamisch beschreiben, klassifizieren und problematisieren können, im Sinne der Betroffenen besser zu verstehen und effektiver zu behandeln.

Dies gilt auch für das vorliegende Buch: Wir erfahren hier aus subjektiver Betrachtung des Themas Anorexie teilweise mehr, als aus manchen Lehrbüchern oder leitlinienorientierten Therapiebetrachtungen.

Eindrucksvoll wird der über mehrere Jahre andauernde Therapiemarathon beschrieben. Die verschiedenen Ansätze und Abbrüche, das Gelingen und Scheitern, das Verzweifeln und Zuversicht entwickeln, das Stagnieren und Reifen, in letzter Konsequenz das stetige Entwickeln und nachhaltige Verändern. Die unterschiedlichen Perspektiven auf und in diesem Prozess werden anhand von Aufzeichnungen und Erinnerungen nachgezeichnet, der Leser kann unmittelbar an den seelischen Verdrehungen, später dann an der Befreiungs- und Selbstbestimmungsentwicklung partizipieren, er fühlt mit und wird in direkter Anrede immer wieder in die Reflexion mit einbezogen und angesprochen. Hier schreibt jemand, der andere an diesem Prozess der Reifung und Befreiung teilhaben lässt, der seine schmerzlichen Erfahrungen anderen vermittelt und zur weiteren Verarbeitung zur Verfügung stellt. Die Idee der Aufklärung und Solidarität verbindet sich hier in gelungener und überzeugender Weise mit der Ermutigung zur Selbstbesinnung und zur Selbstwirksamkeit. Gerade für Betroffene ist dieser Bericht ein authentisches Beispiel dafür, wie aussichtslos initial der Einstieg in den Veränderungsprozess erscheint, wie beschwerlich der Weg und die Zielorientierung sind und wie notwendig und gelingend professionelle Betreuung und Unterstützung dabei sein können.

Auch wesentliche Dilemmata der Essstörungen aus versorgungsorientierter Perspektive werden problematisiert, auch wenn die dargelegte Therapiegeschichte nach vielen Jahren und beträchtlichem Aufwand ein gutes Ergebnis zeitigte.

Die Behandlungsverläufe der Anorexie sind oft schwierig, langwierig und zäh und führen überwiegend nicht zum gewünschten Behandlungserfolg. Die aktuellen wissenschaftlichen Behandlungsrichtlinien verweisen nur selten auf probate Behandlungskonzepte.

Problematisiert werden dabei auf der Seite der Betroffenen ihre kognitive Inflexibilität, ihre mangelhafte Adhärenz, die oft schwerwiegenden strukturellen Ich-Defizite, die gravierenden Komorbiditäten und die mangelhafte Motivation zur Veränderung. Solche Patienten mobilisieren unweigerlich eine negative Übertragung im Therapeuten, der ein großes Stück Arbeit zunächst gegen, später am Widerstand der Betroffenen vor Augen hat und womöglich weniger komplizierte oder anstrengendere Patienten bevorzugt.

An dieser von gegenseitigen Irritationen und Missverständnissen geprägten Beziehungsaufnahme zwischen Arzt/Therapeut und Patient kann – aus meiner Sicht – einiges hinsichtlich des Gelingens oder Scheiterns der Behandlungen verstanden werden. Die in der Literatur oft zitierte Haltung der »bedingungslosen Akzeptanz« diesen Klienten gegenüber ist in der Tat zunächst sehr hilfreich. In jedem Fall ist es zu vermeiden, dass der Patient sich schon zu Beginn der Behandlung in eine negative Übertragung verstrickt, sodass die vorzeitige Beendigung oder negative Anbahnung der Behandlung vorprogrammiert ist. Bei zumindest ambivalenter, negativer oder schwieriger Therapiemotivation – fast immer kommen die meist jungen Patienten auf Veranlassung ihrer Eltern – bedarf es einer empathisch-wohlwollenden Haltung des Therapeuten, flexibler Reaktionsmodi und einem Verständnis für das unsicher-vermeidende Beziehungserleben der Betroffenen, um eine zunächst nur fragile Bindung reifen und wachsen zu lassen.

Zudem gilt es, mit der immer noch weitverbreiteten und auch in den Leitlinien der Behandlung weiterhin explizierten Schwerpunktsetzung auf das Ess- und Gewichtsverhalten aufzuräumen. Hinlänglich bekannt ist, dass die Patienten gerade zu Beginn einer Behandlung ihre Einstellungen und Überzeugungen umso mehr verteidigen, je stärker Therapeuten sich auf das »streitgegenständliche Thema« (Gewicht, Essen) fokussieren respektive zur Verhaltens- und Einstellungsänderung drängen. Authentische Stellungnahmen zur Veränderungswilligkeit können wir den Betroffenen in der frühen Therapiephase nicht abringen.

Gerade aufgrund der oft labilen Objektbezogenheit respektive negativer Beziehungserfahrungen brauchen die Klienten am Anfang Zeit zum Ankommen und Andocken. Uns Therapeuten begegnet statt Vertrauen und Zuwendung oft Misstrauen und statt Interesse oft abweisende Haltungen und Bemerkungen. Nicht selten prallen wir an den (über)angepassten Fassaden oder an den leicht durchschaubaren Überspielungen der Patienten ab. Diesen Abweisungen und Schwierigkeiten in der Kontaktaufnahme gilt es, standzuhalten und mit einer nicht wertenden Offenheit zu begegnen, die begleitet wird von einer Haltung klarer Authentizität und bezogener Präsenz.

Von anorektischen Patienten wird diese Haltung des Therapeuten nahezu regelhaft zu Beginn ausgetestet, das beinahe »duellierende« Abtasten und Abscannen des Gegenüber – das es auszuhalten gilt – kann einerseits die Bindung verunmöglichen, andererseits durchaus eine anregende Spannung induzieren, ohne die sich womöglich der so wesentliche positive Aspekt einer therapeutischen Beziehung nicht einzustellen vermag, die wertschätzende und libidinöse Verbindung. Die reduzierende Orientierung am Symptom verhindert diese positive Kopplung.

Zu Beginn einer Behandlung sollten die Rahmenbedingungen des Prozesses klar verhandelt werden, wobei »Essen« im Allgemeinen keiner expliziten Fokussierung bedarf. Ein Mindestgewicht kann, muss aber nicht individualisiert festgelegt werden. Ebenso können etwaige körperliche Diagnostik und Begleitbehandlungen verhandelt und festgelegt werden. Dabei sollten die Vorgaben der Patienten durchaus Berücksichtigung finden. Auch wenn die Klienten oft noch sehr jung sind oder eher kindlich wirken, sollten wir eine partnerschaftliche Kooperation anstreben und bereits zu Beginn selbstverantwortliche und selbststeuernde Kompetenzen motivieren.

Sollten durch das geringe Körpergewicht etwaige akute körperliche Gefährdungen vorliegen, bedarf es in der Therapieplanung einer transparenten und regelmäßigen Abstimmung mit den somatisch orientierten Fachkollegen, aber auch mit den Betroffenen selbst. Das kommt durchaus, aber eher seltener vor und bedarf dann klarer Abstimmungen im Vorgehen. Für mich ist die Berücksichtigung der körperlichen Begleitbehandlungen leichter zu realisieren, weil ich auch als Internist ausgebildet und tätig bin, anorektische Patienten also bei mir notwendige medizinische Prozeduren durchlaufen können.

Bei den üblichen Gewichtskontrollen machen auch erfahrene Behandler nicht selten die Erfahrung, den kindlichen Mogeleien der Betroffenen ausgesetzt zu sein. Hilfreich ist hier aus meiner Sicht, dem Symptom in einem aufklärenden Gespräch zunächst mit einer wertschätzenden Haltung zu begegnen und sich darüber zu verständigen, dass es nicht der Zweck einer Psychotherapie sein kann, das, was selbststabilisierend wirkt, auch wenn es allenfalls eine sehr fragwürdige Konstruktion ist, einfach wegnehmen zu wollen. Es gilt, diese Widersprüche und das pseudoautonome Agieren auszuhalten und nicht gegen-agierende Strategien zu aktivieren. Nicht-Essen mag eine gezielte Provokation sein, reglementierende Ess- und Gewichtskontrollen sind keine angemessene und beziehungsfördernde Reaktion auf dieses Agieren. Es macht also keinen oder wenig Sinn, bereits zu Beginn der Behandlung in Gegen-Agieren zu verfallen. Leider erleben das Anorexie-Patienten allzu oft.

Es ist zweifelsohne eine Herausforderung für uns Therapeuten, die Interaktion zwischen bedürftigen Beziehungswünschen und Autonomiebestrebungen und rigider Selbstkontrolle unserer Patienten flexibel und wohlwollend auszubalancieren.

Es ist evident, dass ein chronifizierter, langjähriger Krankheits-verlauf den therapeutischen Aufwand entsprechend erhöht.

Die Autorin legt in ihren Ausführungen detailliert dar, wie sie in der langjährigen therapeutischen Arbeit mit ihren Behand-lungs- und Veränderungsambivalenzen konfrontiert wurde: Einerseits hält sie lange an dysfunktionalen und restriktiven, oft dem Leben und den Menschen abgewandten Verhaltenswei-sen und Verstiegenheiten fest und verhindert notwendige Ent-wicklungen, Veränderungen und Reifungen. Über viele Jahre lernt sie dann sukzessive, sich auf sich, ihre Bedürfnisse und erworbene und selbstbewusstere Strategien und Verarbeitungs-muster zu verlassen. Dass dieser therapeutische Prozess für die Betroffenen oft herausfordernd, nicht selten überfordernd und auch erheblich frustran verlaufen kann, macht das Buch sehr plastisch deutlich und spiegelt sich auch in den Ergebnissen der Therapieforschung wider.

Die Schwierigkeit im Umgang und in der Behandlung esspro-blematischer Patienten begründet sich nicht zuletzt auch darin, dass das Thema vielfältige soziale und kulturelle Phänomene beinhaltet, die in der medikalisierten Betrachtung nicht ausrei-chend Berücksichtigung finden. Neben der seelischen Vulnerabi-lität und den soziobiographischen Hintergründen triggern diese Phänomene in hohem Maße die Entstehung, Verbreitung und Aufrechterhaltung des dysfunktionalen Essverhaltens.

Essen mutet in modernen Gesellschaften als eines der wich-tigsten und multimedial präsentesten Themen schlechthin an. Schon längst erfüllt es – jenseits einer primär körperlichen Be-dürfniserfüllung – selbststabilisierende, identitätsstiftende und sinngebende Funktionen. Über das Essen reguliert sich nicht selten der subjektive Selbstwert, das soziale Image oder das körperliche Wohlbefinden. Ob Diäten, Fastenkuren, extravagante Kulinarik, ob vegan, vegetarisch oder orthorektisch, viele moderne Phänomene ranken sich um das richtige, das gesunde, das besondere und das hochwertigste Essen im Kontext des persönlichen Erlebens und der sozialen Performance. Essen ist kompliziert, die Betrachtung hoch differenziert, sodass schon ein moderner »Ernährungskompass« in aller Munde ist, der uns durch das Sammelsurium an Fakten zum Thema navigiert und in seiner Gesamtbewertung zu redundanten Erkenntnissen und Ergebnissen gelangt.

Zur Ernährungsideologie gesellen sich noch Optimierungsfantasien zum Körper, zur Fitness und zur mentalen Potenz und Stressresistenz. Diesen vielfältigen Einflüssen, normativen Verhaltensvorgaben oder verlockenden Heils- oder Erfolgsversprechen sind junge, meist ehrgeizige und leistungsorientierte Menschen heutzutage ausgesetzt und verursachen einerseits ein Nachahmungs- und Dabei-sein-Bedürfnis, andererseits ein Gefühl permanenter Überforderung. Um dem schwer auszuhaltenden Gefühl der Überforderung, der zu hohen Erwartungen, schließlich den problembeladenen emotionalen Beziehungen oder auch der negativen Verstrickung im familiären und sozialen Umfeld zu entkommen, ist die einfache, klar definierte und gut kontrollierbare »Hungerkunst« ein zunächst nachvollziehbarer Ausweg aus dem skizzierten Dilemma. Im Buch ist es der »Schutzwall« des überforderten Ichs gegen die unwirtliche, fremde und überfordernde Außenwelt.

Die Autorin führt eindrucksvoll aus, wie sehr die Dynamik und die Gestalt der Essstörung mit den kollektiven Idealen von Schönheit, Schlankheit und Begehrlichkeit korreliert. Das Loslassen von diesen sinnstiftenden, Erfolg und Anerkennung vermittelnden und selbststabilisierenden Verhaltensmustern ist nicht zuletzt ein gravierendes Problem in der Behandlung. Erst wenn sich die Persönlichkeit nach Überwindung vieler Ambivalenzen, Zweifeln und Verirrungen insgesamt stabilisiert und das Selbsterleben sich ausdifferenziert hat, können Anorexie-Patienten von ihren Verhaltens- und Kontrollsüchten loslassen.

Der Schrei nach Liebe verhallt dann nicht mehr an der inneren und äußeren Ummauerung, Impulse von außen können besser zugelassen werden und Wirkungen entfalten. Die krankheitsimmanente Ego-Zentriertheit, die viele Jahre ein trügerisches Hochgefühl von Autonomie und Selbstbestimmtheit vermittelt hat, wird weicher. Der Körper ist nicht mehr das ungeliebte, fremde Gegenüber, sondern Teil des lebendigen und fühlenden Selbst.

Auch die Neurobiologie der Anorexie und ihre Suchtaspekte erschweren die Behandlungen und machen die Therapien aufwendig und langwierig. Schon Kafkas Hungerkünstler erlebte eine seltsame und selbstgenügsame Erhabenheit und geistige Leichtigkeit, die – wie man heute weiß – durch euphorisierende Neurotransmitter-Ausschüttungen im Hungerzustand erklärbar sind. Diese Zustände und damit einhergehende Aktivierungen des Belohnungssystems unterhalten die Symptomatik aus neurobiologischer Sicht. Ansonsten verhält es sich bei diesen Sucht-Anteilen der Erkrankung ebenso wie mit der fast immer vorhandenen Körperschemastörung. Die Momente der Euphorie werden mit zunehmender Behandlungsdauer weniger und reduzierter, der Körper wird zunehmend besser als Teil des Selbst ohne Fragmentierungen, Übersteigerungen oder Entwertungen wahrgenommen.

Das anorektische Symptom findet sich vorzugsweise bei pubertierenden Mädchen, nur gelegentlich sind Jungs oder Männer betroffen. Die Autorin entwickelt das Symptom reaktiv auf ein Verlustereignis respektive einen Trennungskonflikt, wobei ihre Persönlichkeitsakzentuierung (zwanghaft-rigider Perfektionismus, Traurigkeit, Scham, Unsicherheit) und ihr familiärer Hintergrund (unsichere, ambivalente Bindung, Idealisierungs-tendenz versus Selbstzweifel, Kopplung von Anerkennung und Leistung) eine relevante Prädisposition für die Entstehung einer Essproblematik darstellten. Zu dieser individuellen und fami-liären Disposition gesellen sich weiterhin soziokulturelle und sozialpsychologische Reaktionsmuster, sodass eine Anorexie in jeder Lebensphase aktiviert und ausgeprägt werden kann. Insbesondere Verlusterfahrungen, Trennungen und depressive Trauerreaktionen katalysieren das Problem.

Besondere Aufmerksamkeit erlangt das Hungern in jüngster Vergangenheit bei den Hochbetagten, wobei sich das Symptom hier auf beide Geschlechter gleich verteilt. Wir beobachten bei al-ten, im konkreten Sinne lebensmüden Menschen ein konsequen-tes und nicht beeinflussbares Zu-Tode-Hungern, das in seiner Radikalität und Rigidität durch nichts beeinflussbar erscheint. Wir schauen macht- und hilflos dem zu, was wir zunächst für kaum denkbar erachteten: Menschen können willentlich ihr Leben durch Nahrungsverweigerung beenden. Aufgrund in den vergangenen Jahren zunehmender Konfrontation mit diesem Phänomen erschien mir dieser Umstand an dieser Stelle zumin-dest erwähnenswert.

Es kann festgehalten werden, dass die Entstehung und Auf-rechterhaltung der Magersucht ein multifaktorielles Geschehen ist, in dem sich intrapsychische, neurobiologische, soziokultu-relle und familiär-interaktionelle Faktoren negativ miteinander verschränken. Übergeordnete Themen sind dabei zweifelsohne die Auseinandersetzung mit psychosexuellen Reifungsschritten, wichtigen Loslösungs- und Autonomiebestrebungen und Selbst-regulations- und Identitätsentwicklungen. Das »Essproblem« ist allenfalls ein Epiphänomen dieser Grundkonflikte.

Etwaige Psychotherapien sollten – wie hier vorgetragen – störungsspezifische und neben verhaltensmodifizierenden, insbesondere auch psychodynamisch-verstehende Therapie-Interventionen berücksichtigen.

Anhand meiner langjährigen Erfahrungen in der Behandlung anorektischer Essstörungen präferiere ich nach einer beziehungsfördernden Anfangsphase im Einzel-Setting eine gemischte Gruppentherapie als effektivstes Behandlungsverfahren.

Die Mischung bezieht sich dabei auf verschiedene Behandlungsaspekte (interaktional-reflexiv, kognitiv-motivational, psychodynamisch, analytisch) und auf eine Berücksichtigung unterschiedlicher Symptomenkomplexe und Beschwerdebilder. Durch dieses Setting kann relativ effizient gelernt und korrigiert werden, wie es die Autorin in ihren Ausführungen auch detailreich ausführt. Persönlich bin ich davon überzeugt, dass das Gruppensetting grundsätzlich eine gelenkte Multiplikation verändernder Prozesse und Entwicklungen einzelner Teilnehmer ermöglicht. Strukturelle Persönlichkeitsdefizite, eine dysfunktionale Affekt-, Selbstwert und Beziehungsregulation und insbesondere eine wenig oder unsicher ausgeprägte Interaktions- und Konfliktfähigkeit vom »Ich« zum »Du« und auch zum »Wir« reifen nach. Die Erfahrung von Gemeinsamkeit, Vertrauen, Wertschätzung und unterschiedlichen Gruppenpositionierungen ermöglichen Entwicklungen in sozialer und emotionaler Kompetenz und fördern Selbstbewusstheit und Mentalisierungsfähigkeiten. Ängste und negative soziale Erwartungen reduzieren sich. Das Essen kommt dabei nicht oder allenfalls marginal vor, überhaupt zeigen die Therapieverläufe, dass die Symptomebene erst gegen Ende des therapeutischen Prozesses berührt und meist auch dann erst korrigiert wird. In dem unreifen, unsicheren, süchtigen und in und mit sich verstrickten Ich hat sich eine neue Idee von sich selbst herausgebildet, der mühevolle und komplexe Prozess einer Selbst-Transformation ist dann weitgehend geglückt und abgeschlossen. An diesem Punkt wird das Dilemma der symptombezogenen Behandlung erneut sehr deutlich, die zu häufigen Abbrüchen und Therapieversagen führt.

In der Chronologie des Buches und der Biographie wird offenbar, dass sich das therapeutisch Erarbeitete an konkrete Lebensschritte und positive Erfahrungen koppelte. Beispielsweise war die Beziehung zu einem verlässlichen, gewährenden und flexibel reagierenden Partner für das Gelingen des Veränderungs-Projektes ebenso von Bedeutung wie die zunehmend bessere berufliche Orientierung und Selbstverwirklichung. Das eine bedingt hier immer das andere, die Entwicklung von stabiler Selbststeuerung und Beziehungserfahrung im therapeutischen Setting bahnt auch entsprechende Fortschritte auf der Realebene.

Der Aufwand war zweifelsohne groß, hat sich aber, wie das Buch sehr deutlich werden lässt, gelohnt.

Das vorliegende Buch hat das Potenzial, nicht nur das Nachdenken zum Thema anzuregen und zu vertiefen, sondern eine notwendige inhaltliche Nachjustierung der Betrachtung und Behandlungsstrategien zu bahnen.

Zunächst vermittelt es etwas, was oft schwer zu vermitteln ist: nachhaltige, strukturelle Persönlichkeitsveränderung. In der Psychotherapie-Literatur sind solche Lebensläufe hilfreich, um positive Veränderungspotenziale und eine differenzierte Wirkfaktorenbetrachtung störungsbezogen zu reflektieren. Kurzum: was hilft wie und wie gut bezogen auf eine – wie gesehen – komplexe Krankheitsentität.

An Resilienz und Salutogenese orientierte Betrachtungen sollten den überwiegend psychopathologisch orientierten Diskurs zum Thema erweitern.

Es kann Betroffenen Hilfe und Unterstützung geben, nach Auswegen und Lösungen zu suchen, die oft im inneren Erleben in weite Ferne gerückt sind.

Kollegen können sich lesend hinterfragen, ob ihr Behandlungsangebot den störungsspezifischen Problemen und Schwierigkeiten der Magersucht angemessen ist und damit eigene Konzepte und Haltungen revidieren. Die dominante Orientierung an Therapiestandards und evidenzbasierter Medizin sollte durch eine Rückbesinnung auf etwas elementar Wichtiges ergänzt werden: die therapeutische Beziehung und die individualisierte Wahrnehmung sind immer noch wesentliche Wirkfaktoren der Behandlung.

Für die Zukunft wird es wichtig sein, über sogenannte Essstörungen – wie überhaupt seelische Symptombildungen oder Erkrankungen – im Sinne einer primären Prävention bereits frühzeitig bei betroffenen Jugendlichen Bewusstheit und Verständnis herzustellen. Damit verbunden sollten informelle, psychoedukative oder niederschwellige psychotherapeutische Angebote sein, die verhindern, dass Betroffene jahrelange Beschwerden und Bedrückungen haben und erst nach eingetretener Chronifizierung therapeutische Hilfen in Anspruch nehmen.

Interaktive Schul- und Präventionsprojekte sind also in der für psychische Krisen vulnerablen Lebensphase indiziert, mehr als formale Ratgeber. Insbesondere gilt es auch den destruktiven Einflüssen dubioser Anorexie-Foren Einhalt zu gebieten, in denen Betroffene sich in ihren destruktiven Verstiegenheiten nicht nur unterstützen, sondern sogar gegenseitig überbieten.

Das vorliegende Buch hebt sich aus diesen Fehl- oder Pseudoinformationen wohltuend heraus und bietet eine lebendige

Anschauung dafür, wie sich eine schwerwiegende persönliche Verstrickung und psychische Problematik in eine stabile und überzeugende Selbstwirksamkeit transformieren lässt.

Das Buch macht Mut und gibt Hoffnung.
Ich wünsche ihm viele interessierte Leser*innen.

1. Auflage 2021
© 2021 Orlanda Verlag GmbH, Berlin
www.orlanda.de

Umschlag: Reinhard Binder
Umschlagbild: © shutterstock
Autorinnenbild: © Christian Kühn
Lektorat: Palma Müller-Scherf
Korrektur: Miriam Gries
Satz & Innenlayout: brama Studio, Wien
Druck und Bindung: CPI-Print, Leck

Dieses Buch wurde klimaneutral gedruckt.

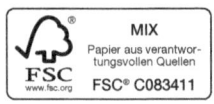

ISBN 978-3-944666-88-4

Bei aller Sorgfalt können auch wir Fehler übersehen.
Deshalb freuen wir uns, wenn Sie uns Hinweise auf Fehler
an folgende Adresse schicken: mail@orlanda.de